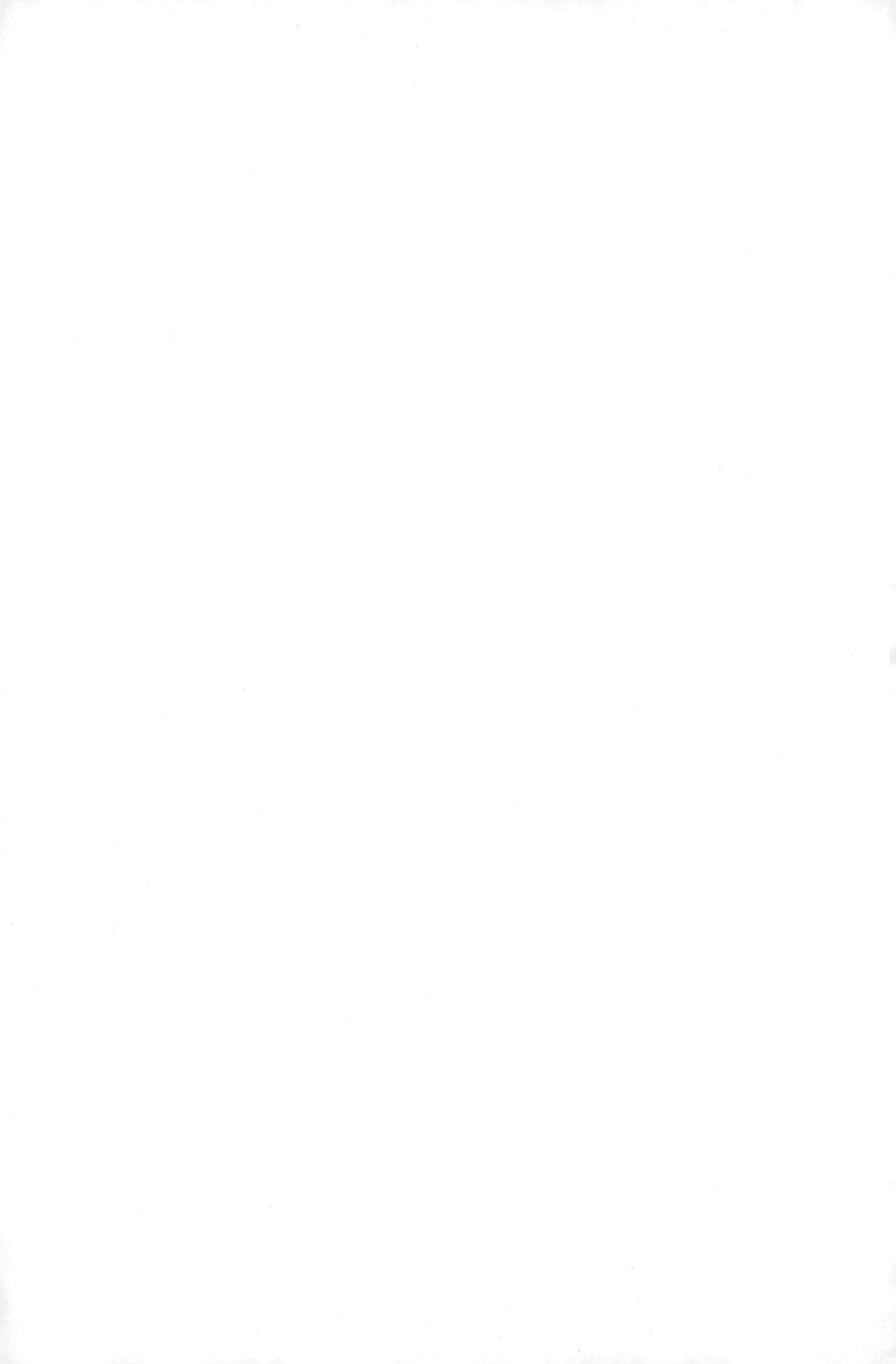

コメディカルのための
専門基礎分野テキスト

シリーズ監修
自治医科大学名誉教授　　北村　諭
埼玉県立大学前学長　　　北川定謙
国際医療福祉大学大学院長　開原成允

琉球大学教授　外間登美子　編集

小児科学

中外医学社

●執筆者一覧 (執筆順)

外間登美子	琉球大学医学部保健学科母子・国際保健学教授
粟田久多佳	琉球大学医学部保健学科生理機能検査学教授
砂川　　信	琉球大学医学部医学科病態解析医科学講座育成医学
百名　伸之	琉球大学医学部医学科病態解析医科学講座育成医学助教授
仲田　行克	重症心身障害児施設　若夏愛育園
大城　　聡	肢体不自由児施設　沖縄整肢療護園

序

　地域や病院における保健医療福祉サービスは医師およびコメディカルの専門職チームにより包括的に展開されている．本書は看護師，臨床検査技師，理学療法士，作業療法士，社会福祉士などの地域や病院における保健医療福祉サービスに携わるコメディカルのスタッフおよび学生のための小児科学である．

　本書の構成は1章から3章までが健康な小児の成長と発達，栄養，小児保健となっており，小児の特徴を小児科学の視点から記述した．4章以降は系統別臓器別に小児病学を概説した．小児病学の各章は，総論と各論から構成されている．総論は小児の各臓器の形態的機能的特徴，症状，診断，治療の概説であり，各論では代表的疾患をとりあげて説明を加えた．

　共同執筆者の協力を得て日常の保健医療福祉の業務上コメディカルに必要な小児科学の基礎的事項をまとめることができた．これだけで十分なように新しい知見もできるだけとりいれるようにしたので，コメディカルスタッフと学生の皆様が本書を十分に活用し，日常の業務および学習に役立てていただくことを希望している．

　2005年7月

外間登美子

■目　次■

1　成長と発達　　〈外間登美子〉　1

総論 ……………………………………………………………1
　1．成長，発達と小児の特徴 ………………………………1
　2．小児期の分類と発達課題 ………………………………2

各論 ……………………………………………………………3
　1．身体的成長 ………………………………………………3
　2．成長の評価 ………………………………………………6
　3．生理機能の発達 …………………………………………7
　4．神経系の発達と精神および運動機能の発達 …………10

2　小児の栄養　　〈外間登美子〉　15

総論 …………………………………………………………15
　1．小児栄養の意義と特徴 …………………………………15
　2．栄養所要量 ………………………………………………15
　3．栄養状態の評価 …………………………………………19
　4．栄養障害 …………………………………………………20

各論 …………………………………………………………20
　1．新生児および乳児期の栄養 ……………………………20
　2．幼児期の栄養 ……………………………………………25
　3．学童期の栄養 ……………………………………………26
　4．思春期の栄養 ……………………………………………27

3　小児保健　　〈外間登美子〉　29

総論 …………………………………………………………29
　1．小児保健の定義と小児保健活動の目標 ………………29

  2. 小児の疾病予防 …………………………………29
  3. 感染症の予防の実際 ……………………………30
  4. 小児保健統計 ……………………………………31
  5. 小児をとりまく社会環境の変化と小児への影響 ………34
  6. 小児保健と関連保健医療法規 …………………35
  7. 小児保健の課題 …………………………………35
 各論 ……………………………………………………36
  1. 乳幼児の保健 ……………………………………36
  2. 学童期の保健 ……………………………………36

4　先天異常　　　　　　　　　〈外間登美子〉　40

 総論 ……………………………………………………40
  1. 先天異常の定義と分類，発生頻度 ……………40
  2. 先天異常の症状 …………………………………43
  3. 診断 ………………………………………………43
  4. 治療 ………………………………………………44
  5. 遺伝相談と出生前診断 …………………………44
 各論 ……………………………………………………45
  1. 先天性代謝異常症 ………………………………45
  2. 染色体異常（配偶子病）………………………52
  3. 外因による奇形 …………………………………55
  4. 奇形症候群 ………………………………………56

5　新生児　　　　　　　　　　〈粟田久多佳〉　58

 総論 ……………………………………………………58
  1. 新生児の分類 ……………………………………58
  2. 新生児の生理 ……………………………………59
  3. 新生児の異常徴候 ………………………………60
   a．黄疸 …………………………………………60
   b．チアノーゼ …………………………………62
   c．呼吸の異常 …………………………………63

   d．痙攣 ………………………………………63
   e．嘔吐，腹部膨満 …………………………63
  4．ハイリスク新生児 ……………………………64
  5．出生に伴う異常 ………………………………67
   a．新生児仮死 ………………………………67
   b．分娩損傷 …………………………………68

各論 …………………………………………………70
  1．呼吸器疾患 ……………………………………70
   a．呼吸窮迫症候群 …………………………70
   b．一過性多呼吸 ……………………………71
   c．胎便吸引症候群 …………………………71
   d．新生児慢性肺疾患 ………………………72
   e．気胸，気縦隔 ……………………………72
   f．横隔膜ヘルニア …………………………72
  2．循環器疾患 ……………………………………73
   a．新生児持続性肺高血圧症 ………………73
   b．動脈管開存症（PDA） …………………73
   c．先天性チアノーゼ型心疾患 ……………74
  3．感染症 …………………………………………74
   a．TORCH complex …………………………74
   b．経産道感染症 ……………………………75
   c．新生児敗血症および髄膜炎 ……………75
  4．消化器疾患 ……………………………………76
   a．食道閉鎖 …………………………………76
   b．先天性消化管閉鎖 ………………………76
   c．幽門狭窄症 ………………………………77
   d．ヒルシュスプルング病 …………………77
   e．壊死性腸炎 ………………………………78
   f．臍帯ヘルニア ……………………………78
  5．血液疾患 ………………………………………79
   a．新生児出血性疾患 ………………………79

b．多血症 …………………………………80
　　　c．貧血 ……………………………………80
　　6．代謝異常 ……………………………………81
　　　a．低血糖 …………………………………81
　　　b．低カルシウム血症 ……………………81
　　　c．晩発型代謝性アシドーシス …………82
　　7．その他 ………………………………………82
　　　a．寒冷傷害 ………………………………82
　　　b．未熟児網膜症 …………………………83
　　　c．乳児突然死症候群 ……………………83

6　栄養/代謝性疾患　　〈粟田久多佳〉　84

総論 ………………………………………………………84
　　1．栄養代謝 ……………………………………84
　　2．小児の代謝特性 ……………………………84
各論 ………………………………………………………88
　　1．水代謝異常 …………………………………88
　　2．電解質異常 …………………………………89
　　　a．ナトリウムの異常 ……………………89
　　　b．カリウムの異常 ………………………90
　　　c．カルシウムの異常 ……………………92
　　3．酸塩基平衡異常 ……………………………93
　　4．低蛋白血症 …………………………………95
　　5．低血糖症 ……………………………………95
　　　a．ケトン性低血糖症 ……………………96
　　　b．ロイシン過敏性低血糖症 ……………97
　　6．肥満 …………………………………………97
　　7．やせ …………………………………………98
　　8．ビタミン欠乏症および過剰症 ……………99
　　9．微量元素欠乏症 …………………………103
　　10．骨代謝異常症 ……………………………104

11. 骨粗鬆症 …………………………………………………………106

7 内分泌疾患　　　　　　　　　　　　　〈粟田久多佳〉 107

総論 …………………………………………………………………107
1. ホルモンの分泌調節 ……………………………………107
2. 成長発達とホルモン ……………………………………108
3. 内分泌疾患の検査 ………………………………………108
4. 主要症状 …………………………………………………108

各論 …………………………………………………………………108
1. 視床下部下垂体疾患 ……………………………………108
   a．下垂体前葉機能低下症 ……………………………108
   b．成長ホルモン分泌不全性低身長症 ………………109
   c．TSH 単独欠損症 ……………………………………110
   d．尿崩症 ………………………………………………110
   e．ADH 不適合分泌症候群（SIADH）………………111
   f．真性思春期早発症 …………………………………111
2. 甲状腺疾患 ………………………………………………111
   a．クレチン症（先天性甲状腺機能低下症）………112
   b．後天性甲状腺機能低下症 …………………………113
   c．甲状腺機能亢進症 …………………………………113
   d．慢性甲状腺炎（橋本病）…………………………114
   e．甲状腺腫 ……………………………………………115
3. 副甲状腺疾患 ……………………………………………115
   a．副甲状腺機能低下症 ………………………………115
   b．偽性副甲状腺機能低下症 …………………………116
   c．副甲状腺機能亢進症 ………………………………117
4. 副腎疾患 …………………………………………………118
   a．先天性副腎過形成 …………………………………118
   b．急性副腎不全 ………………………………………120
   c．アジソン病 …………………………………………120
   d．クッシング症候群 …………………………………121

5．性腺疾患 ································· 121
　　　　a．半陰陽 ································· 122
　　　　b．思春期早発症 ··························· 123
　　　　c．性腺機能低下症 ························· 124
　　　6．糖尿病 ··································· 125

8　呼吸器疾患　〈外間登美子〉　129

総論 ··· 129
　　1．小児の呼吸器 ····························· 129
　　2．症状 ····································· 130
　　　a．鼻閉，鼻汁 ····························· 130
　　　b．咳嗽 ··································· 130
　　　c．喘鳴 ··································· 131
　　　d．呼吸困難 ······························· 131
　　　e．チアノーゼ ····························· 131
　　　f．発熱，不機嫌，食欲不振 ················· 132
　　3．検査と診断 ······························· 132
　　4．治療 ····································· 134

各論 ··· 135
　　1．上気道の疾患 ····························· 135
　　　a．上気道炎 ······························· 135
　　　b．急性扁桃炎 ····························· 135
　　　c．扁桃肥大 ······························· 136
　　　d．クループ症候群 ························· 137
　　　e．先天性喘鳴 ····························· 138
　　　f．気管支炎 ······························· 138
　　　g．細気管支炎 ····························· 138
　　　h．気管内異物 ····························· 138
　　　i．気管支拡張症 ··························· 139
　　2．肺炎 ····································· 139
　　　a．ウイルス性肺炎 ························· 139

b．細菌性肺炎 …………………………………………………………140
　　　c．マイコプラズマ肺炎 ………………………………………………140
　　　d．ニューモシスチスカリニ肺炎 ……………………………………140
　　3．膿胸 ……………………………………………………………………141
　　4．気胸 ……………………………………………………………………141
　　5．喘息 ……………………………………………………………………141
　　6．肺結核 …………………………………………………………………142
　　7．新生児呼吸窮迫症候群 ………………………………………………142
　　8．乳児突然死症候群 ……………………………………………………143

9　循環器疾患　　　　　　　　　　　　　　　　　　〈砂川　信〉144

総論 ……………………………………………………………………………144
　　1．小児の循環器 …………………………………………………………144
　　2．症状と診断 ……………………………………………………………146
　　3．治療 ……………………………………………………………………146
各論 ……………………………………………………………………………147
　　1．先天性心臓病 …………………………………………………………147
　　　a．心室中隔欠損 ………………………………………………………147
　　　b．心房中隔欠損 ………………………………………………………148
　　　c．動脈管開存 …………………………………………………………150
　　　d．肺動脈狭窄 …………………………………………………………151
　　　e．ファロー四徴症 ……………………………………………………152
　　　f．大動脈弁狭窄症 ……………………………………………………154
　　　g．心内膜床欠損症 ……………………………………………………155
　　　h．大動脈縮窄 …………………………………………………………157
　　　i．大動脈弓離断 ………………………………………………………158
　　　j．完全大血管転換 ……………………………………………………159
　　　k．総肺静脈還流異常 …………………………………………………160
　　　l．三尖弁閉鎖 …………………………………………………………162
　　　m．左心低形成症候群 …………………………………………………163
　　　n．エプスタイン奇形 …………………………………………………164

o．総動脈幹遺残 ……………………………………166

　　　p．純型肺動脈閉鎖症 …………………………………167

　　　q．修正大血管転換 ……………………………………168

　　　r．単心室 ………………………………………………169

　　2．後天性心疾患 ……………………………………………170

　　　a．川崎病 ………………………………………………170

　　　b．リウマチ熱，リウマチ性弁膜症 …………………171

　　　c．感染性心内膜炎 ……………………………………171

　　　d．心筋炎 ………………………………………………172

　　　e．心筋症 ………………………………………………173

　　　f．原発性肺高血圧症 …………………………………174

　　3．不整脈 ……………………………………………………175

　　　a．小児の不整脈の特徴 ………………………………175

　　　b．発作性上室性頻拍症 ………………………………175

　　　c．先天性完全房室ブロック …………………………176

10　消化器疾患　　　　　　　　　〈外間登美子〉　177

総論 ……………………………………………………………177

　1．小児の消化器 …………………………………………177

　2．主要症状 ………………………………………………178

　　a．腹痛 ………………………………………………178

　　b．下痢 ………………………………………………179

　　c．嘔吐 ………………………………………………179

　　d．黄疸 ………………………………………………179

　　e．腹部膨満 …………………………………………179

　　f．便秘 ………………………………………………180

　　g．下血 ………………………………………………180

　　h．吐血 ………………………………………………180

　3．診断 ……………………………………………………181

　4．治療 ……………………………………………………181

各論 ……………………………………………………………183

8　　目次

1. 口腔の疾患 …………………………………………………183
   a．口唇炎 ……………………………………………………183
   b．口角炎 ……………………………………………………183
   c．口内炎 ……………………………………………………183
   d．鵞口瘡 ……………………………………………………183
   e．地図状舌 …………………………………………………184
   f．舌（小帯）短縮症 ………………………………………184
   g．苺舌 ………………………………………………………184
   h．口唇裂，口蓋裂 …………………………………………184
2. 食道の疾患 …………………………………………………184
   a．先天性食道閉鎖症 ………………………………………184
   b．アカラシア（食道アカラシア）…………………………185
3. 胃・十二指腸の疾患 ………………………………………185
   a．胃食道逆流症 ……………………………………………185
   b．肥厚性幽門狭窄症 ………………………………………186
   c．胃十二指腸潰瘍 …………………………………………186
   d．胃軸捻転 …………………………………………………187
4. 腸の疾患 ……………………………………………………187
   a．胃腸炎 ……………………………………………………187
   b．急性虫垂炎 ………………………………………………188
   c．腸重積 ……………………………………………………189
   d．ヒルシュスプルング病（先天性巨大結腸症）…………190
   e．潰瘍性大腸炎 ……………………………………………190
   f．先天性腸閉鎖，狭窄 ……………………………………190
   g．腸回転異常 ………………………………………………191
   h．メッケル憩室 ……………………………………………191
   i．鎖肛 ………………………………………………………191
5. 腹膜，腹壁の疾患 …………………………………………191
   a．臍ヘルニア ………………………………………………191
   b．鼠径ヘルニアおよび陰嚢水腫 …………………………191
6. 肝臓・胆嚢の疾患 …………………………………………192

a．先天性胆道閉鎖症 ……………………………192
　　　b．先天性胆道拡張症 ……………………………192
　　　c．肝硬変 …………………………………………192
　　　d．新生児肝炎 ……………………………………193
　　　e．肝炎ウイルス性疾患 …………………………193
　　7．膵臓の疾患 …………………………………………195
　　　a．急性膵炎 ………………………………………195
　　　b．囊胞性線維症 …………………………………195

11　腎・泌尿器疾患　〈粟田久多佳〉　196

総論 ………………………………………………………196
　　1．腎機能の発達 ………………………………………196
　　2．症状 …………………………………………………196
　　3．診断 …………………………………………………200
　　4．治療 …………………………………………………203
各論 ………………………………………………………205
　　1．腎不全 ………………………………………………205
　　　a．急性腎不全 ……………………………………205
　　　b．慢性腎不全 ……………………………………206
　　2．糸球体の疾患 ………………………………………207
　　　a．急性腎炎症候群 ………………………………208
　　　b．急速進行性腎炎症候群 ………………………209
　　　c．慢性糸球体腎炎症候群 ………………………210
　　　d．ネフローゼ症候群 ……………………………212
　　　e．無症候性血尿症候群 …………………………213
　　　f．無症候性蛋白尿 ………………………………214
　　　g．続発性糸球体疾患，全身性疾患による腎障害 …214
　　　h．遺伝性糸球体疾患 ……………………………216
　　3．尿細管の疾患 ………………………………………216
　　　a．腎性糖尿 ………………………………………217
　　　b．アミノ酸転送異常 ……………………………217

　　　　ｃ．低リン血症性ビタミンＤ抵抗性くる病 ……………………217
　　　　ｄ．尿細管性アシドーシス ………………………………………218
　　　　ｅ．ファンコニ症候群 ……………………………………………218
　　　　ｆ．腎性低尿酸血症 ………………………………………………219
　　　　ｇ．腎性尿崩症 ……………………………………………………219
　　４．間質性腎炎 …………………………………………………………219
　　　　ａ．急性間質性腎炎 ………………………………………………220
　　　　ｂ．慢性間質性腎炎 ………………………………………………220
　　５．尿路感染症 …………………………………………………………220
　　　　ａ．腎盂腎炎 ………………………………………………………221
　　　　ｂ．細菌性膀胱炎 …………………………………………………221
　　　　ｃ．出血性膀胱炎 …………………………………………………222
　　６．尿路結石症 …………………………………………………………222
　　７．先天性腎・尿路奇形 ………………………………………………223
　　　　ａ．腎奇形 …………………………………………………………223
　　　　ｂ．膀胱尿管逆流 …………………………………………………224
　　　　ｃ．水腎症 …………………………………………………………224
　　　　ｄ．遊走腎 …………………………………………………………224
　　　　ｅ．停留睾丸 ………………………………………………………225
　　　　ｆ．陰嚢水腫 ………………………………………………………225
　　　　ｇ．包茎 ……………………………………………………………225

12　血液・造血器疾患　〈百名伸之〉227

総論 ……………………………………………………………………………227
　　造血系の発達 ……………………………………………………………227
各論 ……………………………………………………………………………227
　　１．貧血 …………………………………………………………………227
　　　　ａ．産生障害による貧血 …………………………………………228
　　　　ｂ．赤血球破壊による貧血（溶血性貧血）……………………229
　　２．汎血球減少症 ………………………………………………………233
　　　　ａ．先天性汎血球減少症 …………………………………………234

目次　11

b．後天性再生不良性貧血 ··234
　3．出血性疾患 ···234
　　　a．先天性凝固因子欠損症 ··235
　　　b．血小板減少症 ··235

13　腫瘍性疾患　〈百名伸之〉　237

総論 ··237
　1．小児がんの疫学 ···237
　2．小児がんの診断 ···238
　3．小児がんの治療 ···239
　4．予後 ···242

各論 ··243
　1．造血器腫瘍 ···243
　　　a．急性白血病 ··243
　　　b．慢性骨髄性白血病 ···245
　　　c．悪性リンパ腫 ··246
　2．固形腫瘍 ··247
　　　a．神経芽腫 ···247
　　　b．ウィルムス腫瘍 ··248
　　　c．肝芽腫 ··249
　　　d．骨肉腫 ··250
　　　e．ユーイング肉腫/末梢神経上皮腫 ······························250
　　　f．横紋筋肉腫 ···251
　　　g．脳腫瘍 ··252
　　　h．網膜芽腫 ···253
　　　i．胚細胞性腫瘍 ··253

14　免疫・アレルギー疾患　〈粟田久多佳〉　255

総論 ··255
　1．新生児期の免疫 ···256
　2．乳児期以降の免疫 ···256

各論 ……………………………………………………………………257
 1．免疫不全症 ……………………………………………………257
  a．低γグロブリン血症 …………………………………………257
  b．胸腺低形成（ディジョージ症候群）…………………………257
  c．重症複合型免疫不全症 ………………………………………258
  d．ウィスコット-アルドリッチ症候群 …………………………259
  e．毛細血管拡張性（運動）失調症 ……………………………259
  f．慢性肉芽腫症 ………………………………………………260
 2．膠原病および類縁疾患 ………………………………………260
  a．リウマチ熱 …………………………………………………261
  b．若年性関節リウマチ（JRA）………………………………262
  c．全身性エリテマトーデス（SLE）…………………………263
  d．皮膚筋炎，多発性筋炎 ……………………………………264
  e．アレルギー性紫斑病 ………………………………………264
 3．アレルギー性疾患 ……………………………………………265
  a．気管支喘息 …………………………………………………267
  b．アレルギー性鼻炎 …………………………………………268
  c．食物アレルギー ……………………………………………269
  d．蕁麻疹 ………………………………………………………269
  e．アトピー性皮膚炎 …………………………………………270
  f．接触性皮膚炎 ………………………………………………271
  g．薬剤アレルギー ……………………………………………271
  h．アナフィラキシー …………………………………………272

15　感染症・寄生虫疾患　〈外間登美子〉　273

感染症総論 ……………………………………………………………273
 1．小児感染症の特徴 ……………………………………………273
 2．感染の成立 ……………………………………………………274
 3．症状と診断 ……………………………………………………276
 4．治療と予防 ……………………………………………………277
 5．感染症関連法規 ………………………………………………278

感染症各論 …280
 1．ウイルス感染症 …280
 2．細菌感染症 …286
 3．真菌感染症 …289
寄生虫疾患総論 …290
 1．寄生虫疾患の特徴 …290
 2．診断 …291
 3．治療 …291
寄生虫疾患各論 …291
 1．原虫疾患 …291
 2．寄生虫疾患 …292

16　神経・筋疾患，精神医学的疾患　〈仲田行克，大城　聡〉　293

総論 …293
 1．小児の発達 …293
 2．症状 …294
 3．診断・検査 …294
 4．治療 …296
各論 …297
 1．てんかんおよび発作性疾患 …297
  a．てんかん …297
  b．熱性痙攣 …300
  c．その他の発作性疾患 …301
 2．脳性麻痺 …302
 3．中枢神経奇形 …303
  a．二分脊椎 …303
  b．水頭症 …303
  c．神経細胞移動障害による脳形成異常 …304
 4．神経皮膚症候群 …304
  a．結節性硬化症 …304
  b．スタージ-ウェーバー症候群 …305

5．免疫性神経疾患 ………………………………………………305
　　a．急性散在性脳脊髄炎 ……………………………………305
　　b．急性小脳性失調症 ………………………………………306
　　c．ギラン-バレー症候群 ……………………………………306
　　d．重症筋無力症 ……………………………………………307
6．脳炎・脳症 ……………………………………………………308
　　a．急性脳症 …………………………………………………308
　　b．脳炎 ………………………………………………………308
7．脳血管障害 ……………………………………………………309
　　もやもや病 …………………………………………………309
8．乳児脊髄性進行性筋萎縮症（ウェルドニッヒ-ホフマン病）…310
9．筋疾患 …………………………………………………………310
　　a．進行性筋ジストロフィー ………………………………310
　　b．ミトコンドリア病 ………………………………………312
10．発達障害 ………………………………………………………312
　　a．学習障害 …………………………………………………312
　　b．注意欠陥・多動障害 ……………………………………313
　　c．自閉症 ……………………………………………………313
11．精神医学的疾患 ………………………………………………314
　　a．夜尿症 ……………………………………………………314
　　b．チック ……………………………………………………315
　　c．摂食障害 …………………………………………………315
　　d．不登校（登校拒否）……………………………………316
　　e．児童虐待 …………………………………………………317

索引 ………………………………………………………………319

1 成長と発達

総論

1 成長，発達と小児の特徴　growth, development and characteristics of children

a. 成長と発達の過程
- 小児の特徴は，小児が成人より形態的に小さく生理的に未熟というだけでなく，成長・発達の途上にあることである．成長は細胞の増殖によるもので，身長や体重のように身体的，形態的な増加を示し，発達は精神運動機能や生理機能のように機能的な分化，成熟を示す用語である．
- 発育は，成長あるいは成長と発達の両者の内容を合わせた用語として使用されている．成長と発達の速度は臓器や機能の種類により異なっている．

b. 生理機能の未熟性
- 小児は生理機能の面でも発達の途上にあり，生理的黄疸や生理的貧血のような生理機能の未熟性に基づく症状がみられることがある．生理的な症状と病的な症状の鑑別が必要となる．

c. 精神機能の発達
- 精神機能は神経系の成育を基に社会環境の影響を受けて発達する．

d. 小児各期と疾病構造
- 小児の各期における疾病の発生頻度が異なる．
- 乳幼児期は先天異常や不慮の事故が多い．
- 学童期は起立性調節障害やアセトン血性嘔吐症の好発年齢である．
- 起立性調節障害は自律神経失調によるもので，たちくらみ，めまい，乗り物酔いなどを主症状とする．アセトン血性嘔吐症は周期性嘔吐症ともよば

れ，反復性の嘔吐，腹痛を主症状とする疾患で，尿ケトン体が陽性となる．

e. 症状の訴え方
- 乳幼児は自ら症状を訴えることができない．
- 症状の現れ方や訴え方が成人とは異なることがある．

2 小児期の分類と発達課題 developmental task

　小児期は出生直後の新生児期から成人へ移行期である思春期までをさしており，次の各期に分類される．小児は各期の発達課題を達成しながら次の段階へ進んでいく．

a. 新生児期（1〜4週）
- 新生児は母親への依存度が高い．
- 発達課題は胎外生活への適応である．

b. 乳児期（5週〜11カ月）
- 乳汁栄養の時期である．
- 発達課題は離乳であり，生後5カ月より離乳食を開始して12〜18カ月までに離乳を完了する．基本的信頼感の確立は新生児期および乳児期の発達課題である．

c. 幼児期（1〜6歳）
- 精神・運動機能の発達が著しく自我の芽生える時期である．
- 発達課題は基本的生活習慣を確立することである．
- 養護の面で大切なことは，必要な予防接種を幼児期前半の3歳までにすませておくことである

d. 学童期（7〜12歳）
- 小学1〜6年までの期間であり，心身ともに比較的安定した時期である．
- 学童期後半になると，女子は男子より早く第二次性徴が出現して思春期へ移行していく．

- 発達課題は社会性の発達および集団生活への適応である．

e. 思春期（13 〜 18 歳）
- 思春期は第二次性徴が出現し，完成していくまでの成人への移行期である．身体的成長と精神面の発達が著しく，心身ともに不安定な時期である．
- 発達課題は同一性の確立である．

各論

1 身体的成長

　乳幼児の身体発育値は厚生労働省（2000 年までは厚生省）乳幼児発育調査値に，学童の身体発育値は文部科学省学校保健統計報告に示されている（表 1）．

　形態発育は各臓器が一様に増加していくのではなく，臓器により成長曲線のパターンが異なる．

　Scammon は臓器別成長曲線を一般型，神経型，リンパ型，生殖型の 4 型に分類した（図 1）．

a. 身長
- 出生時は約 50 cm，1 年で 1.5 倍になる．幼児期は 6 cm/年伸び，思春期に著しく伸びて成人値に達する．

b. 体重
- 出生時は約 3 kg，3 カ月で約 2 倍，1 年で約 3 倍になる．
- 生後数日間は水分摂取量が喪失量よりも少ないために，生理的な体重減少がみられる．生理的体重減少は出生体重の 5 ％ほどである．

c. 頭囲
- 前頭結節と後頭結節を通る周径であり，出生時は 33 cm で胸囲より大きい．1 歳で 45 cm となり，胸囲とほぼ等しくなる．
- 頭蓋骨相互間の縫合が完成していないので泉門がみられる（図 2）．

表1 乳幼児身体発育値

年・月齢	男児 身長(cm)	男児 体重(kg)	男児 頭囲(cm)	男児 胸囲(cm)	女児 身長(cm)	女児 体重(kg)	女児 頭囲(cm)	女児 胸囲(cm)
出生時	49.0	3.00	33.5	32.0	48.5	2.95	33.0	31.8
1歳	75.4	9.51	46.2	46.2	73.8	8.88	45.0	45.1
2歳	87.1	12.07	48.6	49.2	86.0	11.53	47.5	48.0
3歳	94.6	13.97	49.6	51.3	93.7	13.49	48.6	49.8
4歳	101.6	15.90	50.4	53.1	101.0	15.50	49.6	51.8
5歳	108.1	17.96	51.0	55.0	107.6	17.55	50.3	53.7
6歳	114.9	19.87	51.6	56.7	113.8	19.69	50.9	55.7
7歳	122.5	24.4			121.7	23.8		
8歳	128.1	27.7			127.5	27.0		
9歳	133.6	31.2			133.5	30.7		
10歳	139.1	35.1			140.3	34.9		
11歳	145.3	39.4			147.1	40.1		
12歳	152.9	45.4			152.1	45.0		
13歳	160.0	50.4			155.1	48.3		
14歳	165.5	55.4			156.8	50.7		
15歳	168.6	59.7			157.3	52.1		
16歳	170.1	61.2			157.7	53.0		
17歳	170.8	62.6			158.1	53.1		

※出生時から6歳までの値（中央値）は厚生省乳幼児身体発育調査2000年より抜粋．7～17歳までの値（平均値）は文部科学省学校保健統計調査報告書2000年より抜粋．

- 小泉門は6カ月前後に閉じる．
- 大泉門は1歳2カ月～1歳6カ月に閉じる．

d. 胸囲
- 肩甲骨直下より乳頭の位置で呼気の終わりに測定．
- 出生時は32 cmで1歳で頭囲とほぼ等しくなる．
- 乳児期の胸部の特徴は胸郭が円柱状で，水平な肋骨位のため吸気の容積が少ないことである．

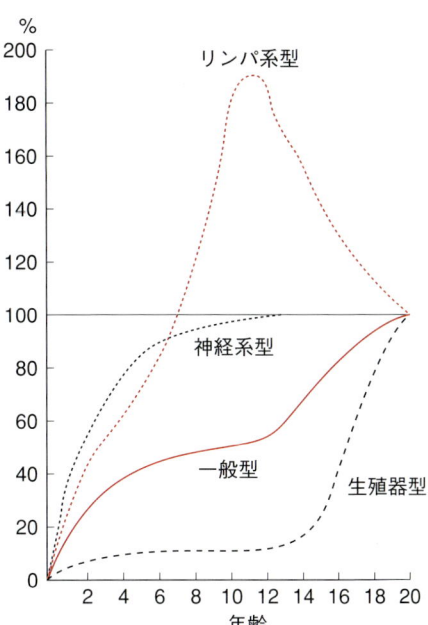

図1 Scammon の発育曲線
(Scammon RE. In: Harris JA, editor. The Measurement of Man. Minneapolis: University of Minnesota Press; 1930)

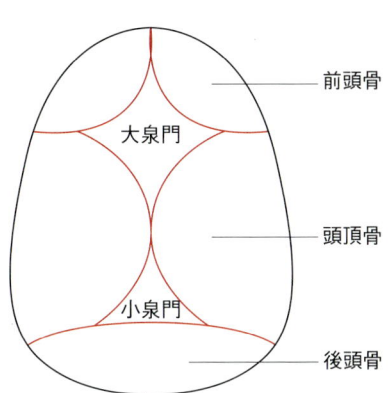

図2 大泉門と小泉門

e. 生歯

- 乳歯は生後6〜8カ月より生え始め，生歯順序に生歯して3歳に20本が生えそろう．永久歯は6歳より生え始め，14歳までには28本（第3大臼歯を除く）となる（表2）．

表 2　乳歯の萌出順位

上	2 乳中切歯	3 乳側切歯	6 第 1 乳臼歯	5 乳犬歯	7 第 2 乳臼歯
下	1	4	6	5	7

2 成長の評価

a. 単一計測値による方法
- 身長，体重，頭囲，胸囲を同性，同年齢の標準値と比較する．

b. 基準値による方法
パーセンタイル法
- 同じ年齢の児全体を 100 としたとき，計測値が小さい方から数えて何番目に当たるのかを示す統計的表示法．
- 判定は，3 パーセンタイル未満および 97 パーセンタイル以上を発育の偏りとして要精密検査，3 パーセンタイル以上 10 パーセンタイル未満および 90 パーセンタイル以上 97 パーセンタイル未満を要経過観察，10 パーセンタイル以上 90 パーセンタイル未満を正常とする．

c. その他の方法
1) 指数による方法
a) **カウプ指数**　Kaup index
- 生後 3 カ月～満 5 歳の乳幼児の発育栄養状態の評価に用いる．

$$カウプ指数 = 体重(g) \div 身長(cm)^2 \times 10$$

- 正常範囲は 3 カ月以降が 16～18，1 歳児では 15.5～17.5，2 歳児では 15～16.5，3～5 歳児では 14.5～16.5 である．

b) **ローレル指数**　Rohrer index
- 学童の肥満とやせの評価に用いる．

$$ローレル指数 = 体重(g) \div 身長(cm)^3 \times 10^4$$
$$= 体重(kg) \div 身長(cm)^3 \times 10^7$$

- 新生児では 260，6 カ月では 264，1 歳では 240 が平均値である．学童期では肥満が 160 以上，正常が 120～160，やせが 120 以下である．

2）肥満度

- 肥満度は，年齢や身長にかかわらず体格を表現できるので，経過を観察するのに有用である．

$$肥満度(\%)＝(本人の実測体重－同性・同身長の標準体重)÷同性・同身長の標準体重 \times 10^2$$

- 肥満度 20 ％以上を軽度肥満，30 ％以上を中等度肥満，50 ％以上を高度肥満という．

d. 骨年齢

- 骨年齢は骨発育の指標である．手根骨の X 線像を撮影して，化骨レベルを骨年齢評価基準図譜を参照して骨年齢を求める（図 3）．

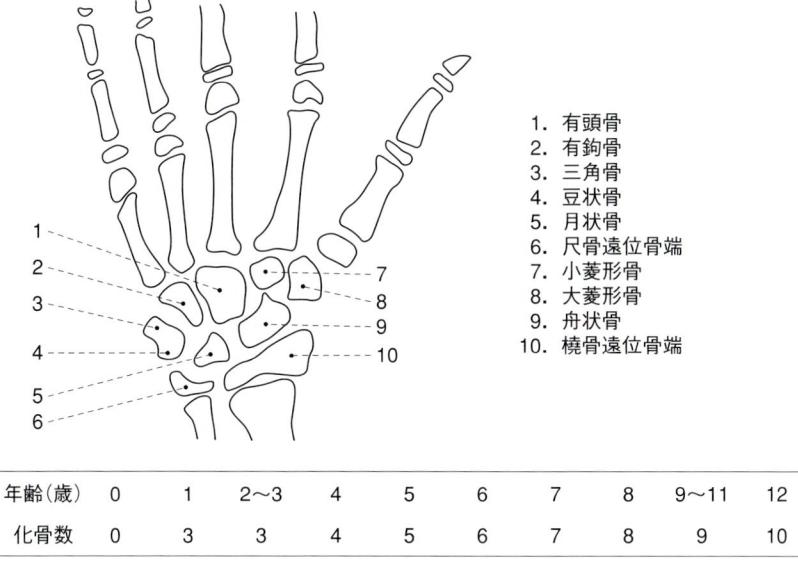

1. 有頭骨
2. 有鉤骨
3. 三角骨
4. 豆状骨
5. 月状骨
6. 尺骨遠位骨端
7. 小菱形骨
8. 大菱形骨
9. 舟状骨
10. 橈骨遠位骨端

年齢（歳）	0	1	2～3	4	5	6	7	8	9～11	12
化骨数	0	3	3	4	5	6	7	8	9	10

図 3　手根骨と化骨数

3　生理機能の発達

a. 循環機能

- 出生後に肺呼吸が開始すると，肺の血管抵抗が低下し血液量が増加する．肺動脈圧が低下し，動脈管が閉鎖，肺静脈から左房への還流量が増加し，

左房圧が上昇，卵円孔が閉鎖し，胎児循環から成人型の血液循環に移行する．
- 乳幼児は代謝が旺盛で酸素需要量が大きい．1回拍出量は少ないが心拍数が多いので酸素必要量を供給することができる．
- 乳幼児の血管は抵抗が小さいので血圧は成人より低い．

b. 呼吸機能
- 呼吸中枢の刺激（血中酸素分圧の低下，胸部に加えられる機械的刺激，皮膚に対する寒冷刺激）により第一呼吸が開始する．新生児の呼吸中枢は未熟なため，無呼吸や不規則呼吸がみられることもある．
- 呼吸は腹式呼吸をしており，胸腹式呼吸となり，胸式呼吸となっていく．
- 腹式呼吸は呼吸量が少ないので新生児や乳児の呼吸回数は多い．

c. 消化機能
- 食物は機械的消化運動と化学的分解作用により吸収，同化可能な形になる．
- 乳児の胃腸機能は未熟であり，乳児は栄養効率のよい乳汁栄養を行っている．
- 胎便（図4），移行便，普通便となる．
- 腸粘膜の透化性が高い．

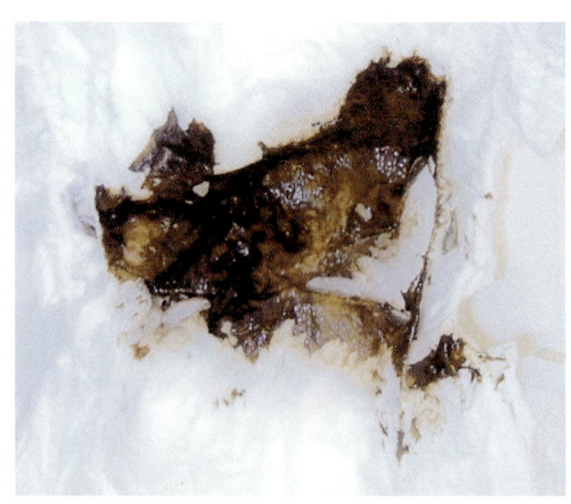

図4　胎便

- 新生児は下部食道括約筋が未熟なことと，胃の形が筒状なため，溢乳が多い．

d. 腎機能
- 腎機能は糸球体濾過率，濃縮力で示される．乳児の糸球体濾過率は成人の1/4〜1/2であり，濃縮力も弱く，成人の半分である．
- 一日尿量と排尿回数は水分摂取量，湿度，温度等により異なるが，乳児の尿回数は10〜20回である．年齢とともに減少して成人型（昼間4〜6回，夜間0回）になる．

e. 皮膚機能
- 乳幼児は代謝が活発なため，成人より平均体温が高い．腋窩温は口腔，直腸温より低い．
- 汗腺は胎生期に発生して生後に能動化が進む．
- 皮膚は不感蒸泄により熱を放散し，体温調節を行っている．
- 乳幼児は体温調節機能が不充分なために体温が不安定で，環境温度に左右されやすい．夏季熱，うつ熱を生じやすい．
- 乳幼児の皮膚の特徴は湿疹ができやすいことである．

f. 免疫機能
1) 母親由来の免疫
母親由来の受動免疫は，胎盤を通過して胎児へ移行した抗体（免疫グロブリンIgG）によるものであり，生後4〜5カ月で消失する（表3）．

表3 抗体の特徴

抗体の種類	胎盤移行性	胎児期の産生能
IgG	(+)	(−)
IgA	(−)	(−)
IgM	(−)	(+)

2）能動免疫

a）局所免疫

- 病原微生物の侵入局所における防御は，リゾチーム，ラクトフェリンなどの殺菌物質が担っている．

b）系統免疫

- 系統免疫は，抗体，リンパ球，食細胞の働きによるもので，生体内に侵入した病原微生物に対する防御機構である．細胞性免疫を担う T 細胞は大部分が流血中に存在する．一方，液性免疫を担う B 細胞は大部分がリンパ組織に存在し，他の一部が流血中に存在している．生後，抗原刺激を受けて，能動的に抗体を産生するようになる．免疫グロブリンは IgM，IgG，IgA の順に発達し，成人のレベルに達する．

3）感染防御としての免疫反応

- 1 次免疫は生体が病原微生物に初回に遭遇した際にみられる応答で，抗体産生に時間を要する．
- 2 次免疫は初回以降にみられ，病原微生物を記憶したリンパ球により，短期間に発症を抑えるために必要な抗体が産生される．
- 乳幼児期は 1 次免疫，学童期以降は主として 2 次免疫による応答となる．

4 神経系の発達と精神および運動機能の発達

a. 神経系の発達

- 神経細胞の数は出生時にはほぼ完成しており，出生後は増加しない．神経線維は出生後に増加し，軸索は髄鞘化する．出生後の脳重量の増加は神経線維の増加による．神経線維の増加による神経機能の発達は旧皮質，辺縁系，新皮質の順に進んでいく．
- 脳重量は出生時約 400 g，1 歳で 2 倍となる．4 歳で成人脳重量の 8 割となる．
- 原始反射（モロー Moro 反射は 4 カ月以後に，バビンスキー Babinski 反射は 2 歳までに，把握反射は 3 〜 4 カ月に消失する）

b. 感覚，知覚の発達
1）視覚
- 新生児期に注視が認められるが，充分に発達するのは 2 カ月ごろである．視力は幼児期までゆっくりと発達していく．

2）聴覚
- 胎児，新生児の聴覚は機能しており，聴力は幼児期までゆっくりと発達していく．

3）味覚
- 胎児，新生児の時期から味覚は機能しており，甘味，苦味に異なった反応を示す．

4）嗅覚
- 新生児の時期から嗅覚は機能しており，母親を区別することができるという．

5）皮膚感覚の発達
- 皮膚感覚のうち，触覚と温度感覚は新生児期より，痛覚は生後数カ月で成人と同程度までに発達するという．

c. 精神機能
1）知的機能の発達
- 小児の知的機能は段階的に発達していく．
- 0〜2歳の小児は，直接的な感覚運動を示し，対象を実際に触れたり，なめたりして感覚刺激を楽しむ．
- 2〜4歳になると，数や空間，時間の概念が生じ，象徴的なものを思い浮かべ，ごっこ遊びや模倣的行動を行うことができるようになる．この時期の思考は，直感的で自己中心的である．
- 学童期になると直感的な思考にとらわれなくなり，現実をいくつかの角度から考える客観的な見方ができるようになってくる．
- 思春期になると，頭の中で記号や数式を用いて実体のない抽象的概念を考えることができるようになる．

2）言語の発達
- 言語は，知的発達や環境との関連が強く，聞く，話す，読む，書くの順に

発達する.
- 生後2カ月ごろより喃語（アー，ブー等の意味の明らかでない音声）が聞かれる．
- 1歳ごろには，食物を「マンマ」，車を「ブーブー」などという意味のある言葉を発する．
- 1歳半になると「ワンワン，あっち」などの2語文がいえる．
- 2歳代には3語文を話すことができるようになる．
- 3歳代には発音もある程度はっきりし，だいたい日常会話が可能になる．

3）情緒の発達
- 情緒は，社会性の発達や人格形成に重要な役割をもつ．
- 新生児期には快・不快の情緒を示す．
- 乳幼児期になると快・不快の情緒は喜び・不満・恐怖などへと広がる．
- 幼児期に入ると愛情や嫉妬，心配などへさらに分化していく．

4）社会行動の発達
- 社会性には個人的な人間関係の他に，自分が生活する社会の中で必要とされる知識や技術の獲得も含まれる．
- 社会性の発達は，2～3カ月ごろの人にあやされると顔をみて笑うことに始まる．
- 5～6カ月になるとあやす人の表情を理解する．
- 7～8カ月になると人見知りが始まる．
- 10カ月になると子どもは大人の意志を理解し始めるようになり，この頃から命令や禁止のしつけを行う．
- 2～3歳になると子ども同士で一緒に遊ぼうとするようになり，社会行動に広がりをみる．

d．運動機能
- 新生児期の運動は反射的衝動的であるが中枢神経の発達とともに協調的な運動ができるようになる．運動機能は頭部から身体下部へ，身体の中心部から末梢部の順に進む（表4）．

1）粗大運動
- 座る，歩くなどの大きな全身を使う運動は頭部から身体下部への順に進む．

表4　運動機能通過率

7割以上の子どもが通過する月齢	
首のすわり	3〜4カ月
寝返り	5カ月
ひとりすわり	7〜8カ月
はいはい	8〜9カ月
つかまり立ち	9〜10カ月
ひとり立ち	12〜13カ月
ひとり歩き	15カ月

2）微細運動
- 目との協調による，手足の細かい運動であり，認知面の発達との関連が強い．
- 3歳ではさみが使えるようになる．
- 4歳で円が描けるようになる．

e. 発達の評価

- 種々の発達検査，知能検査が考案されている．発達指数は発達年齢と暦年齢から算出する．

1）発達検査（表5）
  a）津守式乳幼児発達検査（適用範囲0〜7歳児）
- 乳幼児の精神発達を評価する．年齢別質問紙を用い，養育者が記入する．
  b）遠城寺式乳幼児分析的発達検査（適用範囲0〜6歳児）
- 運動，社会性，言語の各領域の発達を評価する．

表5　発達テスト

	適応範囲	検査法	平均所要時間
津守式乳幼児発達検査	0〜7歳	間接	約15分
遠城寺式乳幼児分析的発達検査	0〜6歳	間接	20〜30分
日本版デンバー式発達スクリーニング検査	1〜6歳	直接	約10分
ベイリー式乳幼児発達検査	0〜2歳半	直接	約50分

c) 日本版デンバー式発達スクリーニング検査（適用範囲 1 〜 6 歳児）
- 外見では正常であるようにみえるが発達的に障害のある可能性の高い児をスクリーニングする．

d) ベイリー Bayley 式乳幼児発達検査（適用範囲 0 〜 2.5 歳児）
- 検査器具（図 5）を用いて直接，乳幼児を検査して，心理，運動，社会的情緒の発達を総合的に評価する．

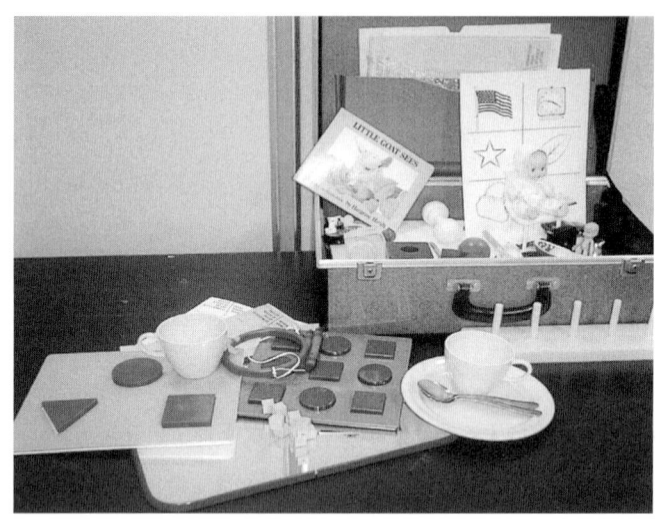

図 5　ベイリー式乳幼児発達検査の検査器具

2）知能検査

a) 田中-ビネー知能検査（適応範囲 2 歳〜一般成人）
- 年齢別知的発達水準を設定し，知能発達の状態を評価する．精神年齢や知能指数で表す．

b) ウィスク（WISC-R）知能検査（適応範囲 6 〜 16 歳）
- 個別式の知能検査法で，測定された知能の内容を分析，評価する．

<外間登美子>

2 小児の栄養

総論

1 小児栄養の意義と特徴

- 小児栄養の意義は成長期の小児によい栄養を与え，健康を維持増進し正常な成長と発達をはかることである．
- 小児栄養の特徴は，小児の生理機能の発達に応じた食事の形態と回数が必要なことである．

a. 成長と発達を支える栄養

- 小児期は最も成長発達の著しい時期であり，小児によい栄養を与えることは生命と健康を維持するだけでなく，正常な成長と発育を支えるものである．
- 毎日摂取する栄養素ないし食事量は，健康と成長のための必要量から決定される．

b. 生理機能の発達に応じた食事の形態，回数

- 1日に必要な体重1kgあたりの栄養量は，月齢が若いほど大きい．
- 食物を消化吸収する生理機能は月齢が若いほど未熟である．
- 食物形態は，栄養の代謝負担が最小で栄養効率のもっともよい乳汁から始め，半固形食，固形食へと進めていく．

2 栄養所要量

- 栄養所要量は栄養必要量に安全量を加えたものであり，全人口の大多数において，よい栄養を維持することができる量である．わが国では栄養審議会により5年毎に栄養所要量が策定されている（表6）．

- 第 7 次改定日本人の栄養所要量に相当する「日本人の食事摂取基準」は 2005 年度から使用される．
- 栄養必要量は人が健康状態を維持し，生活するために必要な栄養素の摂取量である．

表 6　日本人の栄養所要量　（0〜29 歳，第 6 次改定）

年齢(歳)	身長基準値 (cm) 男	身長基準値 (cm) 女	体重基準値 (kg) 男	体重基準値 (kg) 女	エネルギー[1] (kcal) 男	エネルギー[1] (kcal) 女	蛋白質 (g) 男	蛋白質 (g) 女
0〜(月)	61.7		6.4		110〜120 kcal/kg		2.6/kg	
6〜(月)	70.7		8.5		100 kcal/kg		2.7/kg	
1〜2	83.6		11.5		1,200	1,200	35	
3〜5	102.3		16.4		1,550	1,500	45	
6〜8	122	121	24.6	23.9	1,900	1,700	60	55
9〜11	139	138	34.6	33.8	2,250	2,050	75	65
12〜14	158	153	47.9	45.3	2,550	2,300	85	70
15〜17	169	158	59.8	51.4	2,750	2,200	80	65
18〜29	171	158	64.7	51.2	2,650	2,050	70	55

年齢(歳)	脂溶性ビタミン ビタミンA (IU) 男	ビタミンA (IU) 女	ビタミンD (IU)	ビタミンE (mg α-TE[3]) 男	ビタミンE 女	ビタミンK (μg) 男	ビタミンK 女	ビタミンC (mg)
0〜(月)	1,000		400	3		5		40
6〜(月)	1,000		400	3		10		40
1〜2	1,000		400	5		15		45
3〜5	1,000		400	6		20		50
6〜8	1,200	1,200	100	6	6	25	25	60
9〜11	1,500	1,500	100	8	8	35	35	70
12〜14	2,000	1,800	100	10	8	50	50	80
15〜17	2,000	1,800	100	10	8	60	55	90
18〜29	2,000	1,800	100	10	8	65	55	100

1) 現在国民の大部分が該当する生活活動強度が「適度」に相当するものを記載した．
2) 人工乳の場合は 3 mg/日．
3) α-TE：α-トコフェロール当量．

a. 熱量・糖質

- 熱量の所要量は，基礎代謝量，生活活動，成長需要，特異動的作用のための熱量の総和である．糖質については所要量に定められておらず，熱量の 50 % を糖質から摂取することが望ましいとされている．

脂肪エネルギー比率 (%)	カルシウム (g) 男	カルシウム (g) 女	リン (mg)	マグネシウム (mg) 男	マグネシウム (mg) 女	鉄 (mg) 男	鉄 (mg) 女	亜鉛 (mg) 男	亜鉛 (mg) 女	ヨウ素 (μg)
45	0.2		130	25		6		1.2[2)]		40
30〜40	0.5		280	30		6		4		50
25〜30	0.5		600	60		7		5		70
25〜30	0.5		700	80		8		6		80
25〜30	0.6	0.6	900	120	120	9	9	6	6	100
25〜30	0.7	0.7	1,200	170	170	10	10	7	7	120
25〜30	0.9	0.7	1,200	240	220	12	12	8	8	150
25〜30	0.8	0.7	1,200	290	250	12	12	10	9	150
20〜25	0.7	0.6	700	310	250	10	12	11	9	150

水溶性ビタミン								
ビタミン B₁ (mg) 男	ビタミン B₁ (mg) 女	ビタミン B₂ (mg) 男	ビタミン B₂ (mg) 女	ナイアシン (mg) 男	ナイアシン (mg) 女	ビタミン B₆ (mg) 男	ビタミン B₆ (mg) 女	葉酸 (μg)	ビタミン B₁₂ (μg)
0.2		0.2		2		0.1		40	0.2
0.3		0.3		4		0.1		50	0.2
0.5		0.6		8		0.5		70	0.8
0.6		0.8		9		0.6		80	0.9
0.8	0.7	1.0	0.8	12	10	0.8	0.7	110	1.3
1.0	0.8	1.1	1.0	14	13	1.1	0.8	140	1.6
1.1	1.0	1.2	1.1	16	14	1.4	1.1	180	2.1
1.2	1.0	1.3	1.1	17	14	1.6	1.2	200	2.3
1.1	0.8	1.2	1.0	17	13	1.6	1.2	200	2.4

b. 蛋白質

- 蛋白質は細胞の構成成分として必要であり，ヒスチジン，リジン，バリン，ロイシン，イソロイシン，トリプトファン，トレオニン，フェニルアラニン，メチオニンが必須アミノ酸である．摂取蛋白の 50％は動物性蛋白質が望ましい．

c. 脂質

- 体内のエネルギー源や細胞の構成成分として必要である．必須脂肪酸には，アラキドン酸，リノール酸，γ-リノレン酸がある．
- 脂肪の所要量は定められておらず，わが国の栄養所要量には脂肪から得られるエネルギーの比率として示されている．

d. 水分

- 体内の水分量は年齢の小さいものほど水分が体重に占める割合が多く，新生児で体重の約 80％，乳児で約 70％，1 歳児からは成人と同じくらいの 60％を占める．
- 摂取後の水分は，そのほとんどが不感蒸泄および尿となり，一部が便として排出される．
- 夏季，発熱時，下痢の際は，生理的必要量よりも多量の水分が必要であり，児がほしがるだけの水分摂取が好ましい．

e. 鉱物質

- 鉱物質は体の構成成分として必要であり，また生理機能的にも重要な役割をもつ．一般の食餌中には Ca，Fe 以外は充分に含まれている．

  1）Fe

- 循環色素量が増大する時期，すなわち体重増加の著しい乳幼児期と思春期に鉄の需要量が増す．

  2）Ca

- カルシウムの摂取量は必要量を下回る傾向がある．食物から摂取したカルシウムの吸収率は約 50％程度にすぎない．また，母乳中のカルシウムは牛乳に比し少ないが，吸収率が高い．

f. 微量元素
- 微量元素は，微量であるが生体に必要な栄養素であり，発育発達に必要なホルモンや金属酵素の成分となる栄養素である．
- 亜鉛は亜鉛酵素（アルカリホスファターゼ，炭酸アンヒドラーゼ）の成分になり，銅は銅酵素（チトクローム，オキシダーゼ，セルロプラスミン）の成分になる．
- ヨウ素は甲状腺ホルモン（サイロキシン）の成分となる．
- セレンはグルタチオンペルオキシダーゼの活性発現に必要な微量元素である．
- 通常の食事をしている日本人は微量元素の所要量を満たしている．

g. ビタミン
- ビタミンは生体に必須であるが体内で合成不可能な微量有効成分である．
- 小児の発育に必須で，食事中に不足しがちなものはビタミン A，B_1，B_2，C，D である．
- 市販の粉乳にはビタミン類が添加されている．

3 栄養状態の評価

a. 主観的評価
- 皮膚，皮下脂肪，筋肉，一般状態の観察．

b. 基準値による評価
- 単一計測値による評価（体重，皮下脂肪厚）および肥満度による客観的評価．

c. 指数による評価
- 比体重，カウプ指数およびローレル指数の体格指数による肥満とやせの評価．

d. 生化学的評価
- 血液生化学的検査による評価．

4 栄養障害

摂取栄養の不足，所要量の増大，消化吸収障害，利用の障害などにより，摂取栄養量が必要量を満たさない場合に栄養障害を生ずる．身体成分の消耗，代謝の障害が惹起される．症状はやせ，倦怠感などである．

a. 栄養失調症
- 不充分な食事摂取，誤った食事摂取，不充分な消化吸収により発育障害，体重減少を示す．

b. ビタミン欠乏症および過剰症
- ビタミン欠乏症はビタミンの摂取不足により，各ビタミンの関与する代謝が障害されて惹起される．ビタミンKが欠乏すると凝固障害を生じる．
- ビタミン過剰症はビタミンの過剰摂取により脂溶性ビタミン（A，D，E，K）が体内に蓄積されて発症する．

c. 微量元素の欠乏症
- 微量元素の欠乏により各微量元素が関与する代謝経路が障害されて惹起される．亜鉛欠乏の急性症状は皮疹や脱毛であり，慢性症状は発育障害や免疫不全である．

各論

1 新生児および乳児期の栄養

a. 新生児および乳児期の栄養の特徴
- 新生児および乳児期の栄養は新生児および乳児期の成長と発達を支えるものである．
- 乳汁栄養の時期であり，母乳栄養と人工栄養に分類される．
- 母子相互作用によい影響を与える．
- 母乳やミルクを与える行為は栄養を与えるだけでなく，同時に愛情行為でもある．

- 離乳を開始して，徐々に離乳食の種類と回数を増やし完了する．

  1) 母乳栄養　breast feeding
  a) 母乳分泌の生理
- 母乳の分泌は出産後にプロラクチンの分泌が増加して開始する．

  b) 母乳栄養の特徴（表7）
- 母乳は消化吸収がよい．これは母乳が栄養効率の高い成分組成となっており，消化酵素を含有しているからである．
- 母乳栄養児は罹患率，死亡率が低い．これは母乳は免疫抗体，ラクトフェリン，リゾチーム，細胞成分などの抗菌物質を含んでいるからである（表8）．

表7　人乳と牛乳の比較
・熱量は，若干人乳が高い
・蛋白質濃度は，牛乳が人乳の3倍である
・脂質濃度は，若干人乳が高い
・糖質濃度は，人乳が多い
・無機質濃度は，牛乳が人乳の約3倍である

表8　母乳に含まれる抗菌物質
分泌型免疫グロブリンA
ラクトフェリン
リゾチーム
補体
マクロファージ
ラクトペルオキシダーゼ

- 母乳は汚染の機会が少なく，経済的であり，母子相互作用にも有効である．

  c) 母乳栄養の推進
- 母乳栄養の推進のために，WHOとユニセフは「母乳育児を成功させるための10か条」の声明を出している（表9）．

  d) 母乳栄養の問題
- 母乳による新生児遷延性黄疸を生じることがあるが，母乳を中止する必要はない．
- 乳児ビタミンK欠乏性出血症は母乳栄養児にみられたが，ビタミンKの投与により，予防されるようになった．
- ATLウイルスやAIDSウイルスは母乳を介して垂直感染する．
- ダイオキシンやPCBなど環境汚染物質による汚染，喫煙によるニコチンの母乳移行も問題である．

表9 母乳育児を成功させるための10か条

この10か条は，お母さんが赤ちゃんを母乳で育てられるように，産科施設とそこで働く職員が実行すべきことを具体的に示したものです．

1. 母乳育児推進方針を文書にして，すべての関係職員がいつでも確認できるようにしましよう．
2. この方針を実施するうえで必要な知識と技術をすべての関係職員に指導しましょう．
3. すべての妊婦さんに母乳で育てる利点とその方法を教えましょう．
4. お母さんを助けて，分娩後30分以内に赤ちゃんに母乳をあげられるようにしましょう．
5. 母乳の飲ませ方をお母さんに実地に指導しましょう．また，もし赤ちゃんをお母さんから離して収容しなければならない場合にも，お母さんの分泌維持の方法を教えましょう．
6. 医学的に必要でないかぎり，新生児には母乳以外の栄養や水分を与えないようにしましょう．
7. お母さんと赤ちゃんが一緒にいられるように，終日，母子同室を実施しましょう．
8. 赤ちゃんが欲しがるときは，いつでもお母さんが母乳を飲ませてあげられるようにしましょう．
9. 母乳で育てている赤ちゃんにゴムの乳首やおしゃぶりを与えないようにしましょう．
10. 母乳で育てるお母さんのための支援グループづくりを助け，お母さんが退院するときにそれらのグループを紹介しましょう．

(1989年, WHO/UNICEF 共同声明〈ユニセフ訳〉)

2) 人工栄養 artificial feeding

a) 人工乳の組成

- 牛乳をもとにしてつくられる．
- 全粉乳は牛乳をそのまま粉末にしたものであり12％乳にすれば成分組成は牛乳にもどる．
- 調整粉乳は蛋白，無機質含量を減じ，糖，ビタミンを添加して，脂肪の一部を高級不飽和脂肪酸の多い植物油で置換したものである．わが国で人工乳として用いられる乳製品はほとんどが市販の育児用ミルクである．育児用ミルクの標準濃度は，熱量70 kcal/dl, 蛋白質1.7％，脂肪3.5％，糖質7〜8％，灰分0.3％となっている．

b) 乳製品
- わが国では育児用調製粉乳が人工乳として用いられている．

3）混合栄養　mixed feeding
- 母乳分泌不足や授乳婦の社会的理由により，母乳の一部を人工乳で補う方法を混合栄養という．母乳の不足分を母乳の後に与える方法と，母乳と人工乳を別々に交互に与える方法がある．

4）離乳
a) 離乳の定義
- 半固形食から固形食形態までもっていくこと．

b) 離乳の必要性
- 乳児のエネルギー必要量が増加し，栄養需要量が多くなる一方，母乳分泌量は減少してくるので，乳汁のみでは必要量を充足できない．
- 鉄，カルシウム，ビタミン等が不足してくる．
- 乳児が離乳食をほしがるようになる．

c) 離乳の開始
- 生後 5 カ月頃に離乳を開始する．この時期になると乳児は半固形食を嚥下して，消化吸収することができる．情緒的にも受け入れ態勢ができている．

d) 離乳の完了
- 主な栄養源が乳汁から固形食になることであり，12 ～ 18 カ月である．

e) 離乳の基準（表 10）
- 離乳の目安には離乳の初期，中期，完了期の離乳食と母乳の回数，食品の種類と 1 回量，調理形態が示されている．

b. 栄養所要量

1）熱量
- 乳児期は身体発育の最も著しい時期であり，乳児の熱量所要量は体重 1 kg あたりで示されている．1 日あたり 0 ～ 6 カ月未満が 110 ～ 120 kcal/kg，6 ～ 12 カ月未満が 100 kcal/kg である．

2）蛋白質
- 蛋白質所要量は，体重 1 kg あたりで示される．0 ～ 6 カ月未満が 2.6 g

表10 離乳食の進め方のめやす

区分			離乳初期	離乳中期	離乳後期	離乳完了期
月齢（カ月）			5〜6	7〜8	9〜11	12〜15
回数	離乳食（回）		1→2	2	3	3
	母乳・育児用ミルク（回）		4→3	3	2	※
調理形態			ドロドロ状	舌でつぶせる固さ	歯ぐきでつぶせる固さ	歯ぐきで噛める固さ
1回あたり量	I	穀類　　　　　（g）	つぶしがゆ 30→40	全がゆ 50→80	全がゆ（90→100）→軟飯80	軟飯90→ご飯80
	II	卵　　　　　　（個）	卵黄 2/3以下	卵黄→全卵 1→1/2	全卵 1/2	全卵 1/2→2/3
		または豆腐　　（g）	25	40→50	50	50→55
		または乳製品　（g）	55	85→100	100	100→120
		または魚　　　（g）	5→10	13→15	15	15→18
		または肉　　　（g）		10→15	18	18→20
	III	野菜・果物　　（g）	15→20	25	30→40	40→50
	調理用油脂類・砂糖（g）		各 0→1	各 2→2.5	各 3	各 4

※牛乳やミルクを1日300〜400 m*l*
1) 付表に示す食品の量などは目安である．なお，表中の矢印は当該期間中の初めから終わりへの変化（たとえば，離乳初期の離乳食1→2は5カ月では1回，6カ月では2回）を示す．
2) 離乳の進行状況に応じた適切なベビーフードを利用することもできる．
3) 離乳食開始時期を除き，離乳食には食品I，II（1回にいずれか1〜2品），IIIを組み合わせる．なお，量は1回1食品を使用した場合の値であるので，たとえばIIで2食品使用のときは各食品の使用量は示してある量の1/2程度を目安とする．
4) 野菜はなるべく緑黄色野菜を多くする．
5) 乳製品は全脂無糖ヨーグルトを例として示した．
6) 蛋白質性食品は，卵，豆腐，乳製品，魚，肉などを1日に1〜2回使用するが，離乳後期以降は，鉄を多く含む食品を加えたり，鉄強化のベビーフードを使用する．調理用乳製品の代わりに育児用ミルクを使用するなどの工夫が望ましい．
7) 離乳初期には固ゆでにした卵の卵黄を用いる．卵アレルギーとして医師の指示のあった場合には，卵以外の蛋白質性食品を代替する．詳しくは医師と相談する．
8) 豆腐の代わりに離乳中期から納豆，煮豆（つぶし）を用いることができる．
9) 海藻類は適宜用いる．
10) 油脂類は調理の副材料として，バター，マーガリン，植物油を適宜使用する．
11) 塩，砂糖は多すぎないように気をつける．
12) ハチミツは乳児ボツリヌス症予防のため満1歳までは使わない．
13) ソバ，サバ，イカ，タコ，エビ，カニ，貝類などは離乳初期・中期には控える．
14) 夏期には水分の補給に配慮する．また，果汁やスープなどを適宜与える．

（厚生省児童家庭局母子保健課．小児保健．1996; 55: 127）

/kg，6〜12 カ月未満が 2.7 g/kg となっている．

3）脂質
- 脂質の所要量は乳中のみの場合，脂質エネルギー比率（%）として 45 % と設定されている．乳児期は脂肪の吸収が未熟であるが，母乳の脂肪吸収は良好である．母乳栄養の場合は熱量の 50 %を脂肪で摂っているが，人工栄養児では 35 %でよいとされている．

4）水分
- 乳児は腎臓の濃縮力が未熟なため，体重あたりの尿量は成人よりも多い．そのため体重あたりの 1 日の水分摂取量は成人約 50 ml/kg と比べて多く，乳児 150 ml/kg である．なお，人工栄養児では余分な蛋白質や塩基を排泄するため，母乳栄養児に比べて水分を多く摂取する必要がある．

5）鉱物質
- 乳児期の鉄の所要量は 6 mg/日である．
- カルシウムの所要量は，0〜6 カ月未満が 200 mg，6〜12 カ月未満が 500 mg である．母乳中のカルシウムは牛乳に比べ少ないが，吸収率に優れている．

c．栄養状態の評価
- カウプ指数が用いられる．

2　幼児期の栄養

a．幼児栄養の特徴

1）幼児期の栄養は幼児の成長発達を支えるものである
- 幼児は運動が活発であり，必要エネルギーが多い．
- 幼児の胃容量は小さく一回摂取量が少ない．栄養所要量を摂取するために間食が必要である．
- 食事の基本的生活習慣が確立する時期であり，健康的な食習慣をしつけることが大切である．

2）食事行動上の問題
- 偏食や咀嚼拒否がみられることがある．

b. 栄養所要量

1）熱量
- 1〜2歳児は1日あたり，1,200 kcalの熱量所要量を要する．3〜5歳児では，1,300〜1,500 kcalを必要とする．男児が女児より若干多い．

2）蛋白質
- 幼児期の蛋白質所要量は1日あたり，1〜2歳で約35 g，3〜5歳で45 gとなる．

3）脂質
- 幼児期の脂質所要量は，熱量の25〜30％である．

4）水分
- 幼児期は1日あたり100 ml/kgの水分を必要とする．

5）鉱物質
- 幼児期の鉄所要量は，7〜8 mg/日である．
- カルシウムの所要量は，500 mgである．

c. 栄養状態の評価
- カウプ指数が用いられる．

③ 学童期の栄養

a. 学童期の栄養の特徴

1）学童期の栄養
- 学童期の栄養は学童の成長発達を支えるものである．わが国では広く学校給食が実施されてきた．

2）食事行動上の問題
- 間食，夜食，朝食抜き，インスタント食品の摂りすぎが問題となる．
- エネルギー摂取量の過剰と運動の不足により肥満が発生しやすい．

b. 栄養所要量

1）熱量
- 6〜8歳では1,500〜1,900 kcal，9〜11歳では1,750〜2,250 kcalの熱量を1日に必要とする．熱量所要量は性別や生活活動強度によって差が

ある．

2）蛋白質

- 蛋白質所要量は 6 〜 8 歳で 55 〜 60 g/日，9 〜 11 歳で 65 〜 75 g/日である．

3）脂質

- 学童期の脂質所要量は，熱量の 25 〜 30 ％である．

4）水分

- 1 日あたり 80 ml/kg を必要とする．

5）鉱物質

- 鉄所要量は 6 〜 8 歳で 9 mg，9 〜 11 歳では 10 mg である．
- カルシウム所要量は 6 〜 8 歳で 600 mg，9 〜 11 歳で 700 mg となる．

c．栄養状態の評価

- ローレル指数や肥満度が用いられる．

4 思春期の栄養

a．思春期の栄養の特徴

1）著しい発育

- 男女とも発育が著しいので，充分な栄養が必要である．エネルギー，蛋白質，カルシウムの所要量は成人より多くなっている．

2）食事行動上の問題

- 肥満や高コレステロール血症の好発年齢であり，充分な運動が必要である．

b．栄養所要量

1）熱量

- 12 〜 14 歳の熱量所要量は男子が 2,200 〜 2,550 kcal，女子が 2,000 〜 2,300 kcal である．15 〜 17 歳では，男子が 2,400 〜 2,750 kcal，女子が 1,950 〜 2,200 kcal である．

2）蛋白質

- 12 〜 14 歳が 70 〜 85 g/日，15 〜 17 歳が 65 〜 80 g/日である．発育の著しいこの時期では，成人よりも多くの蛋白質を必要とする．

3）脂質
- 思春期の脂質所要量は，熱量の 25 〜 30 ％である．

4）水分
- 思春期の水分必要量は，50 〜 80 ml/kg である．

5）鉱物質
- 鉄の所要量は 12 〜 17 歳男女とも 12 mg である．
- カルシウム所要量は，12 〜 17 歳男子が 800 〜 900 mg，女子が 700 mg である．

c. 栄養状態の評価
- 肥満度や BMI が用いられる．

<外間登美子>

3 小児保健

総論

1 小児保健の定義と小児保健活動の目標

a. 小児保健の定義
- 小児保健とは小児が健康を維持増進し，健全に成長，発達するように助成施策を行い，将来の健全な社会人としての基盤をつくることである．すなわち小児の健全育成とその活動をさしており，小児保健活動は個人，家族，地域社会，国レベルで展開されている．
- わが国の小児保健の特徴は行政，民間団体，個人レベルの努力により保健衛生の向上とサービス，保健知識の普及が図られ，大きな成果をあげてきたことである．

b. 小児保健活動の目標と活動の実際
- 小児保健活動の目標は乳幼児から学童および思春期までの包括的健康管理であり，保健，医療，福祉，保健教育の各分野の連携が必要である．コメディカルの小児保健専門職である看護師，助産師，理学療法士，作業療法士，臨床検査技師，養護教諭，保育士，栄養士が小児保健活動の担い手である．
- 小児保健活動として，出生前，周産期の原因による心身障害や先天異常，行動発達異常の早期発見とその措置および予防などの母子保健サービス施策が実施されている．

2 小児の疾病予防

a. 1次予防
- 1次予防は予防接種や健康な生活習慣の確立により，疾病に罹患しないよ

うに予防することである．

b．2次予防
- 2次予防は健康診査，マススクリーニングテスト等により，疾病を早期にみつけ，保健指導および疾患の管理を行い，疾病が進行しないようにすることである．

c．3次予防
- 3次予防とは慢性疾患支援等により，疾病を治療してリハビリテーションを行い，疾病による後遺症を予防し，QOLを高くすることである．

3 感染症の予防の実際

a．感染症予防の原則
- 感染症予防の原則は，感染源，感染経路，固体感受性に対する対策である．
  #### 1）感染源対策
- 消毒により病原微生物の増殖を阻止，あるいは殺菌し感染を防ぐ．
  #### 2）感染経路対策
- 患者隔離，検疫，登校停止，環境整備による昆虫対策等を行い，感染の経路を断つ．
  #### 3）個体感受性対策
- 感受性のある個体に対し，予防接種により免疫を獲得させる．

b．予防接種
- 予防接種は感染症対策の医療行為であり，予防接種法と結核予防法に基づいて実施される．予防接種は種類により不活化ワクチンと生ワクチン，接種の方法により個別接種と集団接種，定期接種と臨時接種に分類される．
  #### 1）予防接種の種類
- 不活化ワクチン（死ワクチン，トキソイド）は短期間持続する．
- 生ワクチンは長期間持続する．
  #### 2）予防接種の方法
- 個別接種は医療機関で行われる予防接種であり，集団接種は集団で一斉に

実施される予防接種である．

3）予防接種を行うべき疾病およびその対象者（表 11）

- 定期接種の 7 種類とインフルエンザ，水痘，流行性耳下腺炎，B 型肝炎がある．

表 11　日本の小児の定期予防接種スケジュール 2005 年
（Recommended Childhood Immunization Schedule in Japan, 2005）

ワクチン	接種時期	接種回数	ワクチンの種類
BCG	3〜6カ月	1	生
ポリオ	3〜18カ月	2	生
DPT1期・DT2期	3カ月〜12歳	5	不活化
麻疹	1〜7歳	1	生
風疹	1〜7歳	1	生
日本脳炎[*1]	3歳〜15歳	5	不活化

[*1] 2005年5月30日に厚生労働省の勧告で，接種勧奨が中止された．

4　小児保健統計（表12）

a．小児の死亡率

- 乳児，新生児，周産期死亡率は小児死亡の動向を示す指標であり，それぞれ 1 年間の出生数 1,000 人当たりの死亡数として示される．

表 12　主な小児保健統計

年度	出生率	乳児死亡率	新生児死亡率	早期新生児死亡率	周産期死亡率	合計特殊出生率
1970	18.8	13.1	8.7	6.6	21.7	2.13
2000	9.5	3.2	1.8	1.3	5.8	1.36
2001	9.3	3.1	1.6	1.2	5.5	1.33
2002	9.2	3.0	1.7	1.2	5.5	1.32

小児保健統計で用いられる比率
 1) 出生率＝出生数÷人口×1,000
 2) 乳児・新生児・早期新生児死亡率＝乳児・新生児・早期新生児死亡数
  ÷出生数×1,000
　乳児死亡は生後1年未満の死亡，新生児死亡は生後28日未満の死亡，早期新生児死亡は生後7日未満の死亡をいう．
 3) 周産期死亡率＝（妊娠満22週以降の死産数＋早期新生児死亡数）
  ÷出産数×1,000
 4) 合計特殊出生率＝（母の年齢別出生数÷年齢別女子人口）
　　　これらを15～49歳までの合計した値

1）乳児死亡率
- 1年間の出生数1,000人当たりの乳児の死亡数であり，わが国の乳児死亡率は世界で最も低い．

2）新生児死亡率
- 新生児（出生直後から生後28日未満の児）の死亡状況を示す指標であり，1年間の出生数1,000人当たりの新生児の死亡数である．

3）周産期死亡率
- 1年間の出生数1,000人当たりの妊娠満28週以後の死産数に早期新生児死亡数を加えた数．

4）児童の死亡率
- 児童の死亡率は，他の年齢群と比較して最も低い．厚生労働省「人口動態統計（2000年）」による年齢階級別でみた人口10万人対の死亡率は，5～9歳で12.3，10～14歳では11.4であった．

b. 出生率は人口動態を示す指標である
 1) 出生率
- 人口 1,000 人当たりの 1 年間の出生数であり，わが国の出生率は毎年減少している．

 2) 合計特殊出生率
- 15 ～ 49 歳までの年齢別女子人口，1 人当たりの児出生数．
- 1991（平成 3）年の合計特殊出生率は 1.53 であり，1.53 ショックとして将来の人口減少が危惧された．

 3) 人口構成（年少，生産，老年人口）
- 人口ピラミッドの変化を表 13 に示す．
- **第 1 次および第 2 ベビーブーム**の影響と出生数の低下によるつぼ型を示す．わが国の人口の 3 区分別構成割合（％）をみると，年少人口（0 ～ 14 歳）は 1950（昭和 25）年が 35.4 ％，2000（平成 12）年が 14.6 ％と半減した．老年人口（65 歳以上）は 1940 年が 4.7 ％，2000 年が 17.4 ％と 3 倍以上に増加している．したがって従属人口指数は減少傾向を示している．
- 従属人口指数とは生産年齢人口（15 ～ 64 歳）に対する年少人口と老年人口の割合（％）である．**少子高齢社会**が現在のわが国の特徴となった．

表 13　人口構成割合

年度	総数	年少人口 (0～14歳)	生産年齢人口 (15～64歳)	老年人口 (65歳以上)	年少人口指数	老年人口指数	従属人口指数	老年化指数
1950	100.0	35.4	59.6	4.9	59.4	8.3	67.7	13.9
2000	100.0	14.6	68.1	17.4	21.4	25.5	46.9	119.1
2001	100.0	14.4	67.7	17.0	21.2	26.5	47.8	125.1

年齢3区分別構成割合（％）／指数*

*1) 年少人口指数＝年少人口÷生産年齢人口×100
 2) 老年人口指数＝老年人口÷生産年齢人口×100
 3) 従属人口指数＝(年少人口＋老年人口)÷生産年齢人口×100
 4) 老年化指数＝老年人口÷年少人口×100

5 小児をとりまく社会環境の変化と小児への影響

a. 社会の変化

1) 経済環境
- 1955年頃（昭和30年代）から国民総生産が急激に伸び，経済的に豊かになった．経済的豊かさが小児をとりまく社会環境を変えた．車社会は小児の生活空間を変化させた．学歴重視の高学歴社会は少子化の原因の一つとなった．

2) 家族形態
- 少子化と核家族化，父親の育児参加が得られにくい．

3) 地域社会
- 高度経済成長による都市化，車社会化，少子化，核家族化などにより，これまでの地域社会は失われつつある．

b. 小児の変化

1) 生活の変化
- 核家族化，少子化，地域社会の消失，車社会化，塾通いなどにより，小児の生活の場は屋外から屋内へと変わった．

2) 身体の変化
- 経済的な豊かさは小児の栄養状態を改善した．体位は向上し，出生から成長終了までの身長と体重が増加した．近年は多胎児の増加の影響もあり，出生体重の平均値が減少している．
- 成長期，第2次性徴出現も早期化した．

3) 心理，情緒面の変化
- 社会性の発達が未熟な小児の増加と，家庭と学校のストレス増加により，問題行動（不登校，校内・家庭内暴力）を示す児童が増加した．

c. 疾患の変化
- 栄養状態と衛生水準の向上により，疾病の構造が変化し，疾患も軽少化した．
- 豊かで便利な生活と過剰な栄養の偏りにより，生活習慣病が増えてきた．

- 家庭と学校のストレスの増加により，頭痛，腹痛，気分不良などの不定愁訴が増えている．

6 小児保健と関連保健医療法規

a. 児童福祉法〔1947（昭和22）年公布〕
- 児童福祉法は子どもの福祉に関する基本法である．対象は18歳未満のすべての子どもと妊産婦（妊娠中および出産後1年以内の人）である．
- 児童福祉法は，児童福祉施設（助産施設，乳児院，保育所など），育成医療，補装具の交付，療育の給付，療育指導，児童福祉施設への入所措置について定めている．

b. 母子保健法〔1965（昭和40）年公布〕
- 母子保健法では，母性の尊重と乳幼児の健康が保持・増進されるべきであるという理念が明確にされており，また，母性と乳幼児の保護者は自ら進んで母子保健に関する知識の習得ならびに母性および乳幼児の健康の保持・増進に努めるべきことが定められている．母子保健の施策は保護政策から予防事業へ移行した．

c. 児童虐待防止法〔2000（平成12）年公布〕
- 児童に対する虐待の禁止，国および地方公共団体の責務について定められている．

7 小児保健の課題

①周産期障害による心身障害や先天異常の早期発見と治療およびその予防
②健全育成に対する社会資本の確保
③保健医療要員の養成
④小児保健研究の推進

各論

1 乳幼児の保健

保健医療対策と基盤整備

1）保健対策

- 保健対策は母性および子どもとその保護者へのサービスである（表14）．

表14 母子保健サービス

都道府県が実施する母子保健サービス	市町村が実施する母子保健サービス
専門的母子保健サービスの実施 　未熟児養育医療 　養育医療 　障害児の療育指導 　慢性疾患児の療育指導	基本的母子保健サービスの実施 　母子健康手帳の交付 　保健指導 　訪問指導：妊産婦，新生児 　健康診査：妊産婦，乳幼児，1歳6カ月児，3歳児

a）母子健康手帳

- 妊娠した者は，妊娠を居住市町村に届け出ることになっており，届け出によって母子手帳が交付される．母子手帳は母親と児の健康記録であるとともに，母子保健行政の情報が記載されている．

b）乳幼児健康診査と保健指導

- 乳幼児の発育・発達・健康状態を診査して，疾病の早期発見，育児・保健指導を提供する．

c）健康増進の対策

2）医療対策

- 医療援護，慢性疾患に対する治療事業として医療費の給付が行われている．

3）基盤の整備

- 家族計画，思春期保健，母乳育児の推進，母子緊急医療対策，基盤研究，主な小児保健サービスの人材育成などに必要な事業を行っている．

2 学童期の保健

学童期の保健は学校保健として施策されており，その内容は保健教育（保

健学習，保健指導），保健管理（健康，環境，生活管理），組織活動からなる．学校保健とは児童，生徒，学生および教職員の健康の保持増進と健康教育の諸活動である．

a. 心身管理
1）健康診断
- 健康診断を定期的に行い，児童生徒の健康状態を把握し，疾患を早期に発見し健康を管理する．健康診断の項目は，学校保健法の施行規則に定められている（表15）．

2）疾病予防
a）伝染病の予防
- 学校において予防すべき伝染病は，感染力や罹患した場合の重篤性などに基づいて第一種から第三種に分類されている（表16）．

表15　学校健診の調査・検査項目

保健調査	アンケート調査	・生育歴，既往症などに関する調査 ・自覚症状調査 ・その他
検査事項	身体計測などの諸検査	・身体計測 ・運動機能検査 ・視力検査 ・聴力検査 ・ツベルクリン皮内反応検査 ・胸部X線間接撮影検査（肺および心臓のチェック） ・尿検査 ・寄生虫卵検査 ・その他
健診事項	学校医・学校歯科医による専門的検査	・内科，小児科 ・眼科 ・耳鼻科 ・歯科
総合判定	すべての検査・健診の結果を総合して指導・助言	

表16　学校で予防すべき伝染病および出席停止期間の基準（2005年4月施行）

分類および対象疾病[1]	出席停止の期間の基準[2]	備考
第1種 エボラ出血熱 クリミア・コンゴ出血熱 ペスト マールブルグ病 ラッサ熱 急性灰白髄炎 コレラ 細菌性赤痢 ジフテリア 腸チフス パラチフス SARS 痘瘡	治癒するまで	「感染症の予防及び感染症の患者に対する医療に関する法律」における1類感染症および2類感染症
第2種 インフルエンザ 百日咳 麻疹 流行性耳下腺炎 風疹 水痘 咽頭結膜熱 結核	解熱後2日を経過するまで 特有の咳が消失するまで 解熱後3日を経過するまで 耳下腺の腫脹が消失するまで 発疹が消失するまで すべての発疹が痂皮化するまで 主要症状の消退後2日を経過するまで 伝染のおそれがなくなるまで	経気道感染を主とする疾病 児童生徒の罹患が多く学校において流行が広がる可能性が高い感染症
第3種 腸管出血性大腸菌感染症 流行性角結膜炎 急性出血性結膜炎 その他の伝染病	伝染のおそれがなくなるまで	学校での活動を通して流行が広がる可能性のある感染症

1) 学校保健法施行規則19条, 2) 同規則20条

b) 結核の予防
- BCGは学校長に接種義務のある予防接種である．小学1年と中学1年の時に行うツベルクリン反応の結果が陰性の場合はBCGの接種を行う．

b. 環境管理
- 教室の環境整備, 給食施設, ゴミ処理施設等の衛生管理, 施設設備の安全点検等を行う.

c. 生活管理
- 授業, 課外活動, 他の日常生活における指導・助言を行う.

〈外間登美子〉

4 先天異常

総論

1 先天異常の定義と分類，発生頻度

　先天異常 birth defects, congenital anomalies とは出生前の原因による形態や機能の異常であり，成因により単一遺伝子疾患（単一遺伝子病），染色体異常症（染色体異常），多因子遺伝性疾患（多因子遺伝病），環境要因（外因）による疾患に分類される．障害の部位と発生の時期により分類すると遺伝子病，配偶子病（染色体異常），胎芽病，胎児病となる．

　先天異常は狭義には奇形 malformation を指すことが多いが，広義には機能の異常，生化学的異常を主症状とする先天代謝異常を含む．広義の先天異常の発生頻度は出生児の約5％と推定されている．先天異常の成因別割合は，単一遺伝子疾患が20％，染色体異常が5％，多因子遺伝性疾患が65％，環境要因によるものが10％と推定されている．

a. 障害の成因による分類

1）単一遺伝子病　single gene disorders
- 単一遺伝子病は単一の遺伝子の変異により惹起される疾患である．
- 遺伝子 gene は遺伝情報を伝える基本単位で，細胞の核内にある DNA（deoxyribonucleic acid, デオキシリボ核酸）から構成されている．DNA の遺伝情報は4つの塩基の配列によって書き込まれ保存されている．
- 一つの遺伝子の異常による単一遺伝子病として先天代謝異常や骨系統疾患等があげられる．単一遺伝子病はメンデル遺伝型式を示す．先天代謝異常の大部分は常染色体劣性遺伝を示す．骨系統疾患の先天異常は，常染色体優性遺伝を示すものも多い．
- 単一遺伝子病の発生頻度は出生児の約1％と推定されている．

2）染色体異常　chromosomal aberrations

- 染色体異常（配偶子病）は精子，卵子のもつ染色体の数や構造の異常による疾患である．染色体　chromosome は細胞分裂の際に細胞の核のなかにみられる遺伝子の集合体である．染色体は遺伝子とヒストンからなり，ヒトの染色体は 22 対の常染色体と 1 対の性染色体から構成されている．染色体の数と形態を核型といい，正常男性は 46（染色体数）XY（性染色体の構成）と表記する（図 6, 7）．
- 染色体に保存された遺伝情報は受精卵を通して親から子へと遺伝していく．
- 生殖細胞の減数分裂時の不分離等により染色体数の異常が起きる．染色体異常による先天異常の発生頻度は出生児の 2.5 ％と推定されている．

3）多因子遺伝病　multifactorial disorders

- 複数の遺伝子と環境要因の相互作用により発生するものであり，大部分の先天異常が多因子遺伝病に分類される．多因子遺伝病の発症率は，一般集団より近親婚において高くなる．先天性心疾患，二分脊椎，口唇裂等が代表的な多因子遺伝病である．

4）環境要因（外因）による疾患　environmental disorders

- 環境要因は母体環境も含め，外因より広義に用いられる．外因には，ウイルス，薬剤等の化学物質，放射線等がある．これらは妊婦を通して胎児の発育に障害を与え，先天異常，流産，死産を生じさせる．障害の発生時期

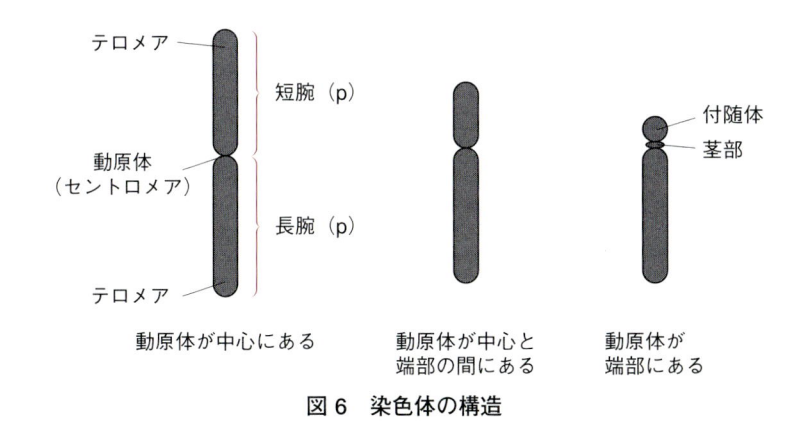

図 6　染色体の構造

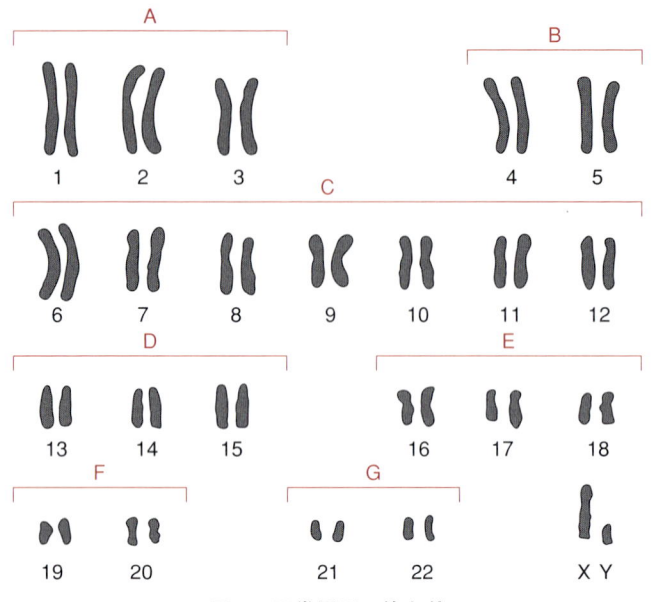

図7 正常男子の染色体

染色体は形態学的に分類され，常染色体はA～Gの7群に分類される．性染色体は上図のように別に並べる．
核型は「染色体数，性染色体構成」の順に記載する．正常男子の核型は，46,XYと表記する．

による分類として，胎芽病および胎児病に分類されたものの大部分はこのグループに含まれる．

b. 障害の発生時期による分類

- 先天異常を障害の部位と発生の時期により分類すると遺伝子病，配偶子病（染色体異常），胎芽病，胎児病に分類される．
- 胎芽病は胎芽期（妊娠3～7週）に受けた障害により発生する異常である．胎芽期は器官，臓器形成の時期であり，この時期に催奇形因子に暴露されると流産や先天奇形が発生する．催奇形因子は感染，化学物質，放射線などである．
- 胎児病は胎児期（妊娠8週以後出生まで）に受けた障害により発生する異常である．胎盤感染や母体の疾患，母児間血液型不適合により胎児の発

育に障害をきたし，先天性あるいは新生児疾患を発症する．胎児期では大きな奇形は生じないが，胎児性アルコール症候群，先天性サイトメガロ感染症，先天性トキソプラズマ感染症のように各器官の機能的異常を生ずる．

2 先天異常の症状

a. 形態の異常，外表奇形と内臓の奇形

- 外表奇形と内臓奇形は染色体異常，奇形症候群の主症状である．
- 外表奇形は外から肉眼で観察できるもので，多指，合指症，唇裂，口蓋裂，耳介異常，皮膚異常等が主なものである．
- 内臓奇形は各臓器特有の症状を示す．発生頻度は，心・大血管，消化器，泌尿器奇形の順に多い．
- 奇形は重篤度により大奇形と小奇形に分類される．大奇形は重篤な医学的問題を生ずる奇形や機能上，日常生活で問題になる形態の異常である．小奇形は日常生活で機能上も問題を生じない形態の異常であり，顔貌や耳介の軽度の形態の異常等である．

b. 機能の異常

- 先天代謝異常の一般症状として中枢神経障害，発育障害があり，他に各代謝異常の症状がみられる．
- 染色体異常の一般症状は成長，発達障害であり，他に各染色体異常の症状がみられる．

3 診断

先天異常の診断は家族に与える影響が大きい．診断のための問診，検査にも特別の配慮が必要である．

形態の異常は外表奇形だけでなく内臓奇形にも注意を払い，症状の組み合わせから，必要な染色体分析検査等を選択し，スクリーニング検査から精密検査へと進める．

先天代謝異常のような機能の異常は，臨床症状特に中枢神経症状と退行現象の有無と家族歴から必要な生化学的検査等を行い，確定診断のための酵素学的検査へと進める．

4 治療

　先天代謝異常の治療法として食事療法，薬物療法，欠損ホルモンの補充療法がある．染色体異常や胎芽，奇形症候群に対しては，療育相談などを含め，各専門家との連携による包括的なアプローチが必要である．

5 遺伝相談と出生前診断

　遺伝相談とは遺伝性または先天性の異常に悩む人のもつ問題を専門的な立場から考え，助言し，意志決定を援助することである．

a. 遺伝相談

1) 遺伝相談の内容

①本人や配偶者，あるいはその血族に異常や疾患がある時，これから生まれる子どもに同じ異常や疾患が現れる危険率はどれくらいか．
②先天異常のある子どもの次の子どもについて，同じ異常や疾患が現れる危険率はどのくらいか．
③遺伝性疾患の早期診断，治療，保因者の診断．
④近親婚の遺伝的影響．

2) 遺伝相談のすすめ方

a) 正確な診断
- 臨床症状からある程度疾患名を予測することは可能であるが，生化学的検査や遺伝子診断を行うことにより正確な診断を得る．このことから，原因の把握，治療の可否，現在および将来の医学的状態の評価・予想を行い，治療方針や療育計画を立てる．

b) 家系資料
- 本人，家族から情報を得て正しい家系資料を作成する．血縁者の構成，罹患歴について調査する．

c) 遺伝的解析
- 再発率，遺伝の危険率を推定する．

d) 社会的な背景
- 危険率の評価を行う．

- カウンセラーは a)～d) をもとにして相談者に助言する．

b. 出生前診断（胎児診断）

　出生前診断とは胎児が正常であるか各種の検査を用いて知ることである．治療法がなく，予後不良な疾患の場合に胎児の罹患の有無を検査する．出生前診断の適応に対して，倫理的問題として個人の遺伝情報に関するプライバシー保護，胎児の人権や生命倫理があげられる．出生前診断の適応には充分な遺伝相談が必要である．

　出生前診断には以下のような方法がある．

1）形態異常の検査
- 超音波検査で胎児発育や奇形の有無・程度を評価する．

2）染色体分析
- 妊娠初期の絨毛，羊水，胎児血により染色体異常を診断する．

3）酵素活性の測定
- 羊水，胎児血により欠損酵素の酵素活性を測定する．

4）遺伝子診断
- 胎児絨毛や培養羊水細胞を用いて該当遺伝子の突然変異をみいだす．

各論

1 先天性代謝異常症

a. 発症機序と臨床症状
- 先天性代謝異常症は遺伝子の異常により，酵素の異常をきたし，物質代謝が障害される疾患である．異常な酵素の代謝を受ける基質の蓄積あるいは最終代謝産物の不足によって種々の臨床症状を示す（図8）．
- 遺伝型式はほとんどの先天性代謝異常症が常染色体劣性遺伝を示す．

b. 診断
- 診断は家族歴，臨床症状，酵素活性の測定，遺伝子診断による（図9）．

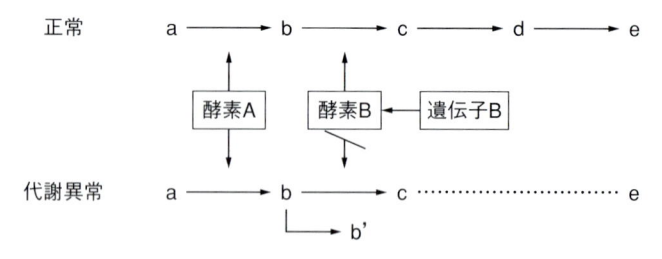

```
正常     a ───→ b ───→ c ───→ d ───→ e
              ↑↓     ↑↓
            酵素A   酵素B ← 遺伝子B

代謝異常  a ───→ b         c ┈┈┈┈┈┈┈┈ e
              └→ b'
```

図8　先天性代謝異常症の成因

　先天代謝異常は代謝をつかさどる酵素をコードする遺伝子の異常により，酵素が欠損し正常な代謝が障害されて発症する．

　遺伝子Bの異常により酵素Bが欠損すると，酵素基質bの蓄積あるいはbの代謝産物b'が増加する．最終代謝産物のeの不足が生体に必要なものであれば，eの不足による症状がみられる．

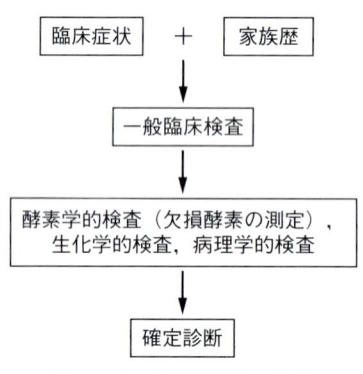

```
臨床症状  ＋  家族歴
        ↓
    一般臨床検査
        ↓
  酵素学的検査（欠損酵素の測定），
  生化学的検査，病理学的検査
        ↓
     確定診断
```

図9　先天代謝異常の診断

c. 治療

- 治療は欠損酵素や欠損物質の補充療法，有害物質の制限食，透析や血漿交換による有害物質の除去等の方法がある．

d. 新生児マススクリーニングテスト

- 日本では先天性代謝異常のうち4疾患（フェニルケトン尿症，メープルシロップ尿症，ホモシスチン尿症，ガラクトース血症）と先天性甲状腺機能低下症と先天性副腎過形成を対象として新生児期にマススクリーニングテストを行っている（表17）．

表17 新生児マススクリーニングテストの対象疾患

	原因	血液検体の測定物質	症状	治療法
フェニルケトン尿症	フェニルアラニン水酸化酵素の欠損	フェニルアラニン	中枢神経障害,皮膚・毛髪の色素欠乏	低フェニルアラニン食(フェニルアラニン除去ミルク)
ホモシスチン尿症	シスタチオニン合成酵素の欠損	ホモシスチン,メチオニン	眼や骨格の異常,血栓症による肺梗塞,痙攣	低メチオニン・高シスチン食
メープルシロップ尿症	分岐鎖ケト酸脱水素酵素複合体	分岐鎖アミノ酸	代謝性アシドーシス,中枢神経障害	分岐鎖アミノ酸制限食(低バリン・ロイシン・イソロイシン食)
ガラクトース血症	ガラクトース-1-リン酸ウリジルトランスフェラーゼの欠損など	ガラクトース,ガラクトース-1-リン酸	発育障害,肝・腎障害,白内障	ガラクトース制限食(乳糖除去ミルク)
先天性甲状腺機能低下症(クレチン症)	甲状腺の発生異常(形成不全・無形成・異所性甲状腺)や甲状腺ホルモン合成障害	甲状腺刺激ホルモン(TSH)	便秘,体重増加不良,不活発	甲状腺ホルモンの補充
先天性副腎過形成	副腎皮質ホルモン合成に関与する酵素(21-水酸化酵素など)の欠損	副腎皮質刺激ホルモン(ACTH)	仮性半陰陽(女性外性器の男性化,男性の女性化乳房など),副腎クリーゼ	ステロイドの補充

e. 主な先天性代謝異常症

1）糖質代謝異常

- 糖質の分解または合成に必要な酵素の欠損のため，中間代謝物が組織や血液に蓄積して組織障害等の症状を示す．

　a） 糖原病　glycogen storage disease

- 糖原病は欠損酵素により9病型に分類される．
- 糖原病Ⅰa型のフォン ギルケ病 Von Gierke disease は，グリコーゲンや糖新生系のグルコース-6-リン酸をグルコースに転換する酵素グルコース-6-ホスファターゼが欠損している．グリコーゲンからグルコースへと代謝されないため血糖は低下し，グリコーゲンが肝，腎に過剰沈着して乳幼児期から肝腫大，腎腫大を生じる．発育障害，知的障害等を示す．
- 治療は低血糖と肝障害予防のために，食事摂取の回数を増やし，ブドウ糖以外の糖の摂取を制限する．

　b） ガラクトース血症　galactosemia

- ガラクトース代謝に必要な酵素であるガラクトース-1-リン酸ウリジルトランスフェラーゼの欠損により，ガラクトースとガラクトース代謝の中間産物であるGal-1-P（ガラクトース-1-リン酸）が血中に増加する．生後まもなく嘔吐，体重増加不良がみられ，黄疸，肝腫大，知的障害が現れる．Gal-1-Pの全身への蓄積は多臓器不全をきたす．
- 治療はガラクトース制限食（乳糖除去ミルク）による食事療法を行う．
- 新生児マススクリーニングテストの対象疾患であり，新生児期にスクリーニングされ，早期に治療が開始されている．

2）アミノ酸代謝異常

- アミノ酸代謝異常はアミノ酸の代謝に関与する酵素の欠損により，基質となるアミノ酸が血中に増加し，その代謝産物とともに尿中に大量に排泄される．主な症状は，中枢神経障害や発育障害である．

　a） フェニルケトン尿症　phenylketonuria（PKU）

- フェニルアラニンをチロシンに変換するために必要なフェニルアラニン水酸化酵素の欠損により，フェニルアラニンおよびその異常代謝産物が血中に増加し，尿中へ多量に排泄される．遺伝型式は常染色体劣性遺伝を示す．
- 血中フェニルアラニンの増加により，痙攣，発育障害，知的障害を生じる．

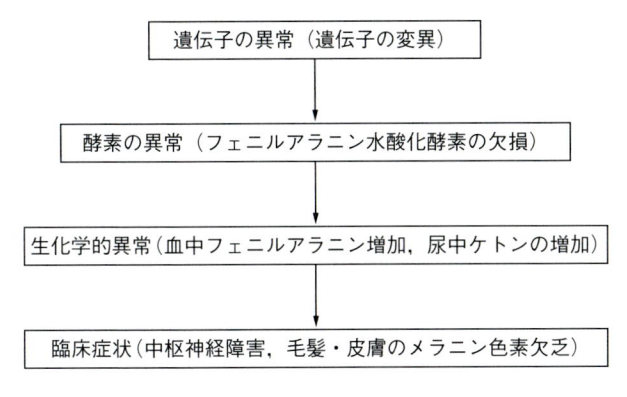

```
          遺伝子の異常（遺伝子の変異）
                    ↓
      酵素の異常（フェニルアラニン水酸化酵素の欠損）
                    ↓
   生化学的異常（血中フェニルアラニン増加，尿中ケトンの増加）
                    ↓
     臨床症状（中枢神経障害，毛髪・皮膚のメラニン色素欠乏）
```

図10　フェニルケトン尿症の成因と臨床症状

また，チロシン合成障害によりメラニン色素の生成ができず色白・茶髪がみられる（図10）．
- 新生児マススクリーニングテストの対象疾患であり，新生児期にスクリーニングされ，早期に治療が開始されている．
- フェニルケトン尿症の女性が母親になる場合，妊娠前からフェニルアラニン制限食事療法を行い胎児の中枢神経障害を予防する．

b) ホモシスチン尿症　homocystinuria
- ホモシステインをシスタチオニンに変換するシスタチオニン合成酵素の欠損により，血中にホモシスチンとメチオニンが増加し，尿中にホモシスチンの増加をきたす．遺伝型式は常染色体劣性遺伝を示す．
- 主な症状は知的障害，痙攣，水晶体脱臼，高身長，クモ状指，肺梗塞等である．
- 治療は低メチオニン・高シスチン食よる食事療法を行う．
- 新生児マススクリーニングテストの対象疾患であり，新生児期にスクリーニングされ，早期に治療が開始されている．

c) メープルシロップ尿症　maple syrup urine disease（MSUD）
- 3種類の分岐鎖アミノ酸（バリン，ロイシン，イソロイシン）の代謝産物であるα-ケト酸の脱水素酵素の欠損による．血中に分岐鎖アミノ酸および分岐鎖ケト酸が増加し，尿や汗に排泄される．遺伝型式は常染色体劣性遺伝を示す．

- 生後 3 〜 5 日より重篤な代謝性ケトアシドーシスを発症し，哺乳困難，嘔吐，低血糖，無呼吸発作，嗜眠，痙攣がみられる．尿や汗はメープルシロップ様の臭気をもつ．
- 治療は分岐鎖アミノ酸制限食による食事療法を行う．
- 新生児マススクリーニングテストの対象疾患であり，新生児期にスクリーニングされ，早期に治療が開始されている．

3）脂質代謝異常

- 脂質代謝に関与する酵素欠損や受容体異常のため，高脂血症や臓器へ脂質蓄積をきたす．

a）家族性高脂血症 familial hyperlipidemia

- トリグリセリドやコレステロールなどの脂質は血液中ではアポ蛋白と結合しリポ蛋白として存在し，エネルギー源となったり生体膜の一部を構成している．家族性高脂血症はアポ蛋白の異常によるもので，増加するトリグリセリド，コレステロール，血漿リポ蛋白の種類によって 5 つの病型に分類される．発症頻度は II 型の家族性高コレステロール血症が多い．
- 家族性高コレステロール血症は LDL 受容体（レセプター）の欠損または機能不全により，LDL コレステロールが血漿中に増加する．遺伝形式は常染色体優性遺伝を示す．症状は眼瞼や腱等に黄色腫がみられ，早発性粥状動脈硬化により若年齢性の狭心症，心筋梗塞をきたす．治療はコレステロール制限食による食事療法とコレステロールの吸収や合成を阻害する薬物による薬物療法を行う．
- 他の家族性高脂血症は家族性リポ蛋白リパーゼ欠損症（I 型），家族性高トリグリセリド血症（IV 型）等である．

b）脂質蓄積症 lipidosis

- リソソーム酵素等の脂質代謝に必要な酵素の欠損により，特定脂質の分解が障害されて組織に異常蓄積する先天性脂質代謝異常である．脂質が脳に蓄積すると中枢神経障害が進行する．

　①ニーマン-ピック病 Niemann-Pick disease：スフィンゴミエリナーゼ欠損のためスフィンゴミエリンが肝，脾，リンパ節，骨髄等に蓄積する．遺伝型式は常染色体劣性遺伝を示す．
　　症状は，生後数カ月間は正常に発育した後に知的障害や肝脾腫がみら

れるようになる．後年，眼底の黄斑部にサクランボ赤色斑 cherry-red spot がみられる．急性神経型は予後が悪く，中枢神経障害が進行する．慢性内臓型は中枢神経障害を伴わない．

②ゴーシェ病 Gaucher disease：1番染色体長腕のグルコセレブロシダーゼ遺伝子の異常による，グルコセレブロシダーゼ欠損のため，セレブロシドが中枢神経や肝臓，脾臓に蓄積する．遺伝型式は常染色体劣性遺伝を示す．

発症年齢と経過により若年型，成人型に分類される．

乳幼児期に発症するものは重篤で，生後まもなく発育障害や肝脾腫が現れ，乳児期に痙攣，反射亢進，頸部硬直，後弓反射等の神経症状が進行し，死亡する．

成人型では中枢神経症状を欠き，肝脾腫と貧血，出血傾向等の造血機能障害等を呈し，慢性に経過する．

治療は対症療法とグルコセレブロシダーゼの酵素補充療法を行う．

4）有機酸代謝異常

- 有機酸代謝異常は，アミノ酸，脂肪酸，炭水化物の中間代謝を触媒する酵素欠損により，基質となる有機酸が血中に増加し，大量に尿中に排泄される．プロピオン酸血症，メチルマロン酸血症，イソ吉草酸血症が代表的疾患である．
- 症状はアシドーシスと低血糖であり，新生児期に発症する．

5）銅，プリン，ピリミジン代謝異常

a) ウィルソン病 Wilson disease

- 銅の転送に関与する遺伝子の異常による細胞内銅輸送障害のため，肝臓から胆汁中に銅が排泄されない．遺伝型式は常染色体劣性遺伝を示す．
- 症状は，肝および脳に銅が異常蓄積し，肝硬変，大脳基底核の軟化または変性が起こり，錐体外路症状を呈する．
- 治療は銅のキレート剤による薬物療法を行う．

b) レッシュ-ナイハン症候群 Lesch-Nyhan syndrome

- プリンは核酸合成に必要であるが，その代謝に関与する酵素の異常によりプリン合成亢進および尿酸過剰生産をきたす症候群である．
- X染色体長腕に座位する HPRT（hypoxanthine-guanine-phosphoribosyl

transferase）遺伝子の異常による．遺伝型式は伴性劣性遺伝を示す．
- 症状は，乳児期早期に発育障害で発症し，脳性麻痺様となる．知的障害，舞踏病，アテトーゼ，自傷行為，高尿酸血症，尿路結石，腎不全等をきたす．
- 治療は銅のキレート剤による薬物療法を行う．
- キサンチン酸化酵素阻害薬による薬物療法，中枢神経症状に対する対症療法を行う．

2 染色体異常（配偶子病）

a. 発症機序と臨床症状
- 精子，卵子のもつ染色体の数や構造の異常により惹起される疾患である．数の異常は減数分裂の不分離により起こる．構造の異常は種々の要因により染色体が切断され，再編成されて起こる（図11）．

b. 診断
- 診断は臨床症状と染色体の分析による．

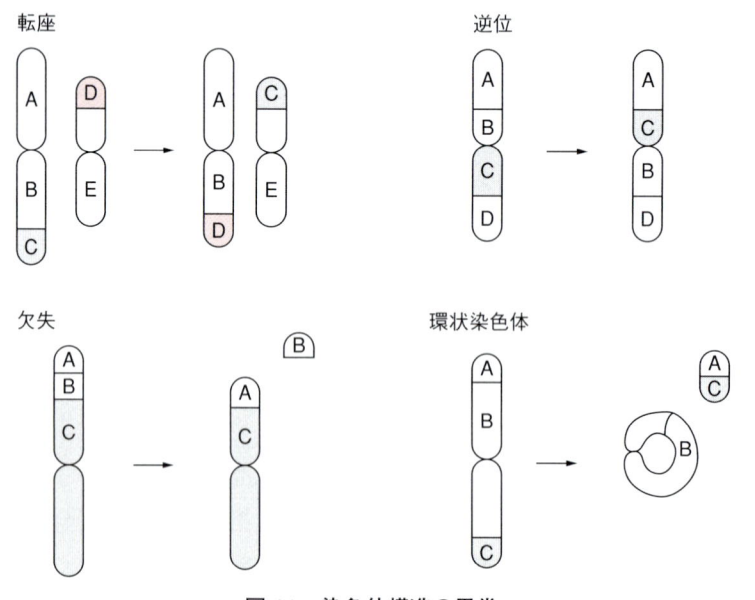

図11 染色体構造の異常

- 染色体の分析は種々の染色法やFISH法（fluorescence *in situ* hybridization）により行われる．

c. 治療
対症療法，合併症の予防，早期療育等，各専門家の連携により行われる．

d. 主な染色体異常症（表18）
1）数の異常
a）常染色体異常
①ダウン症候群 Down syndrome：ダウン症候群はダウン Downにより報告された知的障害と両眼隔離，眼裂斜上，内眼角贅皮等の顔貌を特徴とする疾患である．21番染色体の過剰による疾患であり，ヒトの染色体異常で最初に発見された．核型により標準型，転座型，モザイク型に分類される．標準型は47,XX,＋21（男子），47,XY,＋21（女子）と表記される．標準型が最も多く，90〜95％を占める．転座型やモザイク型も数％にみられる．最も発生頻度の高い染色体異常であり，新生児1,000人中1人の比率で出生する．合併症として心奇形，消化管異常の

表18 主な染色体異常の核型

		男性	女性
常染色体異常	ダウン症候群	47,XY,＋21	47,XX,＋21
	18トリソミー症候群	47,XY,＋18	47,XX,＋18
	ネコ鳴き症候群	46,XY,5p⁻	46,XX,5p⁻
性染色体異常	ターナー症候群	—	45,XO
	クラインフェルター症候群	47,XXY	—

ダウン症候群は標準型の他に，転座型（過剰の21番染色体が他の染色体に転座），モザイク型（正常細胞と21番染色体が1個過剰な細胞が同一個体内で一定の割合で存在）がある．

常染色体数の異常は「染色体数，性染色体の構成，±染色体番号」の順に表記する．

染色体の構造異常の場合は，異常のある染色体番号と短腕がp，長腕がqのように構造異常の種類を示す．

合併率が高い．

② 18 トリソミー症候群 trisomy 18 syndrome (Edwards syndrome)：18番染色体の過剰による疾患で，後頭部の突出，独特の顔貌，重篤な発育障害を生じ，1 歳未満での死亡例が多い．頻度は新生児 5,000 人中 1 人で，女児の方が男児より 3 倍多い．

b）性染色体異常

① ターナー症候群 Turner syndrome：ターナー症候群の核型は 46 XO のように，Y を含まない染色体で構成されている．

症状は小人症と未分化性腺が必発で，約 20 ～ 30 ％に翼状頸と外反肘がみられる．他，大動脈狭窄，馬蹄腎，楯胸，第 4 中手骨の短縮等をみることが多い．

外見は女性で，子宮，腟，外陰部はそれぞれ女性型に分化しているが，性腺は未分化であるため卵巣無発育など二次性徴の欠如がみられる．

② クラインフェルター症候群 Klinefelter syndrome：性染色体構成が XXY の男性であり，2 個の X 染色体のうち 1 個は不活化されている．

発生原因として成熟分裂における性染色体の不分離現象が考えられる．

小児期より女性化乳房，小睾丸，細精管の硝子化や硬化像がみられ，成人では無精子症になる．

2）構造の異常

常染色体異常

- ネコ鳴き症候群 cat cry syndrome（5 番染色体短腕部欠失症候群，5p⁻ 症候群）：5 番染色体短腕遠位部 5p15.1 の欠損による常染色体異常である．仔ネコに似た高ピッチの鳴き声，円形顔貌，両眼離開等の小奇形，重篤な発育障害を特徴とする．出生頻度は 3 万～ 4 万人中 1 人と稀である．

3）その他

① 脆弱 X 症候群 fragile X syndrome は X 染色体長腕末端部に脆弱部位が検出されるものである．知的障害を示す疾患としてはダウン症候群の次に高頻度で発生する．女性よりも男性に多く，中等度の知的障害，長い顔，下顎突出，巨大睾丸等を特徴とする．

② モザイクは 1 個体に複数の染色体構成をもつ細胞が存在するものであ

る．モザイク型のダウン症候群がその例である．

3 外因による奇形

a. 発症機序と臨床症状
- 胎芽の発達を障害し奇形を発生させる外因は，妊娠中に妊婦が摂取した薬物や化学物質，妊婦の感染症罹患や放射線暴露等である．各外因により種々の奇形パターンが認められる．

b. 診断
- 診断は臨床症状の組み合わせと外因への暴露歴による．

c. 治療
- 治療はそれぞれの奇形および合併症に対する治療を行う．

d. 外因による主な奇形

1) 薬物や化学物質による奇形
a) サリドマイド奇形　thalidomide anomaly
- 正常な受精後の妊娠4～6週に母親が服用した睡眠剤サリドマイドによる児の四肢奇形である．四肢の欠損あるいは形成不全の他，耳介奇形，心奇形，囊胞腎，鎖肛等がみられる．知的障害がみられることはほとんどない．

b) 胎児性水俣病　fetal Minamata disease
- メチル水銀で汚染された魚介類を摂取した母親から出生し，症状は中枢神経障害（知的障害，四肢麻痺，小脳失調）がみられる．

c) 胎児性アルコール症候群　fetal alcohol syndrome（FAS）
- 母親が妊娠中にアルコール摂取することで，胎盤を移行したエタノールによって児に成長障害，知的障害，顔面奇形等を生じる．症状の重さは母親の飲酒量による．

2) 感染による主な奇形
a) 先天性風疹症候群　congenital rubella syndrome
- 妊婦が風疹に罹患すると，風疹ウイルスは胎芽，胎児に感染して，児に難

聴，先天性心疾患，白内障等の先天異常を生ずる．罹患時の妊娠週数が若いほど，多様で重症な先天異常が発生する．

　b）先天性トキソプラズマ感染症　congenital toxoplasmosis
- 妊婦のトキソプラズマ原虫感染により，トキソプラズマ原虫が胎児に感染して低出生体重，奇形を生ずる．また，生後数週〜数カ月して，中枢神経障害（痙攣，精神運動発達遅滞）や黄疸，肝脾腫等がみられる．
- 妊婦への感染源は生肉やネコ等の動物である．

　c）放射線による奇形
- 妊婦が高い線量の放射線に暴露されることにより，小頭症，知的障害，視神経萎縮，骨格奇形等を生じる．

4　奇形症候群

a. 発症機序と臨床症状
- 奇形症候群は複数の同じ奇形を併せもつ疾患である．遺伝子の関与が一部の奇形症候群で明らかにされている．

b. 診断
- 診断は臨床症状の組み合わせからアトラス，文献，コンピュータ検索等により行われる．

c. 治療
- 治療はそれぞれの奇形および合併症に対する治療を行うとともに，療育的ケアを継続する．

d. 主な奇形症候群
　1）プラダ-ウィリー症候群　Prader-Willi syndrome
- 知的障害，特異的顔貌（狭い額，アーモンド状の目，下向きの口角），乳児期の筋緊張低下，肥満，性腺発育不全を示す症候群である．15番染色体の長腕の微少欠失が検出されることが多い．

　2）ソトス症候群　Sotos syndrome
- 出生前から乳幼児期にかけて骨年齢促進を伴う過剰成長，特異な顔貌（両

眼角解離，眼瞼裂下垂，下顎突出等）と軽度の知的障害を認める症候群である．

3）ヌーナン症候群　Noonan syndrome
- 特異的な顔貌（眼瞼下垂，眼間解離，翼状頚等），肺動脈狭窄，外反肘，精巣停留を主要症候とする奇形症候群である．症状はターナー症候群に似るが染色体異常はない．

4）コルネリアデランゲ症候群　Cornelia de Lange（Brachmann-de Lange）syndrome
- 小頭症，知的障害，特異的な顔貌（眉毛密生，長い人中，薄い口唇，下顎短小等），低身長，多発奇形を示す奇形症候群である．先天性心疾患，消化管奇形，内分泌異常等を合併する．

　　　　　　　　　　　　　　　　　　　　　　　　　　　＜外間登美子＞

5 新生児

総論

1 新生児の分類

新生児期は，子宮外環境への生理的適応が完了するまでの期間で，通常生後1～2週間程度である．

統計上は，生後28日までを新生児，生後7日までを早期新生児と定義している．

そのほかに，出生体重や在胎週数によって表19のような分類がある．ま

表19 新生児の分類

出生時体重による分類
　　巨大児：4,000 g 以上
　　低出生体重児（LBWI）：2,500 g 未満
　　極小未熟児（VLBWI）：1,500 g 未満
　　超未熟児（ELBWI）：1,000 g 未満

在胎週数による分類
　　早期産児　preterm infant：37週未満
　　正期産児　term infant：37週以上42週未満
　　過期産児　postterm infant：42週以上

出生時体重基準曲線による分類
　　heavy-for-date 児：出生体重が在胎週数の基準値90パーセンタイル以上の新生児
　　appropriate-for-date（AFD）児：出生体重が在胎週数相当の新生児
　　light-for-date 児：出生体重が在胎週数の基準値10パーセンタイル以下の新生児
　　small-for-date（SFD）児：light-for-date 児のなかで，出生身長も基準値10パーセンタイル以下の新生児

た，未熟児という用語は，子宮外環境へ適応するには成熟度が不充分な新生児を指している．

2 新生児の生理

a. 体温調節

新生児は筋肉の発達が不充分であり熱産生能力が小さく，さらに，体重当たりの体表面積が大きいので，熱放散が大きく低温環境下では低体温になりやすい．また，汗腺の発達が未熟であるので，高温環境下で体温を下げることができず高体温にもなりやすい．

b. 呼吸

1）肺呼吸の開始

胎児期には胎盤を介して行われていたガス交換は，出生後，肺呼吸にとってかわる．胎児期の肺は水で満たされているが，出生後の呼吸により吸収される．呼吸を開始するにあたって肺胞を開きやすくするために胎児期より肺サーファクタントが生成されている．

2）新生児期の呼吸の特徴

口呼吸ができないので，鼻閉で呼吸障害を起こしやすい．
腹式呼吸なので，腹部膨満で呼吸障害を起こしやすい．
気道が細く閉塞性の呼吸障害を起こしやすい．
成人と比較して肺のガス交換能力が小さく，小さな肺病変でも呼吸障害を起こしやすい．
呼吸中枢が未熟で無呼吸や不規則な呼吸になりやすい．

c. 循環

出生とともに臍帯の血管は収縮し胎盤への循環は途絶える．胎児期は，肺血管抵抗が高く肺の血流は少なく，肺動脈の血液は卵円孔と動脈管を介して左室および大動脈へ流れているが，呼吸の開始とともに肺血管抵抗が低下し肺血流が増加する．動脈管は生後1〜2日で機能的に閉鎖する．

d. 消化器

吸啜（きゅうてつ），嚥下反射が完成するのは，胎生 32 ～ 34 週ごろで，胎児期は羊水を嚥下し腸管から吸収している．胎児期には排便は起こらないのが正常で，生後 24 時間以内に暗緑色の粘稠な胎便を排泄する．

e. 水分代謝・腎機能

腎臓は，胎児期に尿を生成し排泄された尿は羊水となっている．

新生児は，細胞外液が多いが，生後，尿・不感蒸泄で失われ，正期産児では生後数日で 5 ～ 10 ％体重が減少する（生理的体重減少）．

新生児の腎は，糸球体濾過値や濃縮力が低いので，比較的多量の水分を摂取し，薄い尿を排泄する．そのため，水分の供給が減少すると脱水症を起こしやすい．

3 新生児の異常徴候

a. 黄疸

黄疸は，血中のビリルビンが上昇し皮膚が黄染する状態である．眼球結膜の黄染が観察しやすい．

すべての新生児は，一過性の高ビリルビン血症を呈する（生理的黄疸）が，病的な状態では，高度の高ビリルビン血症を起こしやすい（表 20）．

ビリルビンは，脂溶性の間接型ビリルビンと，間接型ビリルビンが肝臓で代謝されて水溶性になり，胆汁とともに排泄される直接型ビリルビンがあり，疾患の種類により上昇するビリルビンが異なる．

早期新生児期の高度の高ビリルビン血症は，核黄疸の原因となる．

1）生理的黄疸

生後 2 ～ 4 日目に出現し，4 ～ 5 日でピークに達し生後 2 週間以内に消退する黄疸で，生理的な溶血と肝の未熟性によるビリルビンの抱合不全によって生じる．

【診断のポイント】
- 皮膚色，結膜黄染の観察，経皮的黄疸計による測定
- 血清ビリルビン測定

表20　新生児のビリルビン血症

間接ビリルビンが上昇する疾患
1. 溶血性疾患
   血液型不適合
   遺伝性溶血性疾患
2. 多血症
3. 血管外血液貯留
   頭血腫，皮下出血，母体血嚥下
4. 重症感染症
5. イレウス
   腸管閉鎖，ヒルシュスプルング Hirschsprung 病，胎便性イレウス
6. 飢餓
7. 抱合能低下
   未熟児，甲状腺機能低下，先天異常（クリグラー–ナジャール Crigler-Najjar 症候群，ジルベール Gilbert 症候群）

直接ビリルビンが上昇する疾患
1. 新生児肝炎
2. 子宮内感染症（TORCH complex）
3. 先天性代謝異常症
   高チロシン血症，高ガラクトース血症
4. 先天性胆汁排泄障害
   デュビン–ジョンソン Dubin-Jonson 症候群など
5. 先天性胆道閉鎖症

2）病的黄疸（特発性高ビリルビン血症）

病的黄疸には，生後 24 時間以内に発症する早期黄疸，血清ビリルビン値が正常域（成熟児総ビリルビン 15 mg/d*l*，低出生体重児総ビリルビン 12 mg/d*l*，直接ビリルビン 2 mg/d*l*）を上回る高ビリルビン血症，黄疸が 2 週間以上長引く遷延性黄疸がある．

【診断のポイント】
- 血清ビリルビンの測定
- 表 20 にあげた種々の疾患を診断する．

【治療のポイント】
- 間接ビリルビンが高くなる場合には光線療法を行う．
- 光線療法が無効な場合に血漿交換を行う．

- 原因となる疾患の治療

3）核黄疸

高ビリルビン血症による脳障害である．

未熟児，低酸素血症，アシドーシス，低血糖などにより脳血液関門の機能が低下し，ビリルビンが大脳基底核に沈着し組織が変性する．

【症状】

筋緊張低下，哺乳力減退，落陽現象，アテトーゼ，聴力障害などを認める．

【診断のポイント】
- 臨床症状
- 血清ビリルビンの測定

【治療のポイント】
- 高ビリルビン血症を治療し，発症を予防する．
- 後遺症は治りにくく，リハビリテーションを行う．

b. チアノーゼ

血液の還元ヘモグロビンが増加し皮膚色が青くみえる状態で，症状が現れる場所により2つに分類される．

1）末梢性チアノーゼ

四肢のみにみられるチアノーゼ．

寒い温度環境下でみられ，加温により改善する．

2）中心性チアノーゼ

口唇をはじめ体幹部にみられるチアノーゼ．

低酸素血症を示し，呼吸器または循環器系の異常でみられる．

【診断のポイント】
- バイタルサインのチェック
- 胸部X線検査，心電図検査
- 血液ガス検査
- 超音波検査
- 体温測定

c. 呼吸の異常

　呼吸器，循環器，中枢神経系の異常や，血液疾患，代謝異常，感染症に伴い，多呼吸，陥没呼吸，呻吟，鼻翼呼吸，無呼吸などの異常がみられる．

　1）多呼吸

1分間に60回以上の呼吸

　2）陥没呼吸

吸気時に肋間，鎖骨，胸骨下部，鎖骨上窩が陥没するような呼吸

　3）呻吟

呼気時に声門を閉じてうめき声を発しながら行う呼吸

　4）鼻翼呼吸

鼻翼の拡大を伴う呼吸

　5）無呼吸

20秒以上にわたる呼吸停止，または，徐脈やチアノーゼを伴った呼吸停止．

d. 痙攣

　上下肢，顔面など体の一部に間代性の痙攣を起こしたり，口をもぐもぐさせたり，顔をしかめる動作などがみられる．

　原因としては，頭蓋内出血，脳挫傷，脳浮腫，脳炎，髄膜炎，無酸素症など中枢神経系の異常に加えて，低血糖症や，低カルシウム血症，高または低ナトリウム血症などの代謝異常症によって発症する．

【診断のポイント】
- 臨床症状および検査所見から原因疾患を特定する．
- 頭部超音波検査で頭蓋内出血，脳室の異常を診断する．
- 血糖測定，血清電解質測定，血液ガス検査，髄液検査

【治療のポイント】
- 原疾患の治療
- 抗痙攣薬投与

e. 嘔吐，腹部膨満

　新生児期の嘔吐は，発症時期および，成因により以下のように分類される．

1）初期嘔吐

生後1～2日の間にみられ羊水を嘔吐する．授乳を開始すると消失する．

2）授乳量過多，空気嚥下による嘔吐

授乳量過多や，授乳中の空気嚥下が多いと，胃内圧が上昇するが，新生児は，噴門部の弁機能が未熟なため胃内容が食道へ逆流し嘔吐する．

3）病的嘔吐

頭蓋内出血など中枢神経系疾患，感染症，消化管の器質的および機能的通過障害，呼吸器疾患，代謝異常症など，全身性の疾患の一症状として現れる嘔吐．血性嘔吐，胆汁嘔吐，体重減少，電解質異常などを伴う．

【診断のポイント】
- 嘔吐の様子や回数，吐物の性状の観察
- 体重，哺乳量を測定
- 病的嘔吐では，胃内容物がないときにも嘔気が持続する．
- 基礎疾患を診断する．
- 授乳量過多，空気嚥下による嘔吐では，哺乳量は減少せず体重増加が確認される．

【治療のポイント】
- 吐物を充分に排出し，誤嚥による窒息，肺炎を予防する．
- 病的嘔吐が疑われるときには，経口摂取を中止する．
- 授乳過多，空気嚥下による嘔吐には，授乳量の調節や授乳後の排気を行う．

4 ハイリスク新生児

生命および死亡の危険性が高く一定期間特別に観察が必要な新生児のことで，表21のような因子をもった新生児が対象となる．

a. 低出生体重児

出生時の体重が2,500g未満の新生児で，早産児の場合とSFD児の場合がある．また，SFD児のなかで，胎内で病的な原因により発育が遅延した新生児を特に子宮内発育遅延（IUGR）児という．

表21　ハイリスク新生児

妊娠中の母体側因子
　　糖尿病，甲状腺機能亢進症，TORCH感染症，喫煙，アルコール摂取，高齢
妊娠・分娩時の因子
　　妊娠中毒症，前期破水，羊水過多，羊水過少など異常妊娠の要因，遷延分娩，手術分娩，胎児仮死
新生児に関する因子
　　低出生体重児，多胎，新生児仮死，先天奇形，過期産児，子宮内発育遅延

1）解剖学的特徴

　早産児の場合，皮膚は薄く赤身が強く浮腫があり，うぶ毛が多く爪は指端に達していない．また，睾丸は完全に下降せず鼠径管内または腹腔内にある．女児では大陰唇の発達が悪く小陰唇が露出している．
　SFD児の場合，身長に比して体重が少ない．また，皮下脂肪が少なく皮膚は白っぽく乾燥している．

2）生理学的特徴

a）体温
　体温の維持が困難で保温が必要である．また，保育器内は加湿し皮膚からの不感蒸泄を抑制する．

b）呼吸
　肺胞の形成，呼吸筋，呼吸中枢が未発達なので，換気が不良で無呼吸発作を起こしやすい．そのため，呼吸モニターの下で管理する．また呼吸が不充分な場合は，人工換気を行う．

c）消化器
　34週未満の児は，吸綴・嚥下が未熟なので経管栄養を行う．
　また，グリコーゲンの貯蔵量が少なく低血糖になりやすいので，経管栄養が不充分なときには，ブドウ糖を経静脈的に投与する．

d）肝機能
　未熟なため新生児黄疸が強くなりやすい．

e）内分泌
　副甲状腺機能が未発達で低カルシウム血症になりやすい．

3）低出生体重児にみられる合併症

特発性呼吸窮迫症候群，無呼吸発作，高ビリルビン血症，新生児壊死性腸炎，新生児感染症，低血糖症，多血症，貧血，低体温，未熟児網膜症

4）子宮内発育遅延（IUGR）児の原因とその特徴

IUGRの原因は，表22にあげたように，児自身の要因によるものと，子宮内環境によるものがある．

子宮内発育遅延児は，上述した新生児期の合併症に加え，その後の発達・発育が不良である場合があるので，乳児期以後のケアが必要である．

表22　IUGRの原因

児自身の要因によるもの
染色体異常
奇形症候群
母体・子宮内環境によるもの
胎内感染症（TORCH症候群）
妊娠中毒症
胎盤機能不全
母体の呼吸・循環系疾患
母親の喫煙・飲酒・薬物
多胎

b. 母体糖尿病児

糖尿病の母親から生まれた新生児のこと．

母体の糖尿病の管理が良好であると，AFD児となるが，多くの場合はheavy-for-date児となる．

巨大児のため分娩外傷のリスクが高くなる．

胎内では，高血糖が持続していて，インスリンの分泌が過剰の状態になっているので，出生後低血糖になりやすい．

【診断のポイント】
- 出生後，血糖の測定を繰り返し，低血糖を早期に診断する．

【治療のポイント】
- 必要に応じて糖を補充する．

5 出生に伴う異常

a. 新生児仮死

- 出生時の第一呼吸開始の障害に引き続く，呼吸・循環不全の状態．
- ハイリスク新生児は仮死を起こしやすい．
- 続発症として，胎便吸引症候群，肺炎，気胸，頭蓋内出血，脳障害，低血糖症，壊死性腸炎などを合併しやすい．

【診断のポイント】

- 仮死の重症度を評価するために，アプガースコアを採点する（表23）．

表23　アプガースコア

点数 徴候	2	1	0
皮膚色	全身ピンク	体幹ピンク，四肢チアノーゼ	全身チアノーゼ
心拍数	100/分以上	100/分以下	欠如
呼吸	強い泣き声	弱い泣き声/不規則な弱い呼吸	欠如
筋トーヌス	四肢を自発的に動かす	四肢やや屈曲	弛緩しだらりとしている
反射	泣く，咳，くしゃみ	顔をしかめる	反応しない

皮膚色，心拍数，呼吸，筋トーヌス，反射の5つの徴候をそれぞれ3段階で採点し，合計点で出生後1分と5分の評価を行う．
10～8点：正常　　7～5点：軽度仮死　　4点以下：重症仮死

【治療のポイント】

- 保温
- 気道の確保：口と鼻腔の吸引
- 呼吸の確立：吸引刺激や，足の裏をたたいて刺激する．
  bag-and-mask法による人工呼吸，気管内挿管を行い人工換気下で酸素吸入
- 薬剤の使用：ブドウ糖や重炭酸ナトリウムの輸液を行う．

b. 分娩損傷

分娩の際，産道を通過するとき外力によって起こされる外傷および低酸素血症による頭蓋内出血．

1）頭部の腫瘤

a）産瘤

胎児の先進部に生じる皮下組織の浮腫で，1～2日で消失する．頭部にできる時には，腫瘤は縫合線を越えて複数の頭骨にまたがっている．

b）頭血腫

頭骨と骨膜の間の出血で1つの骨に限局し，腫瘤は縫合線を越えないのが特徴である．出生後徐々に大きくなり波動を触れる．吸収に数カ月を要する．

c）帽状腱膜下血腫

帽状腱膜と頭蓋骨骨膜との間に生じた血腫で，頭部全体に広がり眼瞼や耳介周囲に黒紫色の紫斑が広がる．出血量が多くショックとなることがある．

【診断のポイント】
- 腫瘤の発生部位，付随する所見から診断する．

【治療のポイント】
- 自然治癒する．
- 血腫の場合は，黄疸の遷延や高ビリルビン血症を起こし治療を要する場合がある．
- 出血量が多い場合は，輸血が必要になる場合がある．

2）骨折

a）鎖骨骨折

鎖骨骨折だけでは症状を示さず，化骨し治癒する．腕神経叢麻痺を合併する場合がある．

【診断のポイント】
- モロー反射や上腕の運動の左右非対称性が観察される．
- 化骨すると骨折部に腫瘤を触れる．
- 胸部X線で診断する．

【治療のポイント】
- 特別な治療を必要としない．

b）上腕骨骨折

上腕が変形し，患側の上肢の運動が欠如する．

【診断のポイント】
- 臨床症状
- X線写真

【治療のポイント】
- 整形外科的な治療

3）末梢神経の損傷

a）腕神経叢麻痺

娩出時の頸部の側方過伸展により損傷を受ける．上位型麻痺（エルブ Erb の麻痺）は，C5，C6の損傷により三角筋の運動が障害されたもので，上肢の挙上が障害される．下位型麻痺（クラムケ Klumpke の麻痺）では，C7，C8，T1が障害され手指の運動がみられない．

【診断のポイント】
- 運動障害の状態から診断する．

【治療のポイント】
- 過伸展された側頸部を弛緩させ固定する．
- 多くは2週間から数カ月で治癒する．

b）顔面神経麻痺

泣いたときに顔面が左右不対称となり，口角が正常側にひきつれ，患側の眼を閉眼できない．

【診断のポイント】
- 表情の異常から診断する．

【治療のポイント】
- 特別な治療法はなく3カ月ほどで自然治癒する．

c）横隔神経麻痺

腕神経叢麻痺と同様の機序で，C3-C5が損傷を受けると横隔神経麻痺となる．

【診断のポイント】
- 重症例では呼吸障害を伴う．
- 胸部X線写真で患側の横隔膜の挙上が観察される．

【治療のポイント】
- 酸素投与や人工換気が必要である．
- 自然回復することが多い．
- 重症例では横隔膜縫縮術などの外科的治療を要する．

4）頭蓋内出血

出血の原因は外傷性，無酸素性の他に，凝固因子異常，DIC，先天性脳血管奇形などがみられる．

外傷性の場合には，硬膜下血腫となることが多く，生直後から呼吸障害，徐脈，瞳孔の左右差，大泉門膨隆などがみられる．

低酸素性の出血では，脳室上衣下出血と脳室内出血が多く大泉門膨隆や昏睡，痙攣などの症状がみられる．水頭症や痙攣を合併するなど予後不良である．

【診断のポイント】
- 頭部超音波検査，頭部CT検査で診断する．

【治療のポイント】
- 出血量が少ないときには保存的に治療する．
- 硬膜下血腫や，脳室内出血で出血量が多いものは，血腫の除去洗浄を行う．

各論

1 呼吸器疾患

a. 呼吸窮迫症候群　respiratory distress syndrome（RDS）

肺の未熟性により，肺サーファクタントが不足することにより肺胞の拡張不全が起こり，呼吸不全を起こす疾患で低出生体重児に多発する．出生直後より発症し，自然経過では，症状が進行すると無呼吸発作を伴い，数日以内に死亡することが多いが，72時間を過ぎると症状は軽快する．

【診断のポイント】
- 多呼吸，陥没呼吸，呻吟，チアノーゼ等の呼吸不全の徴候
- 胸部X線：網状細顆粒状陰影，気管支透亮像，すりガラス状陰影
- shake test：胃内吸引物，気管支内吸引物を用いて検査し肺内サーファクタントの有無を確かめる．
- 血液ガス検査

【治療のポイント】
- 人工サーファクタント補充療法
- 呼吸不全が改善するまで，人工換気を行う．

b. 一過性多呼吸
　胎児期の肺に満たされていた液体の吸収遅延によって起きる一時的な呼吸障害．

【診断のポイント】
- 呼吸器症状：多呼吸，呻吟．
- 胸部 X 線：肺血管陰影の増強，肺野の過膨張
- RDS，MAS など他の呼吸器疾患の鑑別

【治療のポイント】
- 低酸素血症を伴う場合は，酸素投与や人工換気を行う．
- 通常は，数日で自然に軽快することが多い．

c. 胎便吸引症候群　meconium aspiration syndrome（MAS）
　出生時の第一呼吸に伴い，上気道内の羊水は肺内に吸引される．胎児が低酸素血症に陥ると羊水中へ胎便が排泄される（羊水混濁）ため，その後出生した胎児は，肺内に胎便を吸引することになる．胎便は，気道の閉塞と化学的炎症の原因となり，そのため呼吸障害を呈するのが胎便吸引症候群である．
　多呼吸，チアノーゼ，陥没呼吸などの呼吸窮迫症状と，低酸素血症による痙攣，振戦などの症状がみられる．

【診断のポイント】
- 胎児仮死，羊水混濁，出生時の呼吸障害などの臨床症状
- 気管内吸引物の胎便による汚染の確認
- 胸部 X 線：無気肺，肺気腫，索状影，斑状影が混在する．

【治療のポイント】
- 出生時の気道吸引
- 気管内洗浄
- 酸素投与
- 人工換気

d. 新生児慢性肺疾患

多呼吸，陥没呼吸，チアノーゼなど呼吸窮迫症候群に似た症状が，数カ月から数年にわたって持続する疾患．

1,500 g 未満の極小未熟児に生後 1 ～ 2 週頃から発症するウィルソン-ミキティ Wilson-Mikity 症候群と，高濃度酸素を長期投与されたり，人工換気療法を受けた新生児にみられる気管支肺異形成 bronchopulmonary dysplasia（BPD）がある．

【診断のポイント】
- 人工換気療法の既往
- 生後 1 ～ 2 週間後に発症する呼吸障害
- 胸部 X 線：多嚢胞性，索条の不均一な陰影
- 血液ガス検査：低酸素血症，高二酸化炭素血症

【治療のポイント】
- 酸素療法
- 呼吸器感染の予防

e. 気胸，気縦隔

肺胞が破裂し，胸膜腔や縦隔に free air が貯留した状態で，肺が虚脱し呼吸障害を呈する．RDS や MAS では，緊張性気胸を合併しやすい．

多呼吸，チアノーゼなどの呼吸障害の症状が突然悪化することが多い．

【診断のポイント】
- 呼吸障害の臨床症状
- 胸部 X 線：胸膜腔の空気貯留．縦隔の偏位．気縦隔では心境界に接して空気を認める．

【治療のポイント】
- 緊張性気胸では，胸腔穿刺を行い，持続吸引をする．

f. 横隔膜ヘルニア

横隔膜の一部が先天性に欠損し，腹腔内臓器が胸腔内へ脱出する疾患で，ボホダレク Bochdalek 孔ヘルニアが最も多い．肺は低形成を呈し，心奇形や腸回転異常など奇形を合併することが多い．

出生直後チアノーゼ，呼吸困難を認める．腹部は陥凹し，胸部が膨隆する．患側胸部で腸蠕動音を聴取する．

【診断のポイント】
- 胎児期超音波検査による出生前診断
- 胸部 X 線：患側に腸管ガスを認める．
- 血液ガス検査：低酸素血症，アシドーシス

【治療のポイント】
- 体外循環式膜型人工肺（ECMO）による呼吸管理
- 外科手術

2 循環器疾患

a. 新生児持続性肺高血圧症

出生後も肺血管抵抗が高い状態が続き，動脈管と卵円孔を介した右-左シャントが持続しチアノーゼを呈する疾患である．

出生時の呼吸障害や仮死による低酸素血症やアシドーシスは，肺血管抵抗を上昇させ，肺血流の増加を妨げる．

【診断のポイント】
- 超音波検査による血流異常の検出
- 血液ガスの測定

【治療のポイント】
- 酸素投与
- アシドーシスの補正
- 重症例は ECMO による呼吸管理

b. 動脈管開存症（PDA）

動脈管が生後も閉鎖せずに開存している状態をいう．左-右シャントにより心不全，肺水腫をきたし，多呼吸，ラ音などの呼吸障害の症状を呈する．未熟児では，生後 1〜2 週で症状が明らかになる．

体循環の拡張期圧が低くなり，脈は bounding pulse になる．また，心音は発症初期に II 音が亢進し収縮期雑音を聴取する．生後 1 カ月以後に典型的な持続性の雑音を聴取する．

【診断のポイント】
- 心音，脈の異常の所見
- 心臓超音波検査：左房左室の拡大，動脈管を介した肺動脈への血流．
- 胸部X線検査：心拡大，肺血流増加の所見

【治療のポイント】
- 水分制限，利尿薬により心不全を治療する．
- インドメタシンの投与．

c. 先天性チアノーゼ型心疾患

　大血管転位症，総動脈幹症，ファロー Fallot 四徴症，三尖弁閉鎖症，総肺静脈還流異常症などの先天性心疾患は，静脈血が動脈に流入しチアノーゼを呈する．詳細は循環器の項，147頁参照．

3 感染症

　子宮内は無菌的環境で，免疫系は賦活化されないので，新生児の血中免疫グロブリンのほとんどは，胎盤を通過したIgGであり，IgMやIgAはきわめて低い．そこで，特にグラム陰性桿菌の感染に対する抵抗力が弱く，罹患すると重症化しやすい．

　新生児期の感染症は出生後の分娩室，新生児室での院内感染が少なくない．感染経路は，気道，消化管の他に，皮膚，臍からの感染もある．また，重篤な感染でも哺乳力低下や元気がないなどの非特異的な症状で始まり，発熱や感染特有の症状が乏しく発見が遅れやすい．

　胎児期の子宮内感染や，出生時の経産道感染などは新生児に特有の垂直感染である．

a. TORCH complex

　胎盤を通過できる一部の病原体が経胎盤的に胎児に感染して，子宮内発育遅延，小頭症，知能障害，網脈絡膜炎，骨膜炎，肝脾腫，などの症状を呈して出生する先天感染症候群のこと．

　病原体となるトキソプラズマ Toxoplasma，風疹ウイルス Rubella virus，サイトメガロウイルス Cytomegarovirus，単純ヘルペスウイルス Herpes simplex virus の頭文字が病名の由来である．これ以外にも，梅毒，水痘ウイルス，ヒト免疫不全症ウイルス（HIV）なども先天性感染症の原因となる．

【診断のポイント】
- 臨床症状
- 病原体に対する IgM 抗体の検出
- 組織からの病原体 DNA の検出

【治療のポイント】
- 有効な治療法はないが，抗ウイルス薬，抗生剤の投与を試みる．
- 母親が妊娠中に初感染すると発症するので，妊娠前に風疹，水痘などワクチンを接種し予防する．

b. 経産道感染症

出生の際産道で病原体に暴露され起きる感染症のこと．

原因菌として，B 群溶連菌，リン菌，サイトメガロウイルス，ヘルペスウイルス，HB ウイルス，カンジダ，クラミジア，マイコプラズマがある．

リン菌による新生児眼炎は失明の原因となる．また，クラミジアは，妊婦の 10% 程度に常在していて，新生児が感染すると封入体性結膜炎を発症する．

【治療のポイント】
- 予防のため抗生剤の点眼
- 抗ウイルス薬投与
- HB ウイルスキャリアの妊婦から出生した新生児には，ガンマグロブリン投与と HB ワクチン接種により感染を予防する．

c. 新生児敗血症および髄膜炎

前期破水（PROM）などで，破水から出生までに長時間を要すると，腟内の常在菌による感染が起こりやすくなる．大腸菌，連鎖球菌，ブドウ球菌が原因菌となり出生後数日以内に敗血症を発症する．

一方，生後感染した場合は，ブドウ球菌，大腸菌，緑膿菌，クレブシエラが原因菌となる頻度が高くなる．

哺乳不良，自発運動の低下，呼吸の不整，チアノーゼ，刺激に対する反応

性の低下などの症状がみられる．進行すると，ショック，出血傾向，無呼吸，などの症状を呈し，劇症型では24時間の経過で死亡する例もある．

新生児敗血症の1/3に，髄膜炎を合併するが，発熱，項部硬直など，髄膜炎に特徴的な症状を呈する例は少なく痙攣などがみられる．

【診断のポイント】
- 臨床症状
- 血液培養による原因菌の検出
- 髄液検査による菌の証明，多核細胞の増加

【治療のポイント】
- 適切な抗生剤の投与

4 消化器疾患

a. 食道閉鎖

先天性の食道の閉鎖で，閉鎖部より上部が盲端に終わり，下部の食道と気管支瘻の形成のある型が最も多い．

妊娠中に羊水過多症を伴い，出生後早期から泡沫を混じた粘液様の嘔吐と喘鳴がみられる．また，哺乳時にむせや嘔吐がみられる．

【診断のポイント】
- 臨床症状
- 胃カテーテルが胃内に達しない．
- 胸部X線：食道内ガス像

【治療のポイント】
- 食道閉塞部の貯留物を吸引する．
- 胃瘻を形成し栄養補給する．
- 食道吻合術

b. 先天性消化管閉鎖

胎児期の様々な原因により，腸管が狭窄や閉塞した疾患で，十二指腸閉鎖，小腸閉鎖，腸回転異常症などがある．

胎児期に羊水過多症を伴い，出生後は胆汁性嘔吐，胎便排出遅延，腹部膨満が主な症状である．

【診断のポイント】
- 立位単純X線：double bubble sign（十二指腸閉鎖），triple bubble sign（小腸閉鎖）
- 注腸造影：下部消化管閉塞を診断する．

【治療のポイント】
- 絶食，輸液
- 手術

c. 幽門狭窄症

幽門輪状筋が肥大して生ずる幽門の通過障害をきたす疾患．

生後2～3週頃から，嘔吐の回数が増加し，哺乳のたびに噴水状の嘔吐が起きるようになる．

体重の増加が悪くなり，最終的には体重が減少する．

【診断のポイント】
- 右上腹部にオリーブ状の腫瘤を触知する．
- 腹部超音波検査で，肥厚した筋層を確認する．

【治療のポイント】
- 外科的に幽門切開術
- 軽症の場合には，アトロピンの投与

d. ヒルシュスプルング　Hirshsuprung病

腸管壁内神経節の先天性欠損により，腸管の蠕動がないため起こる異常である．神経節の欠損の範囲は，必ず肛門側から上方に連続的に広がっていて，その部分の腸管は収縮状態となっている．患部に続く正常部には，腸内容が停滞し腸管が拡張する．

胎便排泄遅延，便秘，腹部膨満などの慢性症状がみられる．腸穿孔，壊死性腸炎を合併すると全身状態が悪化する．

【診断のポイント】
- 注腸造影：狭小化した患部と，それに続く拡大した正常な部位を認める．
- 直腸肛門内圧測定：括約筋の弛緩を認めない．

【治療のポイント】
- 輸液
- 緊急人工肛門造設術
- 乳児期に根治術を施行する.

e. 壊死性腸炎　necrotizing enterocolitis

　腸管の虚血性変化に感染,経腸管栄養の負荷が加わり,腸管に壊死性病変を呈する疾患で腸管穿孔を合併する場合もある.虚血性変化を起こす要因として,新生児仮死,無呼吸発作,低体温などがあり,極小未熟児に多くみられる.

　嘔吐,腹部膨満,下血などの消化器症状とともに,活気の低下,循環不全,無呼吸発作などの症状がみられる.

【診断のポイント】
- 腹部症状
- 腹部X線:腸管壁気腫像,腸管穿孔が起きると腹腔内遊離ガス像を認める.

【治療のポイント】
- 経腸管栄養の中止
- 抗生剤投与
- 腸管穿孔した場合は外科的手術

f. 臍帯ヘルニア

　臍部から腹部臓器が脱出し,ヘルニア嚢で覆われている状態.発生過程で,腹壁の形成異常や,腸管の還納機転に異常があり発生すると考えられている.

　心奇形や,横隔膜ヘルニア,腸管閉鎖などの奇形を合併することが多い.

　ヘルニアの部分は皮膚がないので,感染しやすく,脱水,低体温が急速に起こる.

【診断のポイント】
- 出生時に腹壁の異常を確認.

【治療のポイント】
- 緊急手術が必要である.

5 血液疾患

a. 新生児出血性疾患

　ビタミン K は，食餌と腸内細菌の産生したものにより供給されるが，新生児期は，腸内細菌叢も確立していないうえ，母乳中のビタミン K 含量は少ないので，ビタミン K が欠乏する傾向がある．そのため，ビタミン K 依存性の凝固因子（II，VII，IX，X）の活性が低下して起きる出血を新生児出血疾患といい，生後 2 ～ 5 日に消化管出血で発症する新生児メレナと，生後 2 ～ 3 週から 3 カ月頃頭蓋内出血をきたす特発性乳児ビタミン K 欠乏症がある．

1）新生児メレナ

　血便および吐血で発症する．出血が少量のときは，吐物はコーヒー残渣様で，便はタール状である．臍出血や紫斑を伴うことがあり，出血量が多いときにはショック症状を呈する．

2）特発性乳児ビタミン K 欠乏症

　頭蓋内出血を起こすと，突然元気がなくなり，嘔吐，痙攣，意識障害などの症状を現す．

【診断のポイント】
- プロトロンビン時間が延長し，ヘパプラスチンテストが低下する．
- PIVKAII（protronbin induced by vitamin K absebnce II）が増加する．
- 消化性潰瘍や敗血症による症候性メレナ，分娩時に飲み込んだ母体由来の血液による仮性メレナを除外診断する．
- Apt 試験で血液が新生児由来か，母体由来であるかを鑑別する．
- 特発性乳児ビタミン K 欠乏症では，頭部エコー，CT，MRI などで出血を確認する．

【治療のポイント】
- ビタミン K の投与
- 極小未熟児など肝機能が未熟な例では，凍結血漿により凝固因子を補充する．
- 出血量が多いときには輸血する．
- 出生後，生後 1 週間および生後 1 カ月にビタミン K_2 シロップを経口投与

して予防する．

b. 多血症

静脈血のヘモグロビンが 22 g/dl 以上，ヘマトクリットが 65％以上になった状態で血液の粘度が増し，過粘度症候群を呈する．一卵性双生児における双胎間輸血，臍帯結紮の遅延による胎盤胎児間輸血や，妊娠中毒症，子宮内発育遅延，また慢性子宮内低酸素血症など胎児期に造血機能が亢進していることが原因となる．

多血により赤ら顔となり，チアノーゼ，多呼吸，心不全，低血糖，易刺激性など，過粘度症候群の症状がみられ，血栓症や壊死性腸炎を合併しやすくなる．

【診断のポイント】
- 静脈血で，赤血球数ヘマトクリットを測定する．

【治療のポイント】
- ヘマトクリットが 65％以上の場合や過粘度症候群の症状がみられる場合は，部分交換輸血を行う．

c. 貧血

新生児は，成長による循環血液量の増加に比して造血能が未熟であるため貧血になりやすい．また，生後 4 カ月以後は貯蔵鉄の低下により鉄欠乏性貧血になりやすい．未熟児ではこれら傾向が著しい上に，検査のための採血が貧血を助長する．さらに，双胎間輸血や胎盤間輸血，新生児メレナや頭蓋内出血などの失血や出血も貧血の原因となる．血液型不適合妊娠や遺伝性溶血性疾患は溶血性貧血を呈する．

【診断のポイント】
- ヘモグロビン，ヘマトクリット値の測定．
- 貧血が急速に進むときには，血液型検査や赤血球の形態を検査し溶血性疾患を鑑別する．
- 出血性疾患が疑われるときには，出血部位を診断する．
- 溶血性疾患，出血性疾患では高ビリルビン血症を合併する．

【治療のポイント】
- 循環不全や体重増加不良などの症状が認められる場合は，輸血を行う．
- 乳児期の貧血を予防するため，生後2カ月過ぎから鉄剤を投与する．

6 代謝異常

a. 低血糖

新生児の血糖値は，生後2〜3時間で30〜100 mg/dl，平均50 mg/dl まで低下し，生後72時間を過ぎると授乳後4〜5時間の血糖値は65〜80 mg/dl になる．低出生体重児では，成熟新生児より血糖値は低くなる傾向がある．

生後72時間以内では，成熟児で30 mg/dl 以下，低出生体重児で20 mg/dl 以下，生後72時間以後は，40 mg/dl 以下のとき低血糖症とする．

前述したように，糖尿病母体から生まれた新生児は低血糖症になりやすい．また，症候性の低血糖症は，肝臓でのグリコーゲンの蓄積が少ない低出生体重児にみられる．さらに仮死や多血症は，ブドウ糖消費が大きいことにより，低血糖症をひき起こしやすくなる要因となる．

低血糖症では，易刺激性，痙攣，チアノーゼ，不活発などの症状がみられ，治療が遅れると脳障害などの後遺症を残すことがある．

【診断のポイント】
- 臨床症状
- 定期的な血糖測定

【治療のポイント】
- 低血糖が予測されるときには，予防的にブドウ糖の点滴を行う．
- 低血糖が確認され，低血糖症状が現れたときは，高張ブドウ糖液を静注する．

b. 低カルシウム血症

血清カルシウム値が7 mg/dl（イオン化カルシウム1 mmol/l）以下に低下した状態で，易刺激性，振戦，筋緊張低下などがみられる．また，高カリウム血症を合併すると不整脈を起こすことがある．低出生体重児，新生児仮死児，RDSを発症した児に発症しやすい．母体が上皮小体機能亢進症の場合，

難治性の低カルシウム血症となる．

【診断のポイント】
- 母親の病歴の聴取
- 臨床症状
- 血清カルシウムの測定

【治療のポイント】
- 低カルシウム血症の発症が予測される場合には，予防的に投与する．
- 血清カルシウムが低く，症状を呈した場合には，カルシウムを静注したあと点滴静注を続ける．

c. 晩発型代謝性アシドーシス

　未熟児は腎機能が未熟で，尿細管での重炭酸イオンの再吸収および，酸排泄能が低いため，蛋白摂取量の増加に伴い現れる代謝性アシドーシスのことである．

　元気がなくなり，体重増加不良，無呼吸発作などの症状を認める．

【診断のポイント】
- 臨床症状
- 血液ガス検査
- 先天性代謝異常症や，敗血症，循環不全，低酸素血症を除外する．

【治療のポイント】
- 重炭酸ナトリウムの投与

7 その他

a. 寒冷傷害

　低温環境に長時間さらされて低体温になった新生児にみられる症候群で，哺乳力低下，嗜眠，チアノーゼ，皮膚硬化症，無呼吸，徐脈などを認める．検査所見では，低血糖，尿素窒素の上昇を認め，重症例では肺出血などの出血傾向がみられる．

【診断のポイント】
- 体温測定
- 臨床症状

【治療のポイント】
- 急激な加温は，循環障害をきたすので，徐々に加温する．
- 出生後の体温低下の防止，保育環境温度の維持により予防する．

b. 未熟児網膜症

　未熟な網膜に起きる非炎症性の血管病変で，網膜血管に増殖性変化が起こる．新生血管は出血しやすく瘢痕を形成し最終的に網膜剥離をひき起こす．これらの病変は，未熟な網膜で起こりやすい．

【診断のポイント】
- 低出生体重児，早期産児は，定期的に眼科医による検査を受ける．

【治療のポイント】
- 必要に応じ光凝固により新生血管の増殖を抑制する．

c. 乳児突然死症候群

　それまでの健康状態や既往歴からその死亡が予測できず，死亡状況および剖検によってもその原因が不祥な，乳幼児に突然の死をもたらした症候群と定義されている．

　原因として呼吸中枢の機能不全が有力視されているが，その成因は未だ明らかでない．

　危険因子として，うつぶせ寝，人工栄養，父母の喫煙習慣があげられていて，仰向け寝による育児，母乳栄養，禁煙などが勧奨されている．

<栗田久多佳>

6 栄養/代謝性疾患

総論

1 栄養代謝

　水，糖類，無機質，ビタミン，アミノ酸，脂質など生体が体外から取込んで生命活動の源となる物質を栄養素という．取込まれた物質は，化学変化により生体を構成する物質となる．また，化学変化に伴って発生するエネルギーは，生命活動のエネルギー源となる．この化学変化の過程を代謝という．

　適当な栄養素の摂取と正常な代謝活動により，ヒトの生命活動が正常に営まれているので栄養素の摂取に過不足があったり，代謝活動が妨げられたりすると様々な疾病を発症することになる．

　小児においては，その代謝特性が年齢とともに変化すること，栄養代謝の異常が成長障害となって現れるのが特徴である．

2 小児の代謝特性

a. エネルギー代謝

　生命活動に必要なエネルギーは，糖質，脂質，アミノ酸の代謝により取り出される．得られたエネルギーは生命を維持するのに必要な基礎代謝，摂食に伴う特異的動的作用，運動，排泄，によって消費される．さらに小児の場合には，成長に要するエネルギーが必要となる．

　小児期のエネルギー所要量は，乳児期は，120 kcal/kg，幼児期は，90〜100 kcal/kg である．基礎代謝は，新生児，乳児期には，60 kcal/kg であるが，加齢とともに減少し成人になるとおよそ 1/2 になる．また，成長に要するエネルギーは基礎代謝の 10〜15％，その他のエネルギー消費は 40 kcal/kg である．

b. 蛋白質代謝

蛋白質は，体細胞，血液，間質の構成成分であり，酵素，免疫物質，ホルモンとして働いている．生命の維持とともに，小児の成長発達に重要な成分である．

蛋白質を構成しているアミノ酸は，生体の代謝で合成することができるものと，体内で合成できず体外から栄養として摂取しなければならないものに分類される．後者を必須アミノ酸といい，バリン，ロイシン，イソロイシン，スレオニン，リジン，メチオニン，フェニルアラニン，トリプトファンの8種類が含まれる．新生児，未熟児では，ヒスチジン，アルギニン，システイン，タウリンの合成が必要量に満たないため必須アミノ酸となる．

蛋白質は，胃液，膵液中の蛋白質消化酵素によって，分解されるが乳児期は，消化酵素の量が少ない．乳汁は胃内で凝固し停滞時間が長くなることにより消化されやすくなっている．

蛋白質はアミノ酸に分解されて，腸から吸収されるが，新生児期の初期には，一部の蛋白質やペプチドはそのままの形で吸収される．

蛋白質所要量は，乳児期は 2.0 ～ 2.2 g/kg であるが年齢とともに減少し，思春期には 0.9 g/kg になる．

c. 水・電解質代謝

1）水分

血漿浸透圧の変化は，視床下部の浸透圧受容によって感受される．浸透圧の上昇は，渇感覚を発生させ飲水行動を誘発するとともに，下垂体系の抗利尿ホルモン（ADH）の分泌を促進する．ADH は腎・尿細管での水の再吸収を促進し，血漿浸透圧は低下を促す．これらの調節により体内の水分は一定に保たれている．

体重あたりの水分量および，水分摂取量は，表 24 のように年齢とともに低下する．小児期の水分量は成人の 10 ～ 25 ％程度多いのに対して水分摂取量は 50 ～ 100 ％多く，水分の代謝回転が速いことがわかる．

そのため，小児は水分摂取の減少や下痢，発汗による排泄が増加すると，脱水症などの水分代謝障害に陥りやすい．

表24　身体の水分量（体重比）

	新生児	学童	成人男子	成人女子
全体水分量	75%	65%	60%	55%
細胞内液量	40%	40%	40%	40%
細胞外液量	35%	25%	20%	15%
血液量	8%	8%	8%	8%
水分摂取量	100 ml/kg	70 ml/kg	50 ml/kg	50 ml/kg

2) ナトリウム

　ナトリウムは，細胞外液の主な陽イオンで，血漿浸透圧を形成している物質である．体内のナトリウム量は，主にレニン-アンギオテンシン-アルドステロン系を介して調節されている．また，血清ナトリウム濃度は，ADHによる水分の調節の影響を強く受けている．

3) カリウム

　カリウムは，細胞内液の主な陽イオンである．血漿カリウム濃度は，新生児期にはおよそ 6.5 mEq/l で年長児の 4.5 mEq/l と比較すると高値である．

　吸収されたカリウムの 90% は腎臓から残りの 10% は消化液および汗として排泄される．

　腎の遠位尿細管から分泌して排泄されるカリウム量は，アルドステロン，ナトリウム排泄量，細胞内カリウム濃度，酸塩基平衡の影響を受ける．

　また，重症の下痢は，カリウムの減少の原因となる．

4) クロール（塩素イオン）

　クロールは，細胞外液の主な陰イオンで，血清クロールは 100〜110 mEq/l に維持されている．クロールの摂取と排泄は通常ナトリウムに連動しているが，後述するように酸塩基平衡の異常による重炭酸イオンの変化に伴い血漿クロールが増減する．

d. 酸塩基平衡

　体内では，有機物の代謝の過程で生ずる炭酸，硫酸，リン酸，有機酸などに伴い常に水素イオンが発生しているが，生体内の水素イオン濃度は pH 7.35〜7.45 の範囲内で調節されている．

　発生した水素イオンは，化学的緩衝機構により吸収され，血漿中を循環し

腎および肺での生理的調節機構によって体外に排泄される．

化学的緩衝機構の中で最も重要なものは，重炭酸緩衝系である．

重炭酸緩衝系は

$$H^+ + HCO_3^- \Leftrightarrow H_2CO_3 \Leftrightarrow H_2O + CO_2$$

で表される．

酸の発生に伴う水素イオンが加えられると，反応式は右側へ進み，重炭酸イオンは減少し，二酸化炭素が増加するが，呼吸により二酸化炭素が減少すると反応は右側へ進み，水素イオン濃度は低下する．

腎では，重炭酸の再吸収，滴定酸の排泄，NH_3 の排泄と連携して水素イオンが排泄される．

base excess（BE）は，酸塩基平衡を表す指標で，正常範囲は±3程度であるが，代謝性アルカローシスでは BE が増加し，代謝性アシドーシスでは低下する．

e. カルシウム・リン代謝

体内のカルシウムの 99％は骨組織に存在し，残りは血漿に含まれている．

血漿中のカルシウムの 1/2 は蛋白と結合し，1/2 は遊離イオンとして存在している．そのため，血漿蛋白が低下すると，血漿中のカルシウム濃度も低下する．

生理活性を有しているのは，遊離カルシウムで，筋収縮や血液凝固などに関与している．

血清カルシウム濃度は，PTH，カルシトニン，ビタミン D によって調節されている．ビタミン D は，肝臓および腎臓で代謝されて，活性化し生理作用を獲得する．

リンの 90％はカルシウムと結合し骨組織に存在する．残りのリン酸の大部分は筋組織に存在していて，エネルギー代謝，情報伝達，核酸，脂質の構成成分となっている．

ビタミン D は腸管からのカルシウムとリンの吸収を促進する．一方，PTH は，腎臓からのリン酸の排泄を促進する．

遊離型カルシウムイオンの血中濃度は 1 mEq/l の濃度に保たれている．

リン酸は，年齢とともに変化し，小児期には 6～7 mg/dl と成人と較べ

ると高い値に保たれている．

各論

1 水代謝異常

脱水症

体液の喪失により，体の水分が不足した状態．

小児は，細胞外液が多い，水の代謝回転が速い，腎濃縮力が未熟で水分保持能が小さい，などの理由で，水分摂取が不足したり，発熱性疾患や下痢などで水分喪失が増加すると，脱水症になりやすい．

【分類】

脱水症は，水分の喪失および，血清ナトリウム濃度の程度から以下のように分類される．

- 軽症：体重の5％に相当する水分の不足（5％体重減少）．
- 中等症：体重の10％に相当する水分の不足（10％体重減少）．
- 重症：体重の15％に相当する水分の不足（15％体重減少）．
- 等張性脱水：血清ナトリウムが $130 \sim 150$ mEq/l．
- 低張性脱水：血清ナトリウムが 130 mEq/l 以下．
- 高張性脱水：血清ナトリウムが 150 mEq/l 以下．

等張性，低張性脱水は，食欲低下や発熱を伴う疾患でよくみられる脱水症である．高張性脱水症は，急性の下痢など低張液が失われるときにみられる．

脱水症では，一般に代謝性アシドーシスを呈することが多いが，嘔吐を繰り返す先天性肥厚性幽門狭窄症では，代謝性アルカローシスを呈する．

【症状】

脱水症では，乏尿，皮膚 turgor 低下，粘膜の乾燥，乳児期には大泉門の陥凹などの徴候とともに，嗜眠，傾眠などの神経症状，頻脈，脈拍微弱など循環器症状がみられる．

軽症，中等症の高張性脱水症では，循環器症状，脱水の徴候が現れにくく，不安感や興奮状態などの神経症状がみられる．

【診断のポイント】

- 尿量減少をはじめとする脱水症にみられる症状

- 体重を測定し重症度を診断する．
- 血清電解質，尿検査，血液ガス検査で電解質異常，酸塩基平衡異常を診断する．

【治療のポイント】
- 喪失した水，電解質の補充と酸塩基平衡異常の補正．
- 経口的に水分と塩分を補給する．
- 経口摂取ができないときには経静脈的に輸液療法を行う．
- 輸液療法は，細胞外液を補い循環状態を正常化する急速初期輸液，生理的に必要な水分，電解質を補う維持輸液に分類される．輸液の内容や輸液速度は失われて不足した電解質の矯正，炭酸水素ナトリウムによる酸塩基平衡異常の補正などを考慮して，調節される．
- 発熱，腸炎など脱水症をきたす疾患に罹患したときは脱水症を予防するために，水分と塩分の補給を行う．

2 電解質異常

a. ナトリウムの異常

1）低ナトリウム血症

血漿の水分と比較してナトリウムイオンが相対的に減少し，血清ナトリウム濃度が 130 mEq/l 以下に低下した状態のことで，血漿水分の増減の状態により3つの病態が想定される．
- ナトリウムイオンの減少が水分の減少より著しい病態（脱水症に伴う低ナトリウム血症）：嘔吐，下痢症，ミネラルコルチコイドの欠乏
- 主に水分が貯留する病態（水分の過剰による低ナトリウム血症）：甲状腺機能低下症，SIADH
- ナトリウムイオンの貯留より水分の貯留が著しい病態：うっ血性心不全，肝硬変，ネフローゼ症候群，腎不全

【症状】
意識障害，痙攣，深部腱反射の低下などの神経症状がみられる．発症が急激な場合には，循環器障害を呈する．

【診断のポイント】
- 血清ナトリウムの測定．

- 臨床症状および，基礎疾患より病態の診断．

【治療のポイント】
- 水分，塩分が貯留する病態では，水分，塩分をそれぞれ制限し，利尿薬により過剰な水分の排泄を促す．
- 脱水症を伴う場合は，輸液により細胞外液を補う．

2）高ナトリウム血症

血漿の水分と比較してナトリウムイオンが相対的に増加し，血清ナトリウム濃度が 150 mEq/l 以上になる状態のことで，体内水分の過不足から 3 つの病態が想定され，原因疾患によって病態が異なる．

①水分の減少がナトリウムイオンの減少を上回った病態（脱水症に伴う高ナトリウム血症）：小児下痢症，発汗過多．
②主に水分の喪失による病態：尿崩症．
③主にナトリウムイオンの貯留による病態（ナトリウムイオンの過剰による高ナトリウム血症）：重炭酸ナトリウムの過剰投与．

【症状】
嗜眠，痙攣，腱反射亢進などの中枢神経症状がみられる．急激に発症すると，脳組織の脱水と萎縮をきたし，頭蓋内出血を生ずる．

【診断のポイント】
- 血清ナトリウムの測定
- 臨床症状および，基礎疾患による病態の診断

【治療のポイント】
- 低張液を用いて血清ナトリウムを補正する．
- 急激な補正は，脳浮腫の原因となるので 2〜3 日かけてゆっくり補正する．

b. カリウムの異常

1）低カリウム血症

カリウムの喪失が著しく血清カリウム濃度が 3.5 mEq/l 以下になる状態のことで，主に以下の 3 つの病態が想定される．

①消化管から喪失する病態：嘔吐，慢性下痢症，胆汁，消化液の吸引．
②腎から喪失する病態：尿細管性アシドーシス，利尿薬の使用．

③内分泌性疾患に基づく病態：高アルドステロン血症，クッシング症候群，糖尿病．

【症状】

　食欲不振，嘔吐，イレウスなどの消化器症状，筋力低下，深部腱反射の低下など，神経・筋肉系の活動性の低下がみられる．

【診断のポイント】
- 血清カリウムの測定
- 臨床症状および，基礎疾患に基づいた病態の診断
- 心電図で，P 波の先鋭化，T 波の平低化などがみられる．

【治療のポイント】
- 基礎疾患の治療による原因の除去
- 改善しない場合には，経口的にカリウムを投与
- 血清カリウムが著しく低いときには，経静脈的に投与し，2～3 日かけて補正する．

2）高カリウム血症

　血清カリウムが 5.5 mEq/l 以上になる状態のことで，腎からのカリウム排泄の低下を伴っている．以下の 3 つの病態が想定される．

　①腎機能が低下している病態：腎不全
　②腎からカリウム排泄が抑制されている病態：カリウム保持性利尿薬服用，アシドーシス，低酸素血症．
　③内分泌性疾患に基づく病態：急性副腎不全など．

【症状】

　筋力低下，深部腱反射消失，易刺激性などの神経・筋症状が現れる．血清カリウム濃度が 6.5 mEq/l を越えると致死性の不整脈が現れやすくなる．

【診断のポイント】
- 血清カリウムの測定（溶血によりカリウム値が上昇するので，採血および検体のとりあつかいに注意する）
- 臨床症状および，基礎疾患による病態の診断
- 心電図で，P 波の平定化，T 波の増高などがみられる．

【治療のポイント】
- カリウムの摂取および投与の中止

- カルシウム製剤の投与
- カリウム吸着薬の経口投与
- ブドウ糖, インスリンの静注（GI療法）
- 血液透析によるカリウムの除去

c. カルシウムの異常
1) 低カルシウム血症

血清カルシウム濃度が, 8 mg/dl 以下の状態のことで, 副甲状腺機能低下症, ビタミンD欠乏, 慢性腎不全, ファンコニ症候群, 低マグネシウム血症でみられる.

【症状】

イオン化カルシウムが 1 mmol/l 以下に低下すると, テタニー, 振戦, 痙攣など, 神経・筋の症状が現れる.

アルカローシスは, イオン化カルシウム濃度を低下させるので, テタニーなどの症状が現れやすくなる.

新生児期は, カルシウムの調節能が未熟なためテタニーを起こしやすい.

顕性のテタニーは, 全身性の痙攣を起こす場合と, 手足の痙縮, 咽頭痙縮など部分的に現れる場合がある.

不顕性の場合は, トルソー Trousseau 徴候（上腕をマンシェットで駆血したときに現れる手の痙縮）, クボステック Chvosteck 徴候（顎または頬を軽打したときにみられる同側の顔面筋の収縮）が陽性になる.

【診断のポイント】
- 血清カルシウムの測定.
- 血清 PTH, カルシトニン, ビタミンD, マグネシウムを測定し, カルシウム調節系の病態を診断する.
- テタニー, 振戦などの神経・筋症状の観察
- 腎不全などの基礎疾患の診断
- 心電図で, ST の低下, QT の延長などがみられる.

【治療のポイント】
- テタニーが現れているときには, カルシウムをゆっくり静注し血清カルシウム濃度を改善する. 急速に注入すると徐脈を生ずる.

- 慢性の低カルシウム血症には病態に応じて，ビタミン D，カルシウム製剤を投与する．

2）高カルシウム血症

血清カルシウム濃度が，11 mg/dl 以上または遊離カルシウムが 1.4 mmol/l 以上に上昇した状態のことで，副甲状腺機能亢進症，ビタミン D 過剰症，腫瘍の骨転移などでみられる．また，副甲状腺機能低下症の母から出生した新生児にもみられる．

傾眠，昏睡，筋力低下，深部腱反射低下などの神経筋症状，便秘，腹痛などの消化器症状がみられる．

血清リンが高いときには，異所性石灰化が，全身の臓器や血管にみられる．

【診断のポイント】
- カルシウムの測定．
- 血清 PTH，カルシトニン，ビタミン D，血清リンを測定し，カルシウム調節系の病態を診断する．

【治療のポイント】
- カルシウム，ビタミン D の摂取の制限．

3 酸塩基平衡異常

酸塩基平衡異常には，アシドーシスとアルカローシスの 2 つの状態がある．

体内に酸が蓄積した状態，または塩基を喪失した状態をアシドーシス，体内の酸を喪失した状態または，塩基が蓄積した状態をアルカローシスという．

酸塩基平衡異常は，その原因により 4 つの状態に分類される．

①呼吸性アシドーシス：呼吸障害により，二酸化炭素が蓄積する状態
②呼吸性アルカローシス：過呼吸により，二酸化炭素が低下する状態
③代謝性アシドーシス：乳酸・ケトン体などの酸の蓄積した状態，また腎臓，腸から重炭酸イオンが失われる状態
④代謝性アルカローシス：嘔吐による胃酸の喪失，重炭酸塩の過剰投与により重炭酸イオンが蓄積した状態

酸塩基平衡異常が生じると一次的には，アシドーシスで pH は低下し，アルカローシスで pH が上昇するが，二次的に pH を正常化する生体の代償機

転が作用する．つまり，呼吸性アシドーシスでは，腎臓での酸の排泄，重炭酸イオンの再吸収が増加することにより尿pHは低下し，血液pHは正常化する．一方，代謝性アシドーシスでは，pHの低下により呼吸中枢が刺激されて呼吸は周期性深呼吸になり，PCO_2が低下しpHは上昇する．

　代償機転の結果，pHが正常化しているものを代償性アシドーシス，代償性アルカローシスといい，pHが正常化していないものを非代償性アシドーシス，アルカローシスという．

【症状】
　酸塩基平衡異常では，原疾患による症状に加えて，以下のような神経症状がみられる．

①重症のアシドーシス：脱力感，意識障害
②重症のアルカローシス：緊張・反射の亢進，痙攣など

【診断のポイント】
- 血清電解質，血液ガス（pH，PCO_2，HCO_3^-，BE），尿pHの測定．
- 臨床症状および血液ガス検査の結果から酸塩基平衡異常の程度と状態を診断．
- 乳酸性アシドーシス，ケトアシドーシス，腎不全時など酸が蓄積してひき起こされる代謝性アシドーシスでは，アニオンギャップ（$[Na^+]-[Cl^-]-[HCO_3^-]=8\sim 16\,mEq/l$）が増加する．

【治療のポイント】

1）代謝性アシドーシス
- 糖尿病，代謝性疾患，腎不全などの原因に対する治療を行う．
- 急性非代償性アシドーシスの場合には，重炭酸ナトリウムの静注で補正する．
- 腎不全，尿細管性アシドーシス，先天性代謝異常症などによる慢性の代謝性アシドーシスに対しては，重炭酸ナトリウム，クエン酸ナトリウム，クエン酸カリウムを持続的に内服する．

2）代謝性アルカローシス
- 嘔吐等の原因に対する治療を行う．
- 非代償性アルカローシスに対しては，カリウムとクロールを投与して補正する．

3) 呼吸性アシドーシス
- 呼吸障害の原因に対する治療を行う．
- 自発呼吸で換気が改善しないときには，人工換気を行う．

4) 呼吸性アルカローシス
- 過呼吸症候群のときは，袋を使い呼気の再呼吸により，PCO_2の上昇をはかる．

4 低蛋白血症

血清蛋白が，正常値以下に低下した状態である．

成人の血清総蛋白濃度は 6.5〜8.0 g/dl で，血清アルブミン濃度は，4.1〜5.1 g/dl である．総蛋白質濃度は，新生児期には 4.3〜6.1 g/dl と低いが，1 歳で 6.2〜7.3 g/dl と上昇し 6 歳で成人値に達する．

体蛋白質は，食事で摂取された蛋白質が，腸管からアミノ酸として吸収されて補給される．血清蛋白質は合成，異化のバランスが保たれている状態では一定に維持されるが，摂取蛋白の減少，合成能の低下，体外への喪失が増加した状態では減少し低蛋白血症がみられる．

低蛋白血症では，組織間液が増加し，浮腫，腹水などがみられる．

原因としては，摂取不足による低栄養状態，慢性下痢による吸収障害，肝不全による合成障害，ネフローゼ症候群による蛋白の喪失などがあげられる．

【診断のポイント】
- 血清蛋白，血清アルブミンの測定
- 臨床症状，検尿，肝酵素の測定などによる原因疾患の診断

【治療のポイント】
- 原因疾患の治療
- 浮腫や腹水が強いときには，アルブミンを投与する．

5 低血糖症

血糖は，食事から供給される糖および，肝臓の糖新生によって合成される糖によって一定に保たれている．小児は糖新生の能力が低いため，低年齢ほど空腹時に低血糖になりやすい．そこで血糖を維持するため，乳児は頻回に授乳が必要になる．また，夜間，摂食しなくなる幼児期は，早朝低血糖にな

りやすい．

　年長児の空腹時血糖の正常値は 70 ～ 110 mg/dl である．

　乳児期以降の小児では 50 mg/dl 以下の場合を，新生児期は 30 mg/dl 以下を，低出生体重児では 20 mg/dl 以下を低血糖症とする．

　低血糖症では，意識障害，痙攣，発汗，チアノーゼ，不機嫌，易刺激状態，振戦，運動失調，筋緊張低下などの症状がみられる．

　糖新生異常，グリコーゲンの合成・分解障害，解糖系異常などの糖代謝異常症，成長ホルモン分泌不全，副腎皮質機能不全などの内分泌異常では，低血糖症を呈する．

　ケトン性低血糖症は，空腹時の小児にみられる比較的頻度の高い低血糖症である．また，ロイシン過敏性低血糖症は，食後に発症する低血糖症である．

【診断のポイント】
- 発症時または空腹時血糖を測定する．
- 糖代謝異常症は，糖質負荷試験，血漿ガラクトース，果糖，インスリンの測定，ケトン食負荷試験，ロイシン負荷試験，グルカゴン負荷試験で診断する．
- 成長ホルモン，副腎皮質ホルモンを測定し，内分泌異常症を診断する．

【治療のポイント】
- 経口的，経静脈的にグルコースを投与する．

a. ケトン性低血糖症

　空腹時に低血糖をきたし，嘔吐と意識障害，アセトン尿を伴う疾患で 2 ～ 10 歳ぐらいの小児にみられる．

　症状を繰り返すので周期性嘔吐症ともよばれる．

【診断のポイント】
- 血糖測定で 40 mg/dl 以下の中等症以上の低血糖を認める．
- 尿中ケトン体が強陽性となる．
- ケトン食負荷試験で低血糖が発現する．

【治療のポイント】
- 経口的，経静脈的にグルコースを投与すると症状が改善する．
- 嘔吐を繰り返し脱水症があるときには補液をする．

- 食事を糖質中心とし，脂質の過剰摂取を行わないように注意する．

b. ロイシン過敏性低血糖症

ロイシンによりインスリンの分泌が誘発され，高インスリン血症をきたし，その結果低血糖となる疾患である．

食後に，低血糖症状を示すのが特徴で，特に高蛋白質，低糖質食により誘発される．

新生児期から発症する．

【診断のポイント】
- 発作時の血糖測定
- 食後に現れる低血糖症
- ロイシン負荷テストで，負荷後 30 分で著しい低血糖を認める．

【治療のポイント】
- 低血糖症発作時には，グルコース，グルカゴン，エピネフリンの投与．
- インスリン分泌抑制作用のある薬剤の投与．

6 肥満

慢性的にエネルギー摂取が過剰になり，体脂肪が増加した状態．

肥満は，肥満度，カウプ指数，ローレル指数，皮下脂肪厚によって診断される．

肥満度は，

$$\text{肥満度}(\%) = [(実測体重 - 標準体重)/標準体重] \times 100\%$$

で計算され＋20 ％以上を肥満とする．

乳幼児は，カウプ指数 18 以上，学童は，ローレル指数 160 以上を肥満とする．

小児期の肥満はほとんどが単純性肥満であるが，クッシング症候群，甲状腺機能低下症，プラダー-ウィリー Prader-Willi 症候群などの基礎疾患やステロイド性肥満などの副作用による症候性の肥満もある．

単純性肥満

基礎疾患がなく過食により発症したもので，遺伝，生活環境の影響が強い．

発症時期は，乳幼児期，学童期，思春期の3つに分類されるが，半数以上が6歳以前に発症する．

学童期以降に発症したものは加齢に伴い肥満度が増加するが，乳幼児期に発症したものは，肥満度が一定である傾向がある．

高度肥満では高血圧，高脂血症，耐糖能異常などを合併する．

【診断のポイント】
- 身長体重の測定，成長曲線の記録から肥満の程度や経過を判断する．
- 血圧測定，血清脂質，血糖の測定，糖負荷試験により合併症の有無を診断する．
- 上述した基礎疾患を除外して診断する．

【治療のポイント】
- 適切な食事と運動により体重増加を抑制する．
- 成長に必要な栄養素が不足しないように注意する．
- 高度肥満の場合には，入院して食事制限や運動療法により体重を減少させる．

7 やせ

エネルギー摂取が不足して，体脂肪や蛋白質が消耗して体重が減少した状態．

肥満度が－10％以下のものをやせ，－20％以下のものをるいそうとする．

成長期の体重減少は，肥満度に関わらず異常である．

食物の摂取不足，消化吸収障害，嘔吐・下痢，肝障害，腎障害，心不全，先天性代謝異常症，甲状腺機能亢進症，発熱性疾患などが原因となる．

乳幼児期にやせた体格であっても，あきらかな基礎疾患がなく，低蛋白血症，貧血がなく，電解質が正常で体重の増加がみられるものは，病的なものではないことが多い．

【診断のポイント】
- 身長体重測定およびその記録から，やせの程度や経過を判断する．
- 食事摂取の状況，臨床症状，検査所見から基礎疾患を診断する．

【治療のポイント】
- 原疾患の治療を行い適切な食事を与えるようにする．

- 経口摂取ができない状態では，経管経腸栄養，中心静脈栄養により栄養を補充する．

8 ビタミン欠乏症および過剰症

　ビタミン欠乏症はビタミン摂取の不足，ビタミンを要する代謝系の異常によって発症する．脂溶性ビタミンであるビタミンA, D, E, Kの吸収には，胆汁酸の吸収促進作用が必要であるので，胆汁の分泌が低下するような肝胆道疾患に罹患しているときに欠乏症を発症しやすい．ビタミン過剰症は，脂溶性のビタミンでみられる．吸収された水溶性ビタミンは尿から排泄されるので過剰症を発症しにくい．

a. ビタミンA欠乏症
　慢性栄養障害や肝胆道疾患で起きる．
　夜盲症で発症し，眼球結膜乾燥，角膜潰瘍に進行し失明する．
　また，体重減少，皮膚乾燥を合併する．
【診断のポイント】
- 臨床症状と食事歴から診断する．

【治療のポイント】
- ビタミンAの投与．基礎疾患の治療を行う．

b. ビタミンA過剰症
　ビタミン強化食品，ビタミン剤の過剰摂取で発症する．
　急性中毒症では，嘔気，嘔吐，不機嫌，嗜眠状態，大泉門の膨隆などがみられる．また，慢性中毒症では，食欲不振，嘔気，頭痛の症状に加え肝腫大，皮膚乾燥，脱毛，骨の過形成，などがみられる．

【診断のポイント】
- 臨床症状と薬物投与歴，血中ビタミンA濃度から診断する．

【治療のポイント】
- ビタミンA投与を中止する．

c. ビタミンD欠乏症

骨代謝異常症の項（104頁）参照

d. ビタミンD過剰症

ビタミンD製剤の過剰投与が原因となる．

急性中毒症では，嘔吐，脱水，発熱，昏睡，骨疼痛などがみられる．

慢性中毒症では，食欲不振，全身倦怠感，多飲多尿，低張尿，下痢などの症状がみられる．

【診断のポイント】
- 臨床症状と薬物投与歴，血中ビタミンD濃度から診断する．

【治療のポイント】
- ビタミンD投与を中止する．

e. ビタミンK欠乏症

慢性栄養障害や肝胆道疾患で起きる．新生児出血性疾患の項（79頁）参照．

f. ビタミンK過剰症

ビタミン剤の過剰投与が原因となる．

新生児期に大量に投与されると，溶血，高ビリルビン血症を起こす．

【診断のポイント】
- 臨床症状と薬物投与歴，血中ビタミンK濃度から診断する．

【治療のポイント】
- ビタミンK投与を中止する．
- 黄疸の治療を行う．

g. ビタミンB群欠乏症

慢性栄養障害や慢性下痢，吸収不全症候群，肝胆道疾患，先天性代謝異常症で起きる．

1）ビタミンB_1欠乏症（脚気）

ビタミンB_1欠乏の母親から授乳されている乳児や，糖質系食品に偏った

食生活を続けている年長児にみられる．

　乳児期には，不機嫌，食欲低下，嘔吐，便秘，不眠で始まり，重症化すると嗄声，眼瞼下垂，呼吸困難，心肥大，浮腫がみられる．

　年長児では，知覚過敏，麻痺，腱反射の消失などの神経筋症状で始まり，重症化すると心肥大，心不全がみられる．

【診断のポイント】
- 臨床症状，食事歴，血中ビタミン B_1 の低下で診断する．
- 心電図では，心筋障害の所見がみられる．

【治療のポイント】
- ビタミン B_1 を投与する．重症の場合には心不全に対する治療を行う．

2) ビタミン B_2 欠乏症

　動物性蛋白質，緑葉野菜の摂取が極端に不足したり，慢性肝疾患，消化器疾患，抗生物質の長期投与により発症する．

　口角炎，舌炎，角膜炎，肛門周囲の皮膚の乾燥，脂漏性皮膚炎など，皮膚粘膜の異常が現れる．

【診断のポイント】
- 臨床症状，食事歴，血中ビタミン B_2 の低下で診断する．

【治療のポイント】
- ビタミン B_2 を投与する．

3) ビタミン B_6 欠乏症・ビタミン B_6 依存症

　単独欠乏症をきたすことはなく，他のビタミン欠乏症に合併する．ビタミン B_6 依存症は，ビタミン B_6 を補酵素とする酵素の異常により，大量のビタミン B_6 を摂取しないと欠乏症状を呈する疾患である．

　欠乏症状は，易刺激性，痙攣発作，脳波異常，などの神経症状で，治療が不充分な場合死亡したり，知能障害が残ることがある．

【診断のポイント】
- 臨床症状，脳波検査，血中ビタミン B_6 の投与に対する反応で診断する．

【治療のポイント】
- ビタミン B_6 を投与する．
- 依存症では大量のビタミン B_6 が必要になる．

4）ビタミン B_{12} 欠乏症

吸収不良症候群，慢性肝障害，抗痙攣薬の長期投与により現れる．巨赤芽球性貧血を呈する．

【診断のポイント】
- 臨床症状，薬物投与歴，血中ビタミン B_{12} の低下
- 末梢血液検査で巨赤芽球性貧血を認める．

【治療のポイント】
- ビタミン B_{12} を投与する．

h. ニコチン酸欠乏症（ペラグラ）

ニコチン酸，トリプトファンの摂取不足により発症する．ペラグラともよばれる疾患で，トウモロコシを主食とする食生活で発症しやすい．

皮膚の灼熱感，日光過敏症，口内炎，食欲低下，体重減少，無気力，知能障害などの症状がみられる．

【診断のポイント】
- 臨床症状，食事歴，血中ニコチン酸の低下で診断する．

【治療のポイント】
- ニコチン酸を投与する．

i. ビタミンC欠乏症（壊血病）

ビタミンCの摂取不足により発症する．

ビタミンCはコラーゲンの代謝に関与しているため，欠乏症では歯肉の腫れ，皮膚・粘膜の出血症状，骨膜下の出血，肋骨念珠，膝関節の腫れがみられる．

【診断のポイント】
- 臨床症状，食事歴で診断する．

【治療のポイント】
- アスコルビン酸（ビタミンC）を投与する．

j. 葉酸欠乏症

慢性下痢，吸収不全症候群，肝胆道疾患，抗痙攣薬，葉酸拮抗薬の投与に

よって起きる．巨赤芽球性貧血を呈する．

【診断のポイント】
- 臨床症状，投薬歴，血中葉酸の低下で診断する．

【治療のポイント】
- 葉酸を投与する．

9 微量元素欠乏症

微量元素は，生体内にきわめて微量にしか存在しないが，生体機能維持のために不可欠な成分である．鉄，亜鉛，銅，マンガン，ニッケル，コバルト，モリブデン，セレン，クロム，ヨウ素，フッ素，スズ，ケイ素，バナジウム，ヒ素，ホウ素の16種類が微量元素である．

通常，微量元素が欠乏することはまれであるが，吸収不良症候群で発症することがある．かつて，経管栄養，経静脈栄養時に欠乏症を現すことがあったが，微量元素が加えられて発症することはまれになった．

鉄欠乏症は，鉄欠乏性貧血の項（229頁）を参照．

微量元素を過剰に摂取すると中毒症状を呈する．

a. 亜鉛欠乏症

亜鉛は炭酸脱水酵素，乳酸脱水素酵素，アルカリホスファターゼ，カルボキシペプチターゼの活性に必要な成分で，DNAやRNAの合成に必要な微量元素である．

欠乏すると皮膚炎，口周囲，眼瞼周囲，肛門周囲にびらん，水疱，膿痂疹，脱毛などの皮膚粘膜症状，食欲不振，下痢，肝脾腫大，発育障害，性腺発育不全，易感染性などがみられる．

【診断のポイント】
- 臨床症状，血中亜鉛の低下で診断する．

【治療のポイント】
- 亜鉛を投与する．

b. 銅欠乏症

銅は，セルロプラスミン，チトクローム酸化酵素，カタラーゼなどの構成

成分で，欠乏すると造血，中枢神経の発達，結合組織の代謝に異常がみられる．

貧血，好中球減少，骨粗鬆症，皮膚・毛髪の色素減少，食欲低下，筋緊張低下などの欠乏症状がみられる．

未熟児では，銅の貯蔵不足により欠乏症状を発症しやすい．

Menkes' Kinkiy hair 症候群，ウィルソン Wilson 病は，先天性銅代謝異常症である．

【診断のポイント】
- 臨床症状，血中銅の低下で診断する．

【治療のポイント】
- 後天性の銅欠乏症には銅を投与する．

10 骨代謝異常症

くる病

軟骨基質に骨塩が正常に沈着しないで，骨組織の成熟に異常をきたし骨格に変形をきたす疾患である．

初期には，頭蓋骨の化骨障害による頭蓋癆や長管骨の化骨障害がみられる．進行すると，泉門閉鎖遅延，肋骨念珠（肋骨の骨軟骨接合部の腫脹），胸郭変形，脊柱変形，X 脚，O 脚などの骨変形をきたす．

1) ビタミン D 欠乏性くる病

ビタミン D の摂取不足，吸収不全，肝疾患，抗痙攣薬の長期服用，紫外線照射不足により発症するくる病．

活性型ビタミン D は，皮膚に含まれるプロビタミン D が紫外線照射によりビタミン D_3 になったのち，肝，腎で水酸化されて生成される．

ビタミン D は，腸管からのカルシウム (Ca)，リン (P) の吸収，尿細管からのリンの再吸収を促進する．

ビタミン D が不足すると，化骨に必要なカルシウムおよびリンが不足して，くる病を発症する．低出生体重児とくに極低出生体重児では，カルシウム，リンの欠乏を起こしやすく生後 6 カ月頃化骨異常が現れやすい．

【診断のポイント】
- O 脚などの臨床症状

- 血清リンの低下，アルカリホスファターゼ上昇
- X線写真で，長管骨の骨端が杯状 cupping を呈する．進行すると毛羽立ってみえるようになり，骨膜は二重像を呈する．

【治療のポイント】
- 活性型ビタミンDの内服

治療1カ月程度で治療効果が現れない場合は，低リン血症性ビタミンD抵抗性くる病，ビタミンD依存性くる病との鑑別が必要である．

2）低リン血症性ビタミンD抵抗性くる病

尿細管でのリンの再吸収障害により低リン血症をきたすため，化骨障害が起きる疾患で，その治療，発症予防に大量のビタミンDを要する．

著明な低リン血症を呈し，四肢の変形，歩行異常，低身長の症状がみられる．

【診断のポイント】
- 発症時には，ビタミンD欠乏性くる病と区別がつきにくい．
- 通常のビタミンDで治療効果が現れない．
- 尿細管リン再吸収能の低下．

【治療のポイント】
- 無機リン，活性型ビタミンDの投与．

3）ビタミンD依存性くる病

活性型ビタミンDを合成する酵素の異常（I型），ビタミンD受容体の異常（II型）により，くる病の症状を呈する疾患．

生後1年以内に発症する．

【診断のポイント】
- 発症時には，ビタミンD欠乏性くる病と区別がつきにくい．
- 通常量のビタミンDで治療効果が現れない．
- 酵素異常ではビタミンDの中間代謝産物の増加がみられる．
- 受容体異常の場合には，血中ビタミンDは正常か増加している．
- 水酸化酵素の測定，受容体のビタミンD結合能の測定．

【治療のポイント】
- I型は活性型ビタミンDを通常量投与することで治療できる．
- II型は，ビタミンDの大量投与が必要である．

11 骨粗鬆症

　骨塩と骨基質が減少する疾患で，脊椎の圧迫骨折，大腿骨骨折などの症状を呈する．

　カルシウム，蛋白質の不足，副甲状腺機能亢進症，ビタミンD不足，腎不全に伴う二次性副甲状腺機能亢進症・活性型ビタミンD不足，ステロイドの長期投与，クッシング症候群などが原因で発症する．

【診断のポイント】
- 骨塩量の測定

【治療のポイント】
- 基礎疾患の治療
- カルシウム製剤，ビタミンD製剤の内服．
- カルシトニンの投与

＜粟田久多佳＞

7 内分泌疾患

総論

　多くの器官から構成されている生体が全体として機能するために必要な器官相互の調整は，主として神経とホルモンによって行われている．ホルモンは，生体内外の環境を感受した内分泌腺のホルモン産生細胞から分泌され，標的器官細胞のホルモン受容体に結合し，標的器官の活動を変化させる．

　ホルモン受容体には，下垂体ホルモンやインスリン，グルカゴン，副甲状腺ホルモン，アドレナリンのように細胞膜表面に存在するものと，ステロイドホルモンや甲状腺ホルモンの受容体のように，細胞の中に存在するものがある．いずれもホルモンと受容体が結合すると，細胞内の化学反応に変化をきたしてホルモンの作用となって現れる．

　このように，ホルモンが働くためには，分泌細胞の機能と受容細胞の機能が正常でなければならいが内分泌疾患は，このいずれかに異常があり発生する．

1 ホルモンの分泌調節

　ホルモンの分泌は，フィードバック系と神経系により調節されている．

　副腎皮質ホルモン，甲状腺ホルモンのように，視床下部，下垂体からの上位のホルモンにより分泌が刺激されるホルモンは，ホルモン自体が上位ホルモンを抑制するフィードバックにより，分泌調節がなされている．一方，インスリン，グルカゴン，副甲状腺ホルモンなど，物質の血中濃度を調節するホルモンは，調節の対象となる物質の濃度がホルモンの分泌を調節するフィードバック系が形成されている．

　アドレナリンは，交感神経の直接的刺激により副腎髄質からの分泌が促進される．一方，下垂体ホルモンの分泌には，日周期，ストレスなど外界の刺

激が神経系を介して影響を与えている．

2 成長発達とホルモン

小児期のホルモンの作用は，成長の段階により生理的に変化していく．

胎児の発育には，成長ホルモン，甲状腺ホルモンなどが必要であるし，性ホルモンは性の決定に重要な役割を果たす．また，この時期には母体のホルモンの影響を受けて，新生児期に乳房腫大や腟分泌物などがみられる．

母体から独立する新生児期は，ホルモンの異常症が発症しやすい時期である．

学童期になると思春期に向けて，性ホルモン調節系の変化が始まり，思春期には性ホルモンの分泌が盛んになり二次性徴が発達する．

3 内分泌疾患の検査

ホルモンの血中濃度を測定するとともに，ホルモンの分泌を促進する負荷や，抑制するような負荷を与えて，それに対するホルモン分泌の反応を観察し，内分泌腺の機能を検査する．

成長ホルモンでは，睡眠負荷，アルギニン負荷テスト，甲状腺ホルモンでは，TRH 負荷テスト，性ホルモンでは LH-RH 負荷テストなどが行われる．

4 主要症状

内分泌疾患の症状は，ホルモンの作用によりさまざまであるが，小児期の内分泌疾患は成長，発達に異常をきたすことが多い．また低身長，高身長，肥満，やせ，性早熟，性発達遅延などは，多くの内分泌疾患に共通にみられる症状である．

各論

1 視床下部下垂体疾患

a. 下垂体前葉機能低下症

下垂体前葉ホルモンである成長ホルモン（GH），甲状腺刺激ホルモン（TSH），副腎皮質刺激ホルモン（ACTH），卵胞刺激ホルモン（FSH），黄体

化ホルモン（LH），プロラクチン（PRL）の全部または，一部の分泌が低下する疾患である．

原因として，先天的に間脳下垂体の形成に異常がある場合，脳腫瘍，外傷，炎症性疾患，放射線照射，周産期仮死，低酸素血症などにより後天性に下垂体が障害される場合がある．

低身長，甲状腺機能低下症，第二次性徴の遅延を認める．先天性の場合には新生児期に低血糖症を呈する．

【診断のポイント】
- 下垂体前葉ホルモンの測定．
- 頭部 CT，MRI による下垂体の器質的異常の診断．

【治療のポイント】
成長ホルモン，コルチゾール，サイロキシン，性腺刺激ホルモン，性ホルモンの補充療法．

b. 成長ホルモン分泌不全性低身長症

下垂体前葉機能低下症のなかで，成長ホルモンの分泌や作用が低下し，成長障害をきたす疾患である．器質的異常がない特発性成長ホルモン分泌不全症のなかで，遺伝性下垂体性成長ホルモン分泌不全症では，成長ホルモン，成長ホルモンの作用を仲介する IGF（insulin-like growth factor），成長ホルモン結合蛋白，転写調節因子 Pit-1 などの遺伝子に異常があることが知られている．

先天性，特発性の場合には，低身長，骨年齢の遅れが主な症状である．

【診断のポイント】
- 平均身長が−2SD 以下または，成長速度が−1.5SD 以下
- 骨年齢の遅延
- 尿中成長ホルモンの低下
- インスリン・グルカゴン・アルギニン・L-dopa などによる成長ホルモン分泌負荷試験
- 頭部 CT，MRI による下垂体の器質的異常の診断
- 甲状腺機能低下症，染色体異常症，骨疾患，心疾患，腎疾患など低身長をきたす疾患の鑑別

【治療のポイント】
成長ホルモンの補充

c. TSH 単独欠損症

下垂体前葉機能低下症のなかで TSH の分泌や作用が低下し，甲状腺機能低下症をきたす疾患で，視床下部の甲状腺刺激ホルモン放出ホルモン (TRH) の欠損によるものと，TSH 遺伝子の異常による TSH 欠損症がある．

【診断のポイント】
- 甲状腺ホルモン，TSH 値の測定
- TRH 負荷テストによる TSH の反応性の検査
- 低身長，発達遅滞などクレチン症の症状

【治療】
- 甲状腺ホルモンの補充

d. 尿崩症

下垂体後葉ホルモンである抗利尿ホルモン（ADH）の分泌不全または，標的臓器である腎臓の反応性異常により，多量の低張尿（尿比重 1.007 未満）を排泄する疾患で前者を下垂体性尿崩症，後者を腎性尿崩症という．

下垂体後葉ホルモンは，視床下部の神経細胞で合成され下垂体後葉の軸索末端から放出される．器質性下垂体性尿崩症の原因は視床下部，下垂体茎，下垂体の異常である．

多飲・口渇・多尿が主な症状である．乳児期に発症した場合は，水分補給が不充分となり脱水症をきたし，発熱，痙攣，高ナトリウム血症がみられる．

【診断のポイント】
- 水分制限試験：尿比重が 1.010 以上に上昇しない．
- 血中 ADH の測定
- 血清ナトリウム，浸透圧の上昇
- ピトレシン感受性試験：下垂体性尿崩症では，尿比重が上昇するが，腎性尿崩症はピトレシンに対する反応性が低下している．
- 腎不全，糖尿病，心因性多飲を鑑別する．

【治療のポイント】
- 水分の補給.
- ADH の点鼻.
- 腎性尿崩症の場合は,サイアザイド剤の投与.

e. ADH 不適合分泌症候群 (SIADH)

　ADH の分泌過剰により体内に水分が貯留し,低ナトリウム血症をきたす病態である.脳炎,髄膜炎などの中枢性疾患や肺炎,ビンクリスチンなどの抗腫瘍薬により,ADH の分泌が亢進する.

　血清ナトリウムが,120 mEq/l 未満になると,食欲不振,筋力低下,嘔吐,傾眠,痙攣などの症状がみられる.

【診断のポイント】
- 血清ナトリウム低下,血清浸透圧低下.尿浸透圧が血清浸透圧より高くなる.
- 腎不全,心不全,副腎皮質機能不全,甲状腺機能低下症を鑑別する.

【治療のポイント】
- 水分制限.
- 症候性の場合は高張性食塩水の点滴,利尿薬の投与.

f. 真性思春期早発症

　二次性徴が異常に早く発現したもので,下垂体からのゴナドトロピンの早期分泌により全身の変化を伴うものを真性思春期早発症という.

2 甲状腺疾患

　甲状腺ホルモンは生体の代謝に関与していて,成長発達に欠くことができないホルモンである.

　甲状腺にとりこまれたヨードは,サイログロブリンのチロシン残基と結合しモノヨードチロシンとジヨードチロシンとなったあと,縮合してサイロキシン (T4) およびトリヨードサイロニン (T3) となる.ヨード化されたサイログロブリンは濾胞内に貯蔵され,必要に応じて加水分解され,T3,T4 として血中へ分泌される.血中で甲状腺ホルモンの大部分はサイロキシン結

合アルブミンと結合している．ホルモンとして生理活性があるホルモンは，蛋白と結合していない遊離型（free）である．

a. クレチン症（先天性甲状腺機能低下症）

　胎生期または，周生期から甲状腺の機能が低下している状態でおきる疾患である．甲状腺ホルモンは胎盤で移行しにくく，胎児期から甲状腺ホルモン欠乏状態が続いているので新生児期から症状がみられる．

　病因としては，甲状腺形成異常（甲状腺欠損），甲状腺ホルモン合成障害など甲状腺自体の異常と，下垂体性（TSH 欠損症），視床下部性（TRH 欠損症）など調節ホルモンの異常によるものがある．

【症状】
1）新生児期の症状

　活動性の低下，胎便排泄遅延，腹部膨満，呼吸障害，低体温，嗄声，浮腫，嘔吐，哺乳微弱，体重増加不良

2）乳児期以降の症状

　不活発，便秘，哺乳不良，体重増加不良，嗄声，遷延黄疸，巨舌，臍ヘルニア，皮膚乾燥，毛髪の乾燥．また，骨の成熟の遅延に伴い，四肢が短く低身長を呈する．鞍鼻，眼裂解離など特有の顔貌．運動発達や知能の低下が明らかになってくる．

【診断のポイント】
- 新生児マススクリーニングで，TSH が高値であったものを精査の対象とする．
- TSH が高く，T4，T3，free T3，free T4 が低値であれば，甲状腺機能低下症と診断する．
- 下垂体性，視床下部性では，TSH が上昇しないのでマススクリーニングで発見することができない．
- 病因の検索には，甲状腺シンチグラム，TRH 試験などを行う．

【治療のポイント】
- 甲状腺ホルモン剤の内服を生涯にわたって行う．
- 生後 3 カ月以内に治療を開始しないと知能発達の遅れが明らかになる．

b. 後天性甲状腺機能低下症

　小児期に後天的に発症する甲状腺機能低下症のほとんどは，原発性で血中抗甲状腺抗体が陽性の慢性甲状腺炎である．その他に下垂体や視床下部近傍の腫瘍により，TSH 分泌が低下し発症するものもある．

　先天性甲状腺機能低下症と異なり知能障害はないが，思春期以前に発症すると，成長障害が著明である．不活発，便秘，無力感，皮膚乾燥，寒がり，体重増加不良，浮腫，徐脈などの症状がみられる．思春期の女児では月経過多，月経周期延長などの異常がみられる．

【診断のポイント】
- 成長障害などの臨床症状
- 血清 T4，T3，free T3，free T4 の低下
- TSH 高値，TRH 試験でみられる過剰反応（甲状腺炎の場合）
- TSH の低下（中枢性甲状腺機能低下症）
- 貧血，高コレステロール血症，CPK 上昇
- 心電図の低電位，T 波の平低化
- 甲状腺抗体の確認
- 脳の画像診断

【治療のポイント】
- 甲状腺ホルモン剤の内服
- 原因疾患の治療

c. 甲状腺機能亢進症

　甲状腺ホルモンの産生，放出の亢進が原因で，血中の甲状腺ホルモン濃度が過剰になり，全身の代謝が亢進した状態で，バセドウ病，甲状腺腫，TSH 産生腫瘍などが含まれる．

1）バセドウ Basedow 病（グレーブス Graves 病）

　甲状腺に対する自己抗体である甲状腺刺激抗体が産生され，それにより甲状腺でのホルモンの産生分泌が過剰になり，甲状腺機能が亢進した状態である．女児に多く，年長児になるに従い発症頻度が高くなる．

　甲状腺腫，眼球突出，食欲亢進を伴う体重減少，発汗過多，落ち着きがない，手指振戦，頻脈などの症状がみられる．

【診断のポイント】
- 臨床症状
- 甲状腺ホルモンの異常高値，TSH 異常低値，抗甲状腺抗体陽性

【治療のポイント】
- 抗甲状腺薬，プロピルチオウラシルとメチルメルカプトイミダゾール等，甲状腺ホルモン合成を抑制する薬剤．
- 症状が強い甲状腺クリーゼのときには，β 遮断薬やヨード剤を併用する．
- 抗甲状腺薬で副作用がみられたときや甲状腺腫が大きいときには手術療法で甲状腺亜全摘の適応となる．

2）先天性甲状腺機能亢進症（新生児バセドウ病）

バセドウ病の母親から胎盤を介して甲状腺刺激抗体が移行して発症した甲状腺機能亢進症．

臨床症状はバセドウ病と同様で発汗過多，頻脈などがみられ心不全を伴うことが多い．

【診断のポイント】
- 母親の病歴および臨床症状
- 甲状腺ホルモン，抗甲状腺抗体の測定．

【治療】
- ヨード剤，抗甲状腺薬で治療する．
- 症状は一過性で 2～3 カ月で甲状腺機能は正常化する．

d. 慢性甲状腺炎（橋本病）

自己免疫を主体とした甲状腺の慢性炎症で，甲状腺腫を伴う場合と甲状腺の萎縮を伴う場合がある．

甲状腺はびまん性の硬い甲状腺腫を呈する．慢性に経過し徐々に機能が低下するが経過中に一過性に機能亢進を示すことがある．家族内発生が多く，女児の思春期に発症することが多い．

【診断のポイント】
- 硬い甲状腺腫
- 抗甲状腺抗体陽性
- 確定診断は，甲状腺の生検による病理診断で行う．

【治療のポイント】
- 甲状腺機能が低下している例には甲状腺ホルモンを投与する．
- 甲状腺腫が大きい例には，少量の甲状腺ホルモンを投与する．
- 甲状腺機能が亢進しているときには抗甲状腺薬を投与する．

e. 甲状腺腫

　甲状腺が視診で認められるもので，バセドウ病，甲状腺炎以外に単純性甲状腺腫，結節性甲状腺腫などでもみられる．

1) 単純性甲状腺腫

　炎症や腫瘍によらないびまん性の甲状腺腫で，甲状腺機能が正常なもの．思春期の女児に好発するが，思春期を過ぎると正常化する例も多い．

2) 結節性甲状腺腫

　甲状腺に結節性の腫瘤を触れるもの．病理組織学的に，腺腫，腺腫様甲状腺腫，および甲状腺癌がある．

【診断のポイント】
- 生検による組織診
- 甲状腺シンチグラムによる画像診断．甲状腺炎や甲状腺癌では，正常な取込みが低下する．甲状腺癌では，腫瘍シンチグラムで陽性を示す．

【治療】
- 良性の結節性腺腫は，外科的に摘出する．甲状腺癌は放射線療法を行う．

3　副甲状腺疾患

　副甲状腺ホルモン（PTH）は，骨および腎臓に作用して，カルシウム，リン，ビタミンDの代謝および骨代謝を調節するホルモンである．

a. 副甲状腺機能低下症

　副甲状腺ホルモンの合成，分泌，作用が低下した状態で，血清カルシウムの低下とそれに伴う神経筋の興奮性亢進症状がみられる．
　新生児期には，痙攣，チアノーゼ，無呼吸発作が幼児期以降は，テタニー，強直性筋痙攣，クボステック徴候 Chvostek sign，トルソー徴候 Trousseau sign がみられる．

病因により以下のように分類される．

1）新生児一過性副甲状腺機能低下症

早発型新生児低カルシウム血症は，生後 12 ～ 72 時間後の新生児にみられる状態である．新生児の腎は副甲状腺ホルモンに対する感受性が低いためにリンの排泄が低下し，血清リンが上昇するのに伴って発症する．未熟児・低出生体重児・新生児仮死・糖尿病の母から生まれた新生児で発症しやすい．

2）ディジョージ　Digeorge 症候群

先天性副甲状腺無（低）形成に胸腺形成不全を合併したもので，低カルシウム血症とともに胸腺形成不全による免疫不全症を併発する．

3）特発性副甲状腺機能低下症

原因不明の後天性副甲状腺機能低下症で，抗副甲状腺抗体陽性例や他の自己免疫疾患を合併するなど，自己免疫的機序により副甲状腺組織が障害されて発症すると考えられている．

4）続発性副甲状腺機能低下症

外傷や手術の合併症として発症するが，甲状腺手術に伴い，副甲状腺が摘除されて発症するものが最も多い．

【診断のポイント】
- テタニー，痙攣などの症状
- 血清検査でカルシウム値の低下，無機リン値の上昇，PTH の低下を認める．
- 心電図：低カルシウム血症に伴う QT 延長を認める．
- PTH 負荷試験で，尿中 cAMP，リン酸排泄過剰を認める．

【治療のポイント】
- 新生児テタニーには，カルシウム製剤を静注する．
- 無症状の場合にはカルシウム製剤，ビタミン D を内服する．

b. 偽性副甲状腺機能低下症

骨および腎の副甲状腺ホルモンに対する感受性が欠如しているために生じる病態で，副甲状腺は正常または過形成でホルモンの分泌は亢進しているが，低カルシウム血症を呈する．

低身長, 円形顔貌, 肥満, 中手骨の短縮, 白内障などの身体所見が認められる.

【診断のポイント】
- テタニー, 痙攣などの症状
- 血清検査でカルシウム値の低下, 無機リン値の上昇と共にPTHの上昇を認める.

【治療のポイント】
- 副甲状腺機能低下症に準じて治療する.

c. 副甲状腺機能亢進症
1) 原発性副甲状腺機能亢進症
　副甲状腺の過形成や腫瘍によって副甲状腺ホルモンが過剰に分泌され高カルシウム血症, 低リン血症および骨代謝異常をきたす状態で, 脱力, 筋緊張低下, 不機嫌, 嘔吐, 食欲不振などの症状がみられる.
　小児にはまれな疾患である.

2) 続発性副甲状腺機能亢進症
　慢性腎不全, くる病, 吸収障害など慢性の低カルシウム血症に反応して副甲状腺ホルモンが過剰に分泌されている状態で骨の代謝異常をきたす病態である. 血清カルシウムは正常で, 高カルシウム血症を呈することはまれである.
　慢性腎不全の時には血清リンは上昇し, くる病では低下する. 骨X線で淡影化や骨膜下吸収像など線維性骨炎, 骨軟化症の所見を呈する.

【診断のポイント】
- 原疾患の診断
- 血清PTHの増加, 血清アルカリホスファターゼの上昇
- 画像診断による骨病変の診断

【治療のポイント】
- 活性ビタミンDの投与
- 副甲状腺の過形成が著しいときは手術によって部分摘除する.

4 副腎疾患

a. 先天性副腎過形成

　先天的に副腎皮質ホルモン合成酵素の活性が低下または欠損することによって発症する症候群である．コルチゾールやアルドステロンが低下すると，フィードバック機構を介して副腎皮質刺激ホルモン（ACTH）の分泌は増加し，レニン-アンギオテンシン系が活性化された結果，副腎皮質は過形成になり，欠損酵素の基質になる前駆ステロイドが過剰になる．過剰になった前駆ステロイドの作用に従いさまざまな症状を呈する．7種類の酵素欠損が知られているが，そのうち3種類の酵素異常では，過剰になったホルモンが男性ホルモン活性を有していて外性器の男性化が現れるため特に副腎性器症候群という．欠損酵素の種類により症状が異なり，単純男性化型，塩喪失型，高血圧型に分類されている．

　21ヒドロキシラーゼ欠損症が全症例の80〜90％と最も多く，新生児マススクリーニングの対象疾患で濾紙血の17-ヒドロキシプロゲステロンが測定されている．

【臨床症状】

　先天性副腎過形成の基本的な症状は，外性器異常，塩喪失症状，皮膚色素沈着，血圧，身長の伸びと骨成熟の異常である．それぞれの酵素異常とその症状を表25にまとめた．

1）外性器異常

　男性ホルモンの産生量が増加する場合には，男児の仮性性早熟と女児の男性化を，減少する場合には男児で女性化を認める．

2）塩喪失

　21ヒドロキシラーゼ欠損症の場合，生後1週目ごろから体重増加不良，哺乳力低下，不活発，嘔吐，脱水などが現れ，低ナトリウム，高カリウム血症が進行しショックとなる．

3）色素沈着

　コルチゾールの低下により胎児期よりACTHが増加しているため，出生時より色素沈着があり，特に乳輪，外性器に著明である．

表 25 酵素異常とその症状

病型	欠損酵素	外性器異常 男	外性器異常 女	塩喪失症状	皮膚色素沈着	血圧	骨成熟の異常
塩喪失型	3β-hydroxyrase dehydrogenase	女性型	男性型副腎性器症候群	生後1〜2週	＋	低下	促進
	20, 22-hydroxy steroid desmosome	女性型	正常	生後数時間	＋	低下	遅延
	18-hydroxylase	正常	正常	生後2〜3週	なし	低下	正常
	21-hydroxylase（完全欠損）	仮性性早熟	男性型副腎性器症候群	生後1〜2週	＋	低下	促進
単純男性化型	21-hydroxylase（不完全欠損）	仮性性早熟	男性型副腎性器症候群		＋	正常	促進
高血圧型	11β-hydroxylase	仮性性早熟	男性型副腎性器症候群		＋	上昇	促進
	17α-hydroxylase	女性型	正常		＋	上昇	遅延

4）血圧

塩喪失型では，血圧は低下する．11β水酸化酵素欠損症，および17α水酸化酵素欠損症では，鉱質コルチコイドの産生が増加するため，低カリウム血症を伴う高血圧が新生児期以降に出現する．

5）身長および骨成熟

副腎性器症候群では，骨成熟が進行し，治療が遅れると低年齢時には高身長であるが最終的には小人症になる．

【診断のポイント】
- 臨床症状および，血中17-OHプロゲステロン，ACTHの測定

【治療のポイント】
- コルチゾールの投与，手術や重症感染症などストレス時には維持量の2〜3倍に増量する．
- 鉱質ステロイド（塩喪失型）の投与．

- 食塩の投与（塩喪失型）．
- 塩喪失型の急性期には，輸液，ナトリウムの補充，維持量の2～3倍のステロイドを投与する．
- 外性器の形成術．

b. 急性副腎不全

コルチゾールの分泌量が生体の必要量に対して急速に不足した病態で，新生児・乳児期には，先天性および副腎出血によるものが多い．幼児期以降は慢性副腎不全の患児が感染症や外傷などのストレスにより発症することが多い．

敗血症に合併する急性副腎不全は"ウォーターハウス-フリードリクセン Waterhouse-Friedrichsen 症候群"，また，ステロイドの長期投与中，突然投与を中止したときに起きるものは，"離脱症候群　withdrawal syndrome"とよばれている．

疲労感，脱力感，嘔吐，下痢に引き続き，四肢冷感，チアノーゼ，血圧低下などショック症状を呈する．新生児期の初期症状は不活発，体重増加不良，哺乳量低下である．

【診断のポイント】
- 急激に発症するショック症状．
- 画像診断により副腎出血を診断する．
- ステロイド剤の内服などの病歴．

【治療】
- 輸液により水，電解質を補充し，さらにコルチゾールを投与する．

c. アジソン　Addison 病

副腎の低形成または副腎出血による副腎組織破壊のために発症する慢性副腎不全症候群で，小児では，先天性のものが多い．乳児期には，脱水症，嘔吐，哺乳量低下，体重増加不良がみられる．また，年長児では，疲労感，脱力感，無気力，体重減少，悪心，嘔吐，下痢，低血糖発作がみられる．ACTHの過剰分泌に伴う皮膚の色素沈着が特徴的である．

【診断のポイント】
- 色素沈着，体重増加不良，脱力感，低血圧などの臨床症状．
- 血清 Na，Cl 低下，K 上昇，コルチゾール低下，低血糖．
- ACTH 負荷に対するコルチゾールの反応不良．

【治療】
- 食塩の投与，コルチゾール，鉱質コルチコイドの補充

d. クッシング Cushing 症候群

糖質コルチコイドの慢性的な過剰状態により発症する症候群で，下垂体からの ACTH の過剰分泌によるものをクッシング病とよぶ．その他に異所性 ACTH 産生腫瘍，副腎皮質腺腫・過形成，ステロイド剤の投与などが原因となる．

肥満，満月様顔貌，多毛，高血圧，糖尿，骨粗鬆症など，成人と同じ症状に加え，小児では低身長となるのが特徴である．

【診断のポイント】
- 特徴的な臨床症状．
- 血中コルチゾールの上昇および日内変動の消失．
- デキサメタゾン抑制試験，ACTH 測定，下垂体および副腎の CT，MRI，シンチグラフィなどの画像診断により，原因を診断する．

【治療のポイント】
- クッシング病では，腫瘍の摘出およびその後の補充療法．

5 性腺疾患

ヒトの生物学的性は，染色体による性，性腺構造による性，外性器の形態による性に分類される．

染色体による性は性染色体により規定され，Y 染色体をもつ個体が男性となる．

発生途上の胚の性腺原基は，卵巣へ分化するが，Y 染色体上の TDF（testis determining factor：精巣決定因子）遺伝子が正常に機能し，性腺原基に作用すると性腺は精巣へ分化し，性腺上の男性となる．

精巣から分泌されるテストステロンおよびミュラー Müller 管抑制ホルモ

ンは，内性器を男性型に分化させる．また，外性器も精巣より分泌されるテストステロンの作用により男性の外性器となる．

第二次性徴は，女性では，乳房発達，恥毛の発生，月経の発来，男性では，睾丸，陰茎の発達，恥毛の発生などが出現し，性成熟が完成する過程である．一般に，発達程度を stage 分類した Tanner の分類を用いて評価する．

ヒトの性は生物学的性以外に，心理的な性意識，社会的な性別がある．これらは，発生過程の脳に対するホルモンの作用や，出生後の社会生活によって形成される．

a. 半陰陽

性腺の分化，および性器の分化発育に異常があり男女の性別がまぎらわしい先天異常で以下のように分類される．

1）真性半陰陽

同一個体が精巣と卵巣の性腺組織を有する状態で，外性器は男性に近いものから女性に近いものまである．性染色体は XX が多いが，XY を呈するもの，XY/XX，XO/XY などモザイクも存在する．

2）女性仮性半陰陽

性染色体は XX で内性器は女性型であるが，外性器に男性化を示す病態．

既述の先天性副腎過形成および流産防止の治療のために投与された合成プロゲステロン剤の男性ホルモン作用によるものが主な原因である．

3）男性仮性半陰陽

性染色体は XY であるが，性器は様々な程度の女性化を呈する病態．

性腺は精巣を有するものと，精巣への分化が障害されたものがある．

精巣を有するものには，先天性副腎過形成や精巣のホルモン合成細胞であるライジッヒ Leydig 細胞欠損などの男性ホルモン合成障害と，末梢組織で作用が現れないテストステロン不応症がある．

出生時にみられる，尿道下裂，陰唇溝の癒合不全，停留睾丸，鼠径ヘルニア，陰核肥大，短小陰茎などの異常とともに，思春期以降には男性の女性化乳房，女性の変声，陰核肥大，原発性無月経を認める．

【診断のポイント】
- 染色体検査，性ホルモンの測定，性腺生検により，生物学的な性や生理学

的な性を診断する．

【治療のポイント】
- 外性器から性別の判断が困難な場合には，正確な診断をつけて社会生活において最良の性別を決める．
- 女性半陰陽は，早期の治療によって妊娠可能である．

b. 思春期早発症

二次性徴が異常に早く出現したもので，男児では9歳未満で外陰部の色素沈着，陰茎肥大，精巣の肥大，10歳未満で陰毛の発生，11歳未満で声変りの出現，女児では，7歳未満で乳房肥大，8歳未満で恥毛の発生，9歳未満で初潮の初来を基準としている．

1）真性性早熟症
下垂体からのゴナドトロピン分泌が異常に早く現れたもので，間脳下垂体部に器質性の変化がみられるものと認められないものがある．

2）仮性性早熟症
性ホルモンは上昇するが，下垂体性のゴナドトロピンが抑制されているもので，性腺腫瘍，副腎腺腫，マクキューン-オルブライト McCune-Albright 症候群，hCG産生腫瘍などがある．

3）部分的性早熟症
a）早発乳房
乳房肥大だけを認め，その他の二次性徴を認めない状態．乳輪発育や色素沈着はなく軽度の肥大で停止する．

b）早発恥毛
恥毛の発生だけを認め，その他の二次性徴を認めない状態．

【診断のポイント】
- 性ホルモン，ゴナドトロピンの測定．
- 間脳-下垂体部，副腎，性腺の画像診断により腫瘍性病変の有無を診断する．

【治療のポイント】
- 腫瘍性疾患を合併するときは，外科的処置，放射線療法を行う．
- 特発性真性性早熟症では，ゴナドトロピン分泌を抑制する薬剤で治療する．

- 部分的性早熟症は経過観察．

c. 性腺機能低下症

男児で15歳，女児で13歳に達しても二次性徴のみられないもの，また，二次性徴出現から5年異常経過しても完成しない状態．

1）体質性思春期遅発症

二次性徴の発現，発達が遅れるが完全な性成熟を認めるもの．男児に多く，家族性に発生し−1SDから−2SDの低身長になることが多い．

2）原発性性腺機能低下症

性腺の発育不全により性腺機能に異常がみられるもので，性染色体異常を伴う性腺形成異常症であるターナー Turner 症候群，クラインフェルター Klinefelter 症候群などがある．

a) ターナー症候群

性染色体がXO，XX・XOモザイク，またはX染色体短腕欠失などの染色体異常を伴う染色体異常症候群で，低身長，外性器の小児様発育，索条性腺をはじめ，翼状頸，幅広い胸，外反肘，陰核肥大，心奇形，腎奇形，腸回転異常などの，外表および内臓奇形を伴う．血中ゴナドトロピンは高値を示す．

b) クラインフェルター症候群

性染色体がXXY，XXY/XYモザイクなどの異常を伴う染色体異常症候群．女性化乳房や二次性徴の遅れで発見される．身長は平均より高く手足が身長より長いという体型の特徴がある．性分化は正常で完全男性型であるが，精巣は小さく陰茎の発達も悪い．テストステロン値は低くゴナドトロピンの高値を認める．

【診断のポイント】
- タンナー Tanner の分類による性成熟度の評価
- 染色体検査による性染色体異常の検索
- ゴナドトロピン，性ホルモンの測定による性腺機能の評価

【治療のポイント】
- 低身長には，成長ホルモンを投与する．
- 女性化乳房の治療は外科的に行う．

- 性腺疾患では，生物学的性と性意識や性別が一致しないことがあるこの場合は，性ホルモンの投与やカウンセリングによる治療を行う．

3）二次性性腺機能低下症

間脳-下垂体に病因がありゴナドトロピン分泌の低下により性腺機能に異常がみられるもの．

間脳-下垂体疾患参照．

4）その他の性腺機能低下症

プラダー-ウィリー Prader-Willi 症候群

父親由来の 15 番染色体 q11-13 領域を受けついでいないことにより発症する症候群．

乳児期に筋緊張低下があり，肥満，低身長，知能障害，性器発育不全がみられる．肌が白く，アーモンド様眼瞼裂，魚様の三角口などの特徴的な顔貌を呈する．

【診断のポイント】
- 臨床症状
- 遺伝子診断で確定診断する．

【治療のポイント】
- 肥満予防のための食事療法
- 成長ホルモンによる低身長の治療

6 糖尿病

インスリンの絶対的，相対的不足のために糖代謝や蛋白質代謝，脂質代謝に異常を生じ，慢性的な高血糖の結果，特有の糖尿病合併症をもたらす疾患で，原因およびその病態から以下のように分類されている．

【分類】

1）I 型糖尿病

インスリン分泌の絶対的な不足によりインスリン注射が欠かせない型でほとんどが 20 歳未満に発症し小児によくみられる．

2）II 型糖尿病

インスリン分泌不全とインスリン抵抗性によって，慢性的な高血糖になり合併症を引き起こすタイプの糖尿病．

肥満，ストレスが発病因子となる．家族性が多い．
3) その他の機序によるもの
異常インスリン血症，インスリン受容体異常症
4) 2次性糖尿病（他の疾患に伴うもの）
内分泌疾患（クッシング症候群，褐色細胞腫，グルカゴノーマ），肝疾患，薬剤によるもの（サイアザイド系利尿薬，フェニトイン，ステロイド剤），感染症，妊娠糖尿病．

a. I型糖尿病

典型的な症例では，全身倦怠感と口渇，多飲，多尿，体重減少で発症することが多いが，糖尿病性ケトアシドーシスによる昏睡で発見されることも少なくない．

一定の素因をもつ者が，ウイルスの感染などの環境因子に暴露された結果，惹起される自己免疫性膵島炎によって β 細胞が破壊されて発症すると考えられている．検査所見ではインスリンとともに分泌される C ペプチドが低値で，抗 GAD 抗体が 8 割の症例で陽性となる．コクサッキーウイルスや麻疹ウイルスの感染後に発症する場合がある．

インスリンによる血糖のコントロールがうまくいかない場合の合併症として，以下のようなものがある．

1) 長期間，高血糖の状態が続くと，思春期を境として，網膜症，腎症，高血圧，動脈硬化，神経障害，白内障などが出現する．
2) 食事量が少なかったり，運動量が多くなり，相対的にインスリンが過剰になると低血糖になり，空腹感や冷汗，震えなどの低血糖症状が現れる．

【診断のポイント】
- 血糖の測定．糖尿病性昏睡やインスリンが不足している場合には高血糖となる．一方，治療中インスリンが過剰になると低血糖となる．
- ケトン尿，尿糖．
- 内因性インスリン分泌が低下して C ペプチドが低値となる．
- 高血糖の期間が長くなるとヘモグロビン A_{1c} が上昇する（6.5 % 以上）．
- 学校検尿などで発見され臨床症状を有しない症例では，空腹時血糖の測定，

経口ブドウ糖負荷試験を行い診断する．

【治療のポイント】
- 糖尿病性昏睡：輸液およびインスリン療法により，脱水と高血糖を改善する．
- インスリン療法：インスリン製剤は，作用時間により超速効型，速効型，中間型などがある．小学校高学年以降の小児では，中間型を1日1～2回と速効型または超速効型を各食前に皮下注射する頻回注射法が行われる．乳幼児では，速効型インスリンと中間型インスリンの混合製剤を1日2回皮下注射する方法が用いられる．

   皮下注射には，通常の注射器に加えて，ペン型注射器や無針噴射注射器など，痛みを軽減し注射を容易にする器具が用いられている．インスリンの投与量は，指尖部の穿刺採血による血糖測定の結果が，健常者の血糖の変化に近づくように設定する．
- 糖質の補給，補食：インスリンの過剰により低血糖をきたした場合には，糖質を経口摂取し速やかに対応する．低血糖による意識障害きたした場合にはブドウ糖を静注する．
- 食事療法：児童の場合は成長過程にあることを考慮して年齢相当のエネルギーを与えるようにする．体格や運動量などの生活状況を考慮して，年齢相当の成長が得られ，肥満度を-10～15％に保つ量に設定する．
- 運動：健康児と同じように行わせ，激しい運動のあとでは食事量を増やして低血糖を予防する．
- 治療の目標：年齢相当の成長が得られ，血糖コントロールは，ヘモグロビン A$_{1c}$ が8％未満に維持できるようにする．

b. II 型糖尿病

発症は緩徐で，初期には肥満があるが無症状である．進行してくるとI型糖尿病と同じように，口渇，多飲・多尿を認め，浸透圧性に利尿が亢進すると体液の喪失を招き昏睡に至る．しかし，ケトアシドーシスを伴うことはまれである．ほとんどの症例は，学校検尿で早期に発見されることが多い．

病因には遺伝的要因が強く，環境要因として過食，肥満が発症に関連している．肥満になって増加した血中の遊離脂肪酸はインスリン受容体の機能は

低下させ，インスリンが末梢において充分な機能を果たさなくなり（インスリン抵抗性），血糖が上昇する．

【診断のポイント】
- 経口ブドウ糖負荷試験で，耐糖能異常を認める．
- Cペプチドは正常または高値である．

【治療のポイント】
- 食事療法：通常カロリーとしそれ以上の制限は行わず，年齢相当のエネルギーを摂取する．肥満が強いときには，エネルギー量を70％にし，糖質：蛋白質：脂質の割合を55％，20％，15％とすることを目標とする．
- 運動療法：運動習慣を身につけるよう教育し中等度運動で摂取カロリーの10％以上を消費するようにする．

<粟田久多佳>

8 呼吸器疾患

総論

1 小児の呼吸器

a. 小児の呼吸器の構造と機能
1) 呼吸器は胎生期に，気管，気管支，細気管支，肺胞の順に形成され，出生時には肺胞との間でガス交換を行う毛細血管も分化した状態となる．肺胞は出生後も数が増加し，特に乳児期は成長が著しい．
2) 肺サーファクタント（肺胞表面活性物質）の産生は胎生 32 週頃より始まり，胎生 40 週の出生前には充分に合成されている．肺サーファクタントは，肺の収縮，肺胞の虚脱を防ぐ物質で，脂質に富むリポ蛋白の合成物質である．主成分はレシチンであり，羊水中のレシチン濃度から胎児の肺の成熟度を間接的に知ることができる．

　咳嗽反射は生後数日から数週でみられるようになり，気道内分泌物を排泄することができるようになる．

b. 小児の呼吸器疾患の特徴
1) 小児急性疾患のなかで呼吸器疾患は最も頻度が高い．
2) 呼吸器疾患の中ではウイルス性かぜ症候群が多い．
3) 乳幼児は解剖学的に気道の内腔が狭いため鼻閉や喘鳴，無気肺を起こしやすい．
4) 乳幼児は免疫機能が未熟なため上気道炎は容易に気管支肺炎に進展する．
5) 疾患により好発年齢が異なっている（表 26）．

表 26 小児の代表的な呼吸器疾患

疾患名		主な起炎微生物	好発年齢	主な症状	治療
上気道炎(感冒)		A群溶連菌, RSウイルス	乳幼児	発熱, 咳嗽, 鼻汁, 鼻閉, 咽頭痛	安静, 保温, 水分補給, 抗菌薬投与
喉頭蓋炎		インフルエンザ菌, ジフテリア菌	乳幼児	犬吠様咳嗽, 発熱, 嗄声, 喘鳴	抗菌薬投与, 加湿, 酸素投与, エピネフリン吸入療法, 気道確保
細気管支炎		RSウイルス	乳児	発熱, 不機嫌, 呼吸困難, 多呼吸, 咳嗽, 喘鳴, チアノーゼ	輸液, 酸素投与
肺炎	ウイルス性	RSウイルス, インフルエンザウイルス	乳幼児	発熱, 咳嗽, 喘鳴, 呼吸困難, チアノーゼ	輸液, 酸素投与
	細菌性	肺炎球菌, インフルエンザ菌, ブドウ球菌	乳幼児	発熱, 咳嗽, 喘鳴, 呼吸困難, チアノーゼ	抗菌薬投与, 輸液, 酸素投与
	マイコプラズマ	マイコプラズマ	学童	発熱, 倦怠感, 咳嗽	マクロライド系抗菌薬の投与

2 症状

a. 鼻閉, 鼻汁

- 水溶性鼻汁はウイルス性かぜ症候群の初期にみられ, 回復期には粘稠な膿性鼻汁に変化していく. 乳幼児は鼻閉を起こしやすく, 鼻閉による呼吸障害のために不機嫌になったり, 哺乳に時間がかかるようになる.

b. 咳嗽 cough

- 咳嗽は気道から異物を排除する生体反応である. 乾性咳嗽は気道（咽頭, 気管, 気管支）および胸膜の刺激により発生する. 湿性咳嗽は気道粘膜か

ら過剰に産生された分泌物により生じ，分泌物を痰として排除する．
- 犬吠様咳嗽はクループ症候群，痙攣性咳嗽は百日咳に特徴的な咳嗽である．

c. 喘鳴　wheezing
- 喘鳴は咽頭から気管支までの気道の不完全閉塞部位から呼気あるいは吸気にきかれる雑音である．呼気性喘鳴は下気道疾患で，吸気性喘鳴は上気道疾患で聴かれる（表27）．

表27　喘鳴をきたす呼吸器疾患

吸気性喘鳴	先天性喘鳴 クループ症候群 気道異物
呼気性喘鳴	喘息 気道異物 肺炎

d. 呼吸困難　dyspnea
- 呼吸器疾患による呼吸困難の症状は，呼気の延長，鼻翼呼吸，陥没呼吸，呻吟などの努力性呼吸として観察される．
- 呼気の延長は下気道閉塞のために生ずる．
- 鼻翼呼吸は気道抵抗に抗して吸入気を肺へ送るために生ずる．
- 陥没呼吸は気道閉塞のために生ずるもので肋間が陥没して胸腔内圧を陰圧にする．
- 呻吟は呼気時に喉頭蓋が閉じられて聴かれるうなり声である．

e. チアノーゼ　cyanosis
- チアノーゼは動脈血液中の還元ヘモグロビンが増加（5 g/dl 以上）し，皮膚，粘膜が青紫色を呈する状態である．呼吸器疾患によるチアノーゼは肺性チアノーゼと称され，心性チアノーゼと区別される．肺性チアノーゼは肺におけるガス交換が障害されて生ずるもので，肺静脈血の酸素分圧が低下する．

f. 発熱，不機嫌，食欲不振
- 発熱，不機嫌，食欲不振などは呼吸器疾患に特異的な症状ではないが，発熱は全身症状として，不機嫌，食欲不振は一般症状として乳幼児でよく観察される．

3 検査と診断

　小児呼吸器疾患の大部分は急性上気道炎であるが，幼若乳児では容易に気管支肺炎に進展する．中耳炎などを併発することも多い．

a. 問診
- 家族歴，既往歴，保育歴などを聴取していく．気管支喘息ではアレルギー性疾患の家族歴と既往歴が参考となる．集団生活をしている保育園児は感染源との接触頻度が高い．

b. 理学的検査
  1) 視診
- 乳幼児は呼吸苦を訴えることができない．努力性呼吸，チアノーゼの有無とその程度を観察し，呼吸不全を評価する．

  2) 呼吸音の聴診
- 呼吸音の性状（音の減弱，左右差，呼気の延長，病的呼吸音の有無）を聴取する．小児は胸壁が薄いので呼吸音は大きく聴こえ，観察は比較的容易である．

  3) 胸部の打診，触診
- 胸部の打診では鼓音の左右差に注意する．

c. 画像診断
  1) 単純 X 線写真
- 顔面，頸部 X 線写真は上気道の閉塞性疾患の診断に用いられる．胸部 X 線撮影は肺や縦隔の病変の診断に最も頻用されている（図 12）．

  2) CT，MRI
- CT，MRI は頸部，肺，縦隔の腫瘍性病変の診断に有用である．

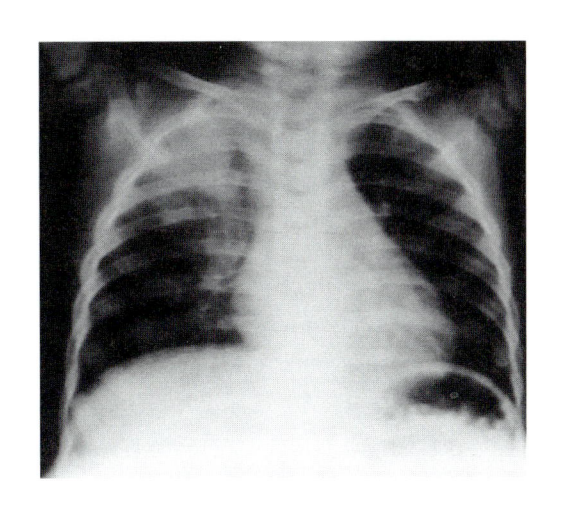

図12 胸部X線写真
　　　（右上葉の肺炎様陰影）

3）超音波検査
- 超音波検査は，頸部の腫瘍，リンパ節腫大の観察に有用である．

4）RI
- RI検査のガリウムスキャニングは胸部悪性腫瘍の病巣診断に有用である．

d. 微生物学検査

1）細菌培養
- 細菌培養は起炎菌の同定に必要である．上気道感染の起炎菌の同定には鼻咽頭ぬぐい液が用いられる．乳幼児は喀痰採取が困難で，下気道感染の起炎菌を同定することが容易ではない．

2）血清抗体価の測定
- 急性期と回復期のペア血清の抗体価を測定し，4倍以上上昇していれば起炎ウイルスと診断される．

3）迅速キットによる検査
- A群溶血性連鎖球菌，インフルエンザウイルスを検出する迅速キットが市販され使用されている．

f. 肺機能検査
- 乳幼児では検査の協力が得られないので肺機能検査を実施することができ

ない．年長児では拘束性あるいは閉塞性肺機能障害の診断に有用である．

g. 血液ガス分析検査
- 血液ガス分析（動脈血の酸素，二酸化炭素分圧，pH）はガス交換の状況を示すもので呼吸不全の診断に必要である．
- パルスオキシメーターは経皮的に動脈血酸素飽和度を測定するものである．

h. 診断
- 診断のポイントは咳嗽の程度や湿性，乾性の種類に注意することである．
- 発熱が持続し，呼吸困難を伴う咳嗽は肺炎を疑う．
- 問診では発熱の持続期間を確認すること，視診では呼吸困難の有無を観察することが大切である．

4 治療

a. 薬物療法
- 呼吸器疾患に用いられる薬剤は鎮咳薬，去痰薬，抗ヒスタミン薬，気管支拡張薬などである．
- 咳嗽により安静や睡眠が障害されたり疼痛を伴う時は，鎮咳薬が効果的である．気道分泌物の貯留があれば，去痰薬を投与して喀痰の排出を促進し，痰による気道の閉塞を防ぐ．
- 風邪症候群の鼻汁に対しては抗ヒスタミン薬が投与される．
- 気管支喘息に対しては気管支拡張薬，抗アレルギー薬が有効である．
- 細菌性感染に対して抗菌薬が投与される．

b. 喀痰吸引，吸入療法
- 乳幼児は喀痰の排出力が弱いので，喀痰吸引により気道閉塞を改善する．
- 吸入療法は気道粘膜の加湿と去痰に有効である．

c. 酸素療法，呼吸管理
- 低酸素血症の患児の酸素療法は酸素テントやマスクを用いて酸素を投与す

る．
- 呼吸管理は自発呼吸がない場合にレスピレーターを用いて行う．

d. 理学療法
- 体位ドレナージなどの理学療法は排痰を促進する．タッピングの併用が有効である．

e. 治療
- 治療は安静，保温と対症療法である．
- 対症療法のポイントは，乾性咳嗽は鎮咳薬を，湿性咳嗽は去痰薬を投与することである．しかし，咳嗽反射の未熟な幼若乳幼児では去痰薬の効果が期待できない．呼吸不全に対しては酸素療法が行われる．

各論

1 上気道の疾患

a. 上気道炎　upper respiratory infection
- 喉頭より上部にみられる炎症を総称して上気道炎といい，なかでも鼻炎や咽頭炎などが多い．上気道炎を感冒やかぜ症候群ともいう．
- 原因の大半はウイルスであるが，溶連菌などの細菌によることもある．
- 症状は鼻閉，鼻汁，鼻の違和感，咳嗽，くしゃみ，咽頭痛，嗄声などの気道症状の他，発熱，頭痛，倦怠感，食欲不振などを伴うこともある．
- 合併症は中耳炎，耳下腺炎，扁桃炎，喉頭炎，気管支炎，肺炎などがある．
- ウイルス性上気道炎の治療は対症療法を，細菌性上気道炎は対症療法および感受性のある抗菌薬を投与する．

b. 急性扁桃炎　acute tonsillitis
- 扁桃の腫脹と発赤を主徴とし，高熱，咽頭痛，頸部リンパ節腫大を伴う．扁桃陰窩には膿栓や偽膜がみられる．
- ウイルス，ヘルパンギーナ，ジフテリア，溶連菌などの扁桃への感染が原

因で，対症療法および抗菌薬投与を行うことで症状は軽快する．
- 溶連菌による扁桃炎は後に，リウマチ熱や急性腎炎などが発症することもある．

c. 扁桃肥大
- 口蓋扁桃の肥大を扁桃肥大，咽頭扁桃の肥大をアデノイドと呼称している．
- 扁桃はリンパ組織が豊富な部位で，病原体に対する防御機構を担う（図13）．また，成長過程で大きさが変化するため，肥大しているのみで症状が著しくない場合は手術の適応とはならない．

1）口蓋扁桃　palatine tonsil
- 口蓋扁桃は3〜4歳から大きくなり，6〜7歳で最高となってそれ以後は縮小する．
- 扁桃が病原巣となり扁桃炎を繰り返すことで，頻回の高熱，腎炎やリウマチ熱の危険性がある場合や高度肥大による呼吸障害がある場合は手術を考慮する．

2）咽頭扁桃（アデノイド）
- 咽頭扁桃は4〜6歳で最大となり，その後は退縮していく．
- 咽頭扁桃の肥大により鼻呼吸が障害されて口呼吸を行うことにより，乳幼

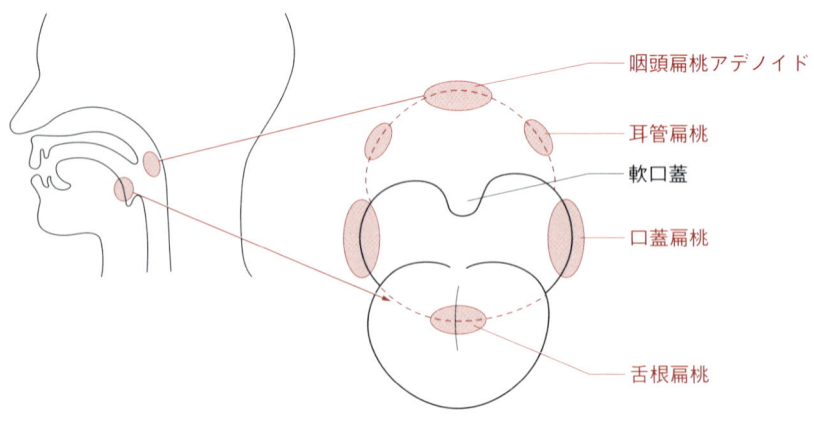

図13　ワルダイエル　Waldeyerのリンパ輪

児では呼吸障害や哺乳障害がみられ，年長児ではアデノイド様顔貌，いびき，睡眠障害，注意力・記憶力・集中力の低下が生じる．アデノイド様顔貌は，口呼吸により鼻唇溝消失，口唇肥厚，顔面筋の弛緩が生じ，精気のない顔つきである．
- 呼吸障害などが強い場合，幼年期後半から小学生低学年でアデノイド切除術を行う．

d. クループ症候群

- クループは喉頭狭窄により，犬吠様の咳，喘鳴，嗄声を示す吸気性呼吸困難である．嗄声はしゃがれた声のことであり，声門の炎症による．ジフテリア菌によるクループを真性クループ，その他の病原菌によるものを仮性クループと区別するが，日本ではジフテリアはほとんどみられなくなった．クループ，急性喉頭炎，急性喉頭蓋炎，急性喉頭気管気管支炎をクループ症候群と総称する（表28）．
- 治療はエピネフリン吸入を行う．

表28　クループ症候群の原因

真性クループ	ジフテリア菌
仮性クループ	
ウイルス性クループ	パラインフルエンザウイルス アデノウイルス RSウイルス インフルエンザウイルス 麻疹ウイルス
細菌性クループ	ジフテリア菌 百日咳菌 レンサ球菌 肺炎球菌 ヘモフィルスインフルエンザ菌 マイコプラズマ

e. 先天性喘鳴

- 先天的な喉頭奇形，気管奇形のため生じる喘鳴である．最も頻度が高いのは喉頭軟化症である．出生直後より吸気性喘鳴がきかれる．ほとんどが生後1歳までに自然消失するが，哺乳困難や発育障害をきたす場合は気管切開を必要とすることもある．
- 気管支喘息など，他の喘鳴を生ずる疾患との鑑別が必要である．

f. 気管支炎 bronchitis

- 上気道炎に続発することが多い．発熱，咳嗽，喘鳴がみられ胸部ラ音を聴取するが，胸部X線写真上は異常を認めない．
- 乳幼児は喀痰の喀出が困難なため，肺炎に進展することがある．
- インフルエンザ，RSウイルス（respiratory sycytial virus），アデノウイルスが原因となるが，麻疹，百日咳，ジフテリアなどにも合併する．

g. 細気管支炎 bronchiolitis

- 上気道炎や気管支炎に引き続き起こる細気管支の炎症で，換気障害が強い．
- 高熱，咳嗽，呼気性喘鳴，高度の呼吸困難，チアノーゼがみられる．
- 呼吸障害が強ければ人工呼吸器管理を考慮する．

h. 気管内異物

- 気管内異物は誤って異物を気管内に嚥下したものである．異物としてはピーナッツやビーズなどが多い．乳幼児にとって，口に入る大きさの物は何でも誤嚥の原因となる．
- 異物が完全に気道を閉塞（ストップバルブ）すると無気肺が起こり，特に上気道で完全閉塞が起こると窒息死する危険がある．
- 閉塞が不完全な場合，異物が気道内で弁のような働きをして，吸気時には空気が入り呼気時に排気できないチェックバルブの状態になり，不完全閉塞された側の肺が過膨張となることがある．
- 右主気管支は左主気管支に比べて太く，気管・気管支の角度が垂直に近いため，異物が入りやすい（図14）．
- 異物除去はハイムリック Heimlich 法または気管支鏡で行う．異物除去後

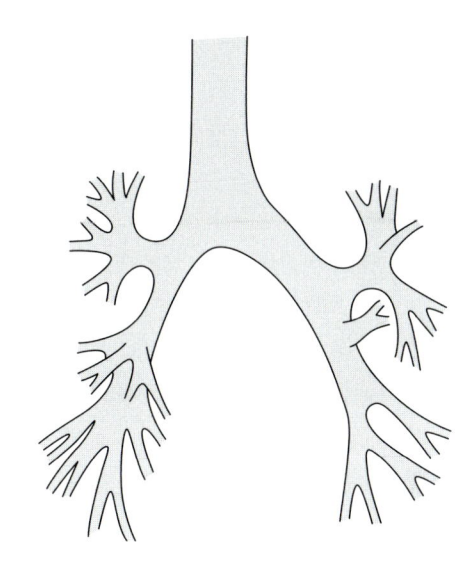

図 14 異物の嵌入部位
異物の嵌入部位は右が多い．

に異物による粘膜刺激や浮腫，炎症などにより 2 次感染に注意する．
- ハイムリック法は，患児を背中から抱え込んで上腹部を圧迫して異物を除去する方法である．

i. 気管支拡張症　bronchiectasis
- 気管支壁の支持組織の炎症・破壊により，気管支や細気管支に不可逆性の拡張をきたす．拡張した気管支内腔には分泌物が貯留し，炎症を繰り返す．
- 嚢胞性線維症などに併発し出生時からみられる先天性のものと，百日咳や麻疹などに合併する肺炎に続発する後天性のものがある．
- 湿性咳嗽，膿性痰，血痰がみられ，喀血することもある．肺音は，気管分泌物の増加により，荒い断続性ラ音（水泡音）を聴取する．
- 去痰薬や抗生薬を投与し，体位ドレナージ・吸引などで喀痰喀出を促す．必要時，酸素投与を行う．

2 肺炎　pneumonia

a. ウイルス性肺炎
- RA ウイルス，パラインフルエンザウイルス，アデノウイルス，インフルエンザウイルス，麻疹ウイルス，水痘ウイルスなどが原因となる．

- 上気道炎などに引き続いて，咳嗽，発熱，倦怠感，頭痛，悪寒，嘔吐などの症状をみる．
- 胸部X線写真で，間質性陰影がみられる．

b. 細菌性肺炎
- 起炎菌はインフルエンザ菌によることが一般的であるが，特に新生児期にはグラム陰性菌とB群溶連菌，乳児期ではブドウ球菌，幼児期では肺炎球菌が多い．ウイルスなどによる上気道感染に引き続いて起こることもある．症状は高熱，咳嗽，呼吸困難を生じ，増悪するとショック，播種性血管内凝固症候群（DIC）をきたす．ブドウ球菌性肺炎は膿気胸を合併し，重篤な経過をとることがある（表29）．

表29　ブドウ球菌性肺炎の臨床

	症状	治療
肺炎	発熱 湿性咳嗽 呼吸困難	抗菌薬投与 酸素投与
膿胸の合併	ショック様症状	持続吸引排液療法
気胸の合併	胸痛 ショック様症状	持続的穿刺排気

c. マイコプラズマ肺炎　mycoplasma pneumonia
- 肺炎マイコプラズマ *Mycoplasma pneumonia* による肺炎で，発熱や全身倦怠感に続き咳嗽が1カ月程持続するが，全身症状は一般に軽度である．症状に比べて，胸部X線写真の所見が顕著で，肺門から末梢に境界不明瞭な陰影，球状・粒状・びまん性陰影を示す．

d. ニューモシスチスカリニ肺炎
- *Pneumocystis carinii* による原虫性肺炎である．免疫抑制剤を使用する血液疾患や悪性腫瘍，エイズなどにより免疫不全状態にあると日和見感染しやすい．

- 症状は徐々にあるいは急激に咳嗽や発熱，呼吸苦，多呼吸，陥没呼吸，呻吟，チアノーゼなどの呼吸器症状を認める．
- 胸部X線写真では，顆粒状からスリガラス状陰影がびまん性に認められる．確定診断は肺生検や肺穿刺により得られた検体から虫体を証明する．
- ペンタミジン，サルファ剤とトリメトプリムの合剤を投与し治療する．予後は原疾患の状態によるが，一般に不良である．

3 膿胸　pyothorax

胸腔の化膿性炎症により胸膜腔に膿性滲出液が貯留したものである．小児では大部分が細菌性肺炎，肺膿瘍から続発する．起炎菌は黄色ブドウ球菌，肺炎球菌，インフルエンザ菌が多い．症状は発熱，咳嗽，呼吸困難の他に意識障害，ショック様症状がみられる．治療は充分な抗生物質投与と胸膜腔からの排液療法である．

4 気胸　pneumothorax

本来は陰圧である胸膜腔に何らかの原因で空気が流入して，肺の縮小と虚脱を起こした状態である．

呼吸窮迫症候群，胎便吸引症候群，人工呼吸管理時などに合併する．また，自然気胸は一般に痩せ型長身の若い男性にみられることが多い．

緊張性気胸は静脈還流障害を生じ，心拍出量低下，血圧低下をまねき，重篤な経過をとる．

胸痛・呼吸困難・咳嗽が3主徴であるが，無症状のこともある．

胸部聴診で，患側の呼吸音減弱または消失，声音聴診（声音振盪）の減弱がみられ，患側では打診で鼓音を呈する．胸部X線写真では患側の肺野外側が黒く，肺の辺縁をみる．

5 喘息　asthma

気道の炎症や過敏性亢進によって誘発される突発的な気管支平滑筋の攣縮により，気道の閉塞や狭窄が起こる疾患である．一般に気道過敏性は，喘息が重症化するほど増大し，軽症化すると減少する．

喘息増悪の原因として，ほこり，花粉，カビ，食物などの特定のアレルゲ

ン物質や，呼吸器感染症，運動，精神的要因などがある．

咳嗽，呼気のゼイゼイ音などの症状がみられ，ひどくなると吸気にもゼイゼイ音が聴かれる．呼気の長引く呼吸困難が生じ，乳児では呻るような呼吸をする．

合併症は右心不全を伴う肺性心，無気肺や気胸などである．

（§14．アレルギー性疾患の気管支喘息の項，267頁参照）

6 肺結核　pulmonary tuberculosis

小児は家庭内で保菌者から飛沫感染することが多く，濃厚感染しやすい．

年少児は結核菌に対する免疫がなく，感染後すぐに発症する危険が高い．初感染結核は感染に続いて発病する一次結核である．初感染結核は肺内に原発巣を形成する（初期変化群）．乾酪性肺炎は，初感染巣が拡大し肺炎の症状を示すものである．粟粒結核は病変が全肺野に及び，胸部X線像で全肺野に粟粒大の陰影がみられるものである．

症状は初感染結核では，発熱，咳嗽，体重減少などの症状を示す．

診断はツベルクリン反応陽性，胸部X線写真の肺門リンパ腺腫大，胸膜炎の所見，痰培養や胃液培養で結核菌の存在を証明する．

治療は，安静と充分な栄養に配慮し，抗結核薬PAS（パラアミノサリチル酸），SM（ストレプトマイシン），INH（イソニアジド），RFP（リファンピシン）を投与する．

（§15．感染症の結核症の項，288頁参照）

7 新生児呼吸窮迫症候群

新生児呼吸窮迫症候群〔特発性呼吸窮迫症候群 idiopathic respiratory distress syndrome（IRDS）〕は肺サーファクタント（表面活性物質）の欠損や欠乏により惹起される．肺胞腔に硝子膜が形成され，肺は無気肺状，硬度を増し実質臓器様となる．出生前の低酸素症，未熟児，糖尿病妊婦からの出生児に発症することが多く，新生児死亡の主な原因の一つである．出生後数時間から数日で呼吸不全が出現する．多呼吸，鼻翼呼吸，陥没呼吸，異常なシーソー呼吸，吸気性呻吟，チアノーゼなどの症状が観察され，血圧低下，尿量減少，アシドーシスと低酸素症の進行による頻脈もみられる．

治療はサーファクタントの補充，酸素投与または人工換気，アシドーシスの補正，保温を行う．

（§5．新生児疾患の呼吸窮迫症候群の項，70頁参照）

8 乳児突然死症候群　sudden infant death syndrome（SIDS）

それまでの健康状態や既往歴から全く予測できず，しかも剖検によっても原因が不詳な乳幼児の突然死をいう．

生後1～6カ月に発症することが多く，睡眠中に呼吸が止まり心停止していることが多い．乳児死亡の第3位を占め，死亡率は出生10万対で24.8，女児よりも男児に多い（2001年人口動態統計）．

原因や病態は明らかになっていないが，胎児期の低酸素症や感染症による脳幹部機能の成熟異常，出生後の受動喫煙やうつぶせ寝，人工栄養などによる環境因子が関係していると推測されている．

<外間登美子>

9 循環器疾患

総論

1 小児の循環器

a. 正常心臓の解剖と血行動態（図 15）

1) 心臓は四つの心腔からなり，肺，大静脈が流入する左右心房と，大，肺動脈が起始する左右心室からなる．全身から還流する酸素化の低い静脈血は上大静脈，下大静脈を経て右心房に還流し，三尖弁を介して右心室へ流入する．右心室に流入した静脈血は，肺動脈弁を経て左右の肺動脈に流れ，末梢の肺毛細血管でガス交換を行う．ガス交換後，酸素化された血液は左右の肺静脈を経て左心房に還流し，僧帽弁を介して左心室に流入する．左心室に流入した動脈血は，大動脈弁を経て大動脈へ駆出

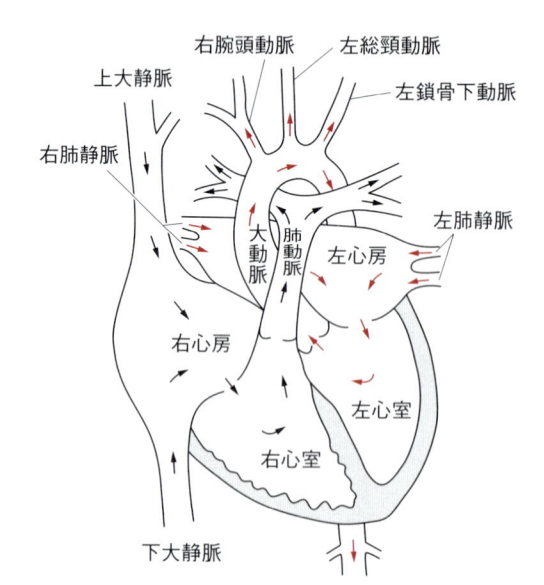

図 15　正常心臓

され，全身の組織に酸素とエネルギーを供給する．
2) 心臓には左右の冠状動脈が存在し，心筋などの心臓組織に酸素やエネルギーを供給している．
3) 正常小児の心内圧は右房が 4 〜 12，右室が 18 〜 35，肺動脈が 16 〜 30，左房が 4 〜 13，左室が 75 〜 120，大動脈が 75 〜 120 mmHg である．

b. 胎児循環と新生児循環（図16）

1) 胎児は子宮内で胎盤を通して栄養を供給され，排泄を行い，ガス交換を行う．
2) 胎児期には肺でのガス交換機能がないため，肺血管は収縮した状態で，右室の拍出した血液の 90 ％が動脈管から下行動脈へと流れ，肺血流量は 10 ％と少ない．
3) 出生後，肺呼吸が始まり，それとともに肺血管が拡張し，肺循環が確立する．肺動脈圧は生後 1 〜 2 週で成人と同じレベルにまで低下し，

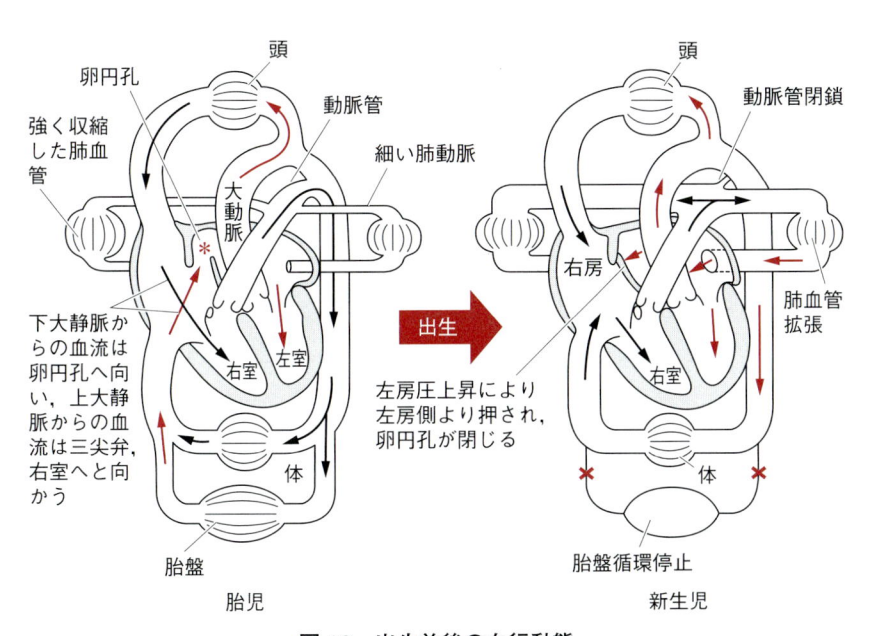

図16 出生前後の血行動態

動脈管は生後 2 ～ 3 日以内に閉鎖する．
4）胎児期には右房-左房間に卵円孔が開存しており，胎盤からの酸素に富む血液が主に卵円孔を通り左房-左室-上行大動脈へと流れ，脳への酸素供給を保っているが，出生後肺血流増加により左房圧が右房圧より高くなるため卵円孔はフラップが閉じる形で機能的に閉じる．器質的に閉鎖するには数カ月～数年かかるが，成人でも約 20％は器質的に閉鎖しない．
5）胎児期には胎盤からの血液は約半分が肝臓実質，残りの半分が静脈管を介し肝臓をバイパスして下大静脈へ流れる．出生後胎盤循環の停止と共に，生後 4 ～ 5 日で静脈管は閉鎖する．
6）胎児期，新生時期は心臓の予備能が少なく，心不全に陥りやすい．

c. 先天性心臓疾患の成因

1）先天性心疾患の出生頻度は，出生 100 人に対して約 1 人である．
2）成因は遺伝子病が約 2％，染色体異常が約 3％で，残りの約 95％が遺伝的要因と環境要因の相互作用によるものと考えられている．また胎内での風疹感染もその原因となりうる．

2 症状と診断

1）症状は疾患，発症時期により多彩だが，多呼吸，陥没呼吸，喘鳴，チアノーゼ，尿量減少，浮腫，多汗，末梢冷感，哺乳障害，嘔吐，体重増加不良，易感染性，易疲労性，運動能低下，動悸，胸痛などがある．幼少時ほど症状の訴えが少ないため，注意深い観察が必要である．
2）検査には，主なものとして胸部 X 線写真，心電図，心臓超音波，心臓カテーテル検査・造影検査，心臓核医学検査などがある．
3）小児の心臓病においては，先天性心臓病がその中核となるため，解剖学的，血行動態的理解が最も重要である．

3 治療

a. 内科的治療

安静，酸素投与，栄養療法，薬物治療（強心薬，利尿薬，血管拡張薬，抗

不整脈薬など），カテーテル治療などがあるが，新生児期に発症する，動脈管を介した血流に全面的に依存した先天性心奇形では，酸素投与は動脈管の閉鎖を促すため禁忌である．

b. 外科的治療
- 不完全な修復で，状態を安定化させる姑息的手術，完全修復する根治手術に大別されるが，先天性心奇形においては，内科的治療に根治性はなく，適応があれば外科的修復が原則である．
- また欧米では末期小児心臓病患者を対象に心臓移植が行われている．

各論

1 先天性心臓病

a. 心室中隔欠損　ventricular septal defect（VSD）（図 17）
1）病態，解剖，頻度
- 左右の心室間の壁である心室中隔に欠損孔が存在し，内圧の高い左室から右室の方向へ血液の一部が逆流する．欠損孔を介した左-右短絡により肺

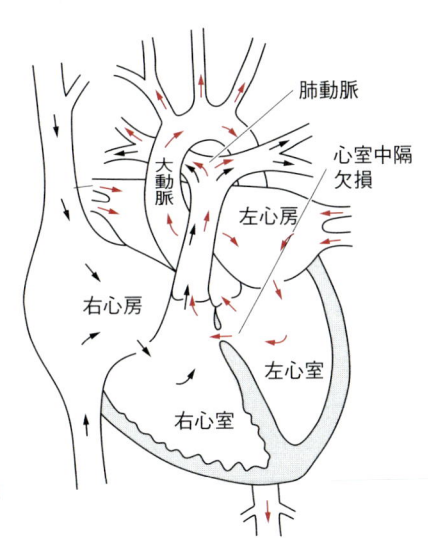

図 17　心室中隔欠損

動脈，左房，左室に容量負荷がかかる．
- 漏斗部型，膜性周囲部型，筋性部肉柱部型に分類される．
- 全先天性心疾患の中で最多で，30〜50％の頻度である．

2）症状と診断
- 欠損孔が小さい場合は短絡量は少なく，ほとんどが無症状であり，漏斗部欠損型を除けば高率に自然閉鎖する．
- 中等度以上の欠損の場合は心不全症状をきたしたり，肺高血圧を合併し，未手術では乳幼児期を生き延びても，肺動脈圧，右室圧が上昇することにより，右室から左室へ逆短絡を生じ，進行性のチアノーゼを認めるようになる．このような病態をアイゼンメンゲル Eisenmenger 化という．
- 心音では，胸骨左縁第3〜4肋間に全収縮期雑音を聴取する．
- 心電図では，左室肥大を呈し，肺血圧を合併すれば両室肥大となる．心エコー，心臓カテーテル検査では，短絡量に応じた左房，左室拡大を認め，欠損孔を介した短絡血流が描出される．また，血液中酸素飽和度が左-右短絡による酸素化血の混入により右室〜肺動脈で増加する．

3）治療と予後
- 漏斗部型を除く小さな VSD は手術不要であるが，感染性心内膜炎の危険性があるため，それの予防が必要である．
- 心不全症状がある場合，漏斗部型で大動脈弁閉鎖不全を合併した場合，また肺高血圧を合併した場合はアイゼンメンゲル化する前に根治手術を行い，欠損孔を閉鎖する．術後に重大な合併症をきたした場合以外は根治手術後の経過は良好である．

b. 心房中隔欠損　atrial septal defect（ASD）（図 18）

1）病態，解剖，頻度
- 左右の心房間の壁である心房中隔に欠損孔が存在し，通常左房から右房へと血液の一部が逆流する．胎児期に存在する卵円孔が閉鎖せず（卵円孔開存），血行動態的に ASD と同じ状態になっている場合も含めることがある．欠損孔を介した左-右短絡により右房，右室，肺動脈に容量負荷がかかる．
- 二次口欠損型，一次口欠損型，静脈洞型，単心房型に分類される．
- 頻度は全先天性心疾患の 10％前後である．

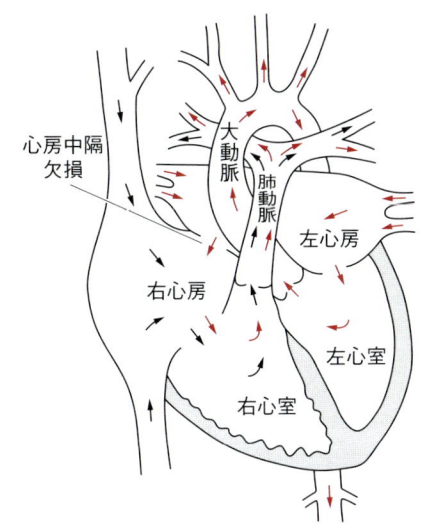

図18 心房中隔欠損

2）症状と診断

- 小欠損では，生涯を通じて無症状である．
- 欠損孔が中等度以上では，まれに乳児期に心不全症状や肺高血圧をきたすことがあるが，大部分は思春期〜中年期に心不全症状や不整脈などが出現する．
- 心音ではⅡ音が分裂（固定性分裂）し，胸骨左縁第2〜3肋間に収縮期雑音を聴取する．
- 心電図では，右軸偏位，右房負荷，右室肥大，右脚ブロックを呈する．心エコー，心臓カテーテル検査では，短絡量に応じた右房，右室拡大を認め，欠損孔を介した短絡血流が描出される．また，血液中酸素飽和度が左-右短絡による酸素化血の混入により右房で増加する．

3）治療と予後

- 肺/体血流比（肺血流量と体血流量の比で左-右短絡量が多くなるほど大きい）が2以上のときは，思春期以降に心不全症状が出現したり，不整脈，肺高血圧などを高率に合併するため，それ以前に手術が考慮される．根治手術後の経過は良好である．
- 最近ではカテーテルで閉鎖する治療が欧米を中心に行われている．

c. 動脈管開存　patent ductus arteriosus（PDA）（図 19）

1）病態，解剖，頻度

- 胎生期に存在する主肺動脈と下行大動脈を結ぶ動脈管は，正常の新生児では生後 2，3 日以内に閉鎖するが，これが新生児期以降まで開存する場合が PDA である．未熟児などの早産児では閉鎖が遅れる．
- 血圧の高い大動脈から血圧の低い肺動脈へ収縮期から拡張期にかけて連続して血液が逆流する．PDA を介した左-右短絡により肺動脈，左房，左室に容量負荷がかかる．
- 頻度は全先天性心疾患の 5 〜 10 ％である．

2）症状と診断

- 太い動脈管開存では乳児期に心不全を生じるが，中等度以下の太さの場合は心雑音のみである．
- 心音では胸骨左縁第 2 肋間に連続性雑音を聴取する．
- 心電図では，左房負荷，左室肥大を呈し，肺血圧を合併すれば両室肥大となる．心エコー，心臓カテーテル検査では，短絡量に応じた左房，左室拡大を認め，下行大動脈から主肺動脈へ向かう連続性血流が描出される．血液酸素飽和度は左-右短絡による酸素化血の混入により肺動脈で増加する．

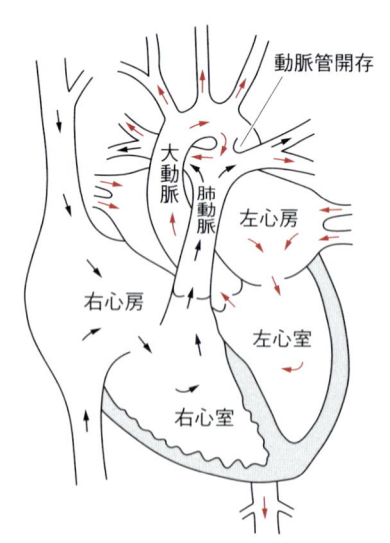

図 19　動脈管開存症

3）治療と予後

- 細い動脈管開存は無症状だが，感染性心内膜炎の危険性に加え，成人期に動脈管部の石灰化や動脈瘤を合併することがある．
- 太い動脈管開存は心不全や肺高血圧を合併し，予後不良である．
- したがって，発見が遅れアイゼンメンゲル化した場合以外はすべて適当な時期に結紮術や離断術などの手術を行う．
- 最近ではサイズの小さな動脈管開存に対してはコイルを用いたカテーテル閉塞治療が行われつつある．

d. 肺動脈狭窄　pulmonary stenosis（PS）（図20）

1）病態，解剖，頻度

- 肺動脈弁，弁下，弁上の孤立性の狭窄で，広義には他の心奇形に合併するものも含める．
- 右室は狭窄部を通して血液を駆出しなければならないため，狭窄の程度に比例して右室に圧負荷がかかる．
- 頻度は全先天性心疾患の数～10％である．

2）症状と診断

- 新生児，乳児早期発症例は重症であることが多く，心不全や，チアノーゼ

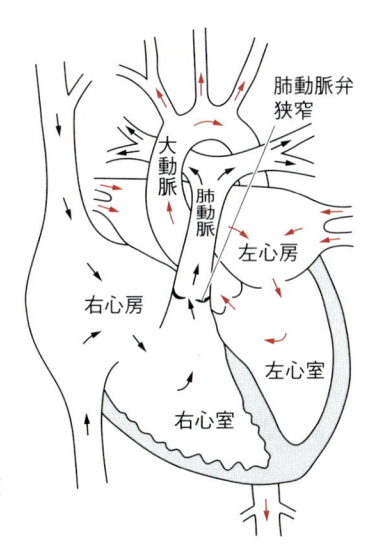

図20　肺動脈弁狭窄症

（右室, 右房圧上昇により, 卵円孔を介する右-左短絡を生じることによる）を呈する.
- 軽症例は生涯を通して無症状であるが, 圧較差が 50 mmHg を超える中等症例は, 年長になるにつれ労作時の息切れや易疲労性が出現してくる.
- 心音では胸骨左縁第 2 〜 3 肋間に収縮期雑音を聴取する.
- 心電図では, 右室肥大を呈する. 心エコーでは, 狭窄部を通る血流が高速となり, カラードップラーにてモザイク状にみえる. 心臓カテーテル検査では, 狭窄の程度に比例した右室内圧上昇, 右室-肺動脈間の圧較差増大をきたす.

3）治療と予後
- 右室-肺動脈間の圧較差が 50 mmHg 以上の中等症例で, 他に心奇形のない弁性狭窄の場合は, カテーテルによる弁拡大術を行う. カテーテル治療にて効果が得られなかった弁性狭窄, 弁性狭窄以外の肺動脈狭窄は狭窄解除手術を行う.
- 軽症例は予後良好だが, 中等症以上の未手術例は, 成長期を過ぎると狭窄, 心筋肥大, 心筋障害が進行し, 心不全や不整脈を合併してくる.

e．ファロー四徴症　tetralogy of Fallot（TOF）（図 21）
　1）病態, 解剖, 頻度
- 心室中隔欠損, 肺動脈狭窄（右室流出路狭窄）, 大動脈騎乗, 右室肥大の 4 つの特徴をもつ疾患である. 肺動脈閉鎖を合併することもある.
- 右室に流入した酸素化の低い静脈血は, 肺動脈狭窄があるため肺動脈に流れにくく, 心室中隔を介して大動脈へ流出する. そのためチアノーゼがみられ, 肺動脈狭窄の程度が強ければチアノーゼは増強する.
- 頻度は全先天性心疾患の 5 〜 10 ％である.

　2）症状と診断
- チアノーゼは生後 1 カ月以内に 1/3, 生後 1 カ月〜 1 年に 1/3, 生後 1 年以降に 1/3 が出現する.
- 本症の約 30 ％に生後 3 カ月〜 3 歳に間にチアノーゼ発作が生じるが, 高度な場合は意識消失, 全身痙攣を起こし, 死亡することもある.
- 歩行開始後, 歩行時や走っているときに息が切れるとしゃがみ込む "蹲踞（そんきょ）"

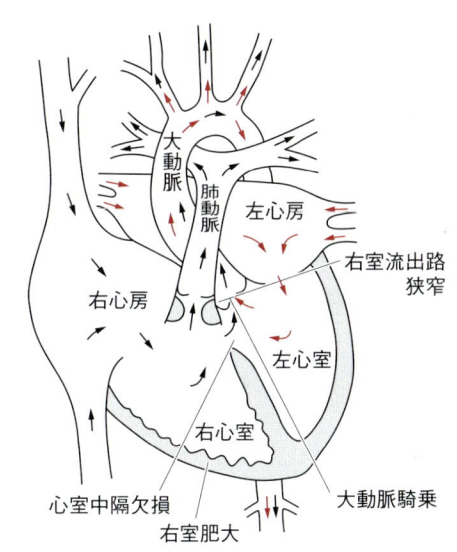

図21 ファロー四徴症

の姿勢をとるようになり，年長児では少しの運動で呼吸困難を生じる．
- 心音ではⅡ音が単一で亢進し，胸骨左縁に収縮期雑音を聴取する．
- 胸部X線写真では，肺血管陰影が減弱し，木靴のような心陰影を呈する．心電図では右軸偏位，右室肥大を呈する．心エコーでは，本疾患の本態である四徴を認める．心臓カテーテル検査では，右室圧は左室圧と同等で，右室から大動脈へ静脈血が流出することにより，左室-大動脈間で，酸素飽和度が低下する．

3）治療と予後
- 乳児早期にチアノーゼ発作を生じる場合は，酸素投与やβ遮断薬投与（右室流出路狭窄を解除し，肺血流を増加させる）などで対処するが，コントロールできなければ，肺血流を増加させる姑息的手術（姑息的手術には様々な術式があるが，最近は鎖骨下動脈と肺動脈を人工血管で吻合するブラロック Blalock手術が主流である）を行う．
- 未手術では，1歳までの生存率が75％，3歳までが60％，10歳までが30％であるため，原則的に心内修復手術が必要である．根治手術は早ければ1歳前後に施行する．
- 根治手術後の予後は，重大な合併症がなければ良好であるが，遠隔期に不

整脈を発症することがある．
- 未手術例の死亡原因はチアノーゼ発作，心不全，脳膿瘍，感染性心内膜炎などである．

f. 大動脈弁狭窄症　aortic stenosis（AS）（図 22）
1）病態，解剖，頻度
- 狭義には大動脈弁性の狭窄を示すが，広義には大動脈弁下，弁上の狭窄，他の心奇形に合併するものをも含める．
- 左室は狭窄部を通して血液を駆出しなければならないため，狭窄の程度に比例して左室に圧負荷がかかる．
- 頻度は全先天性心疾患の 5％前後であるが，先天性大動脈二尖弁に併発し，成人期以降に発症する軽症例をも含めると頻度はそれ以上となる．

2）症状と診断
- 新生児，乳児早期発症例は重症であることが多く，心不全，ショック症状をきたす．
- 軽症例は生涯を通して無症状であり，中等症例は，年長になるにつれ労作時の息切れや易疲労性が出現し，まれに失神をきたすこともある．
- 心音では胸骨右縁に収縮期雑音を聴取する．

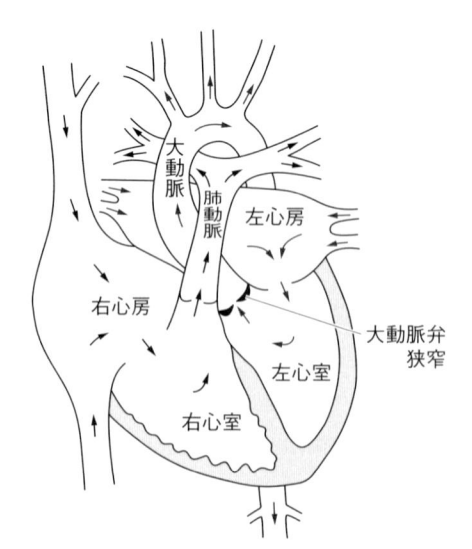

図 22　大動脈弁狭窄症

- 心電図では，狭窄の程度に応じた左室肥大を呈する．心エコーでは，狭窄部を通る血流は高速となり，カラードップラーにてモザイク状となる．心臓カテーテル検査では，狭窄度に応じた左室内圧上昇，左室-大動脈間の圧較差増大をきたす．

3）治療と予後
- 軽症例は治療の必要性はないが，進行性の場合があり，定期的な観察が必要である．左室-大動脈間の圧較差が 25 mmHg 以上では，激しい運動は控えさせる．
- 左室-大動脈間の圧較差が 50 mmHg 以上の中等症以上の場合は外科的手術を考慮する．
- 手術には交連切開術と人工弁置換術があるが，小児においては最近では自己の肺動脈弁を大動脈弁に付けかえる（肺動脈弁はパッチなどを用いて再建する）ロス Ross 手術が行われている．
- カテーテル治療には根治性はないが，救命的に，または姑息的に選択されることもある．
- 根治手術後，症状は改善するが，人工弁置換術後は血栓症や感染性心内膜炎に気をつける．

g. 心内膜床欠損症　endocardial cushion defect（ECD）（図 23）
1）病態，解剖，頻度
- ①房室中隔の欠損，②房室弁が左右に分かれず，基本的には 5 つの弁尖で囲まれ共通房室弁となる，③前方に偏位した左室流出路，をもつ疾患で，最近,欧米では疾患名に房室中隔欠損 atrioventricular septal defect（AVSD）を用いることが多い．通常一次孔心房中隔欠損のみで心室中隔欠損を伴わない不完全型と，一次孔心房中隔欠損と心室中隔欠損を伴う完全型に分類される．
- 不完全型は心房中隔欠損症と同様で，心房レベルでの左-右短絡による右房，右室の容量負荷を呈し，完全型は心房，心室レベルでの大量の左-右短絡により，負荷が増大し，通常肺高血圧をも合併する．
- 完全型，不完全型ともに房室弁の形成異常があるため，房室弁閉鎖不全を合併することがある．

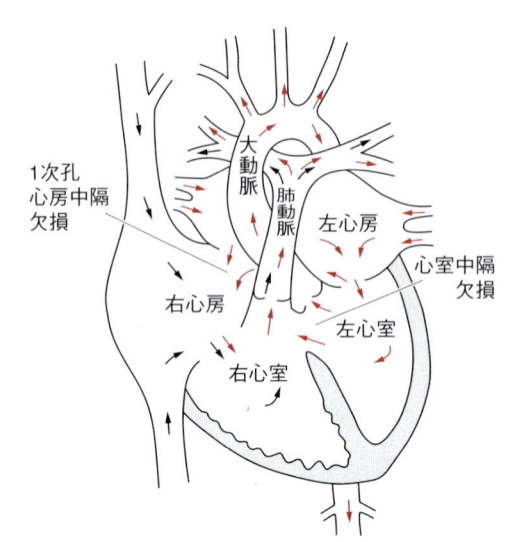

図23 心内膜床欠損症

- 全先天性心疾患の2〜4％の頻度であり，ダウン Down 症候群の約40％（その多くが完全型）に本症を認める．

2）症状と診断

- 不完全型は乳児期に症状を呈する場合は少ないが，完全型では乳児期から心不全や肺高血圧を呈する．
- 心音では，不完全型は胸骨左縁に収縮期雑音を，完全型はII音の亢進と，胸骨左縁に汎収縮期雑音を聴取する．ともに僧帽弁閉鎖不全を合併すると胸骨左縁下部に収縮期雑音を聴取する．
- 心電図では左軸偏位，不完全右脚ブロックを認める．心エコーでは大きな欠損孔と，僧帽弁閉鎖不全を合併すればカラードップラーにて逆流が描出される．心臓カテーテル検査では血液中酸素飽和度は酸素化血の混入により右房，右室〜肺動脈で増加し，完全型では通常右室圧は左室圧と同等となる．また，左室正面造影像にて goose-neck sign とよばれる特徴的な所見を呈する．

3）治療と予後

- 不完全型は小児期から症状を呈し，未手術では成人期に不整脈や心不全を呈する．

- 完全型の自然経過はきわめて不良で，未手術で成人期に達することはほとんどない．
- 完全型は乳児期に，不完全型は学童以前に根治手術を施行する．
- 根治手術後でも，特に完全型では，肺高血圧の残存，房室弁機能不全の増悪，左室流出路狭窄の出現，感染性心内膜炎や不整脈の合併など注意する点は多い．

h. 大動脈縮窄　coarctation of the aorta（CoA）（図 24, 25）
1）病態，解剖，頻度
- 通常大動脈峡部と下行大動脈の移行部で，動脈管接合部に生じる限局性狭窄で，30 〜 40 ％が単純型で，60 〜 70 ％は重い心奇形に合併する複合型である．
- 単純型では，左室は狭窄部を通って血流を駆出しなければならないため，左室の圧負荷と，上半身の高血圧（代償された状態では縮窄以降の血圧を維持するため左室収縮期圧が上昇し，縮窄以前の血圧は上昇する）を呈する．一方複合型では，上半身の血流は左室から，下半身の血流は主に動脈管を介して右室から（この場合の血流は酸素化の低い体静脈還流血と心房または心室中隔欠損を介した左-右短絡による酸素化の高い肺静脈血が混入した混合血である）流れるため，上半身と下半身で血中酸素飽和度に差がある．
- 頻度は全先天性心疾患の 6 〜 8 ％である．

2）症状と診断
- 単純型では一部が新生児，乳児期に心不全を生じるが，大部分は幼児期以降に頭痛や下肢の筋肉痛などの症状を認めるようになる．一方，複合型では，新生児，乳児早期にうっ血性心不全や，動脈管閉鎖による循環不全症状を認めることが多い．
- 心音では，胸骨左縁上部，背中に収縮期雑音を聴取する．
- 心エコーでは縮窄部を通る血流は，流速が速く，カラードップラーにてモザイク状となる．心臓カテーテル検査では，程度に応じた縮窄部上下間の圧較差と，造影にて縮窄所見を認める．

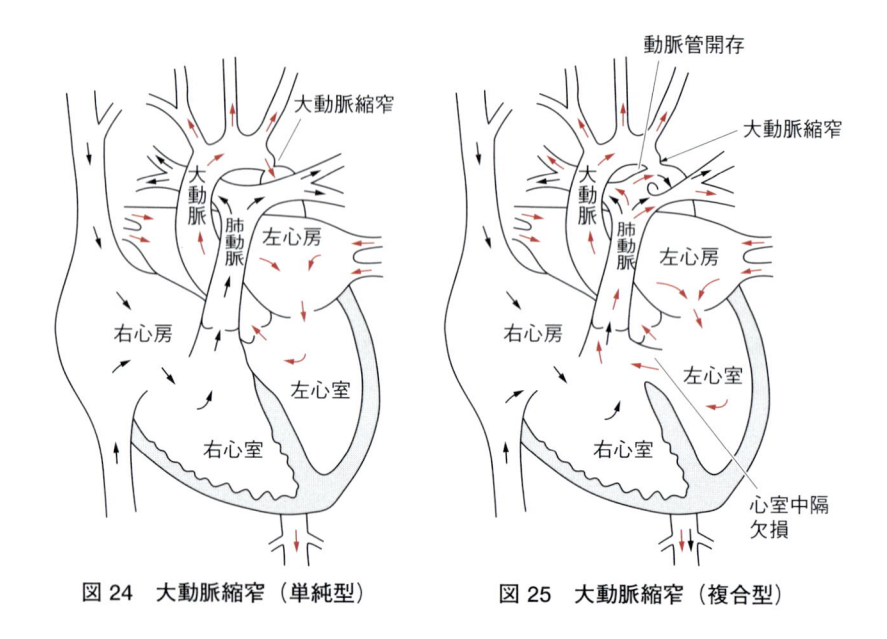

図24　大動脈縮窄（単純型）　　図25　大動脈縮窄（複合型）

3）治療と予後

- 単純型では症状があるか，または左室の圧負荷所見が強ければ手術を行う．未手術例の予後は不良である．複合型では，まず動脈管を開存維持させるプロスタグランジン製剤を使用し，心不全があれば他の薬物治療（強心薬，利尿薬など）を併用する．その後新生時期～乳児早期に手術を行う．
- 手術は左鎖骨下動脈をフラップに用いて縮窄部を拡大する方法，縮窄部を切除して端々吻合する方法，人工のパッチで拡大する方法などがある．複合型においては通常，合併した心室中隔欠損などの心内奇形を縮窄部修復後に一定期間をおいて修復する二期的手術を行うが，最近では1回で全てを修復する一期的手術を行う施設もある．
- 根治手術後に縮窄部の再狭窄をきたすことがあるが，その場合にはカテーテルを用いた拡張術にて効果が得られることがある．

i. 大動脈弓離断　interrupted aortic arch（図26）

- 大動脈弓の一部が欠如している心奇形．
- 大動脈弓の最後の分枝の左鎖骨下動脈の下で離断しているA型，左総頸

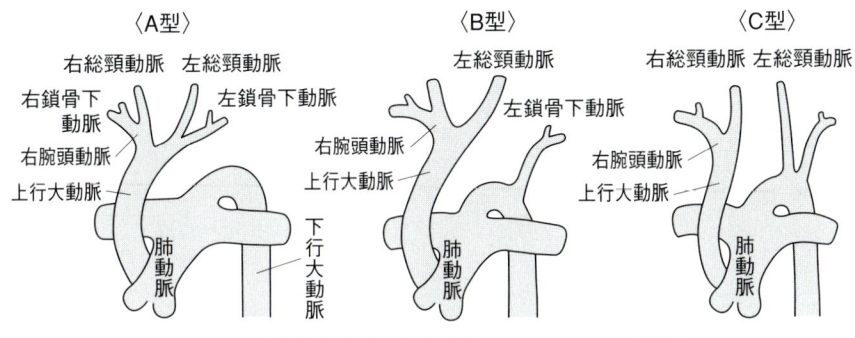

図26 大動脈弓離断の分類（Celoria-Patton 分類）

動脈と左鎖骨下動脈間で離断している B 型，右腕頭動脈，左総頸動脈間で離断している C 型に分類される．
- 99 %以上が心室中隔欠損症などの心内奇形を合併している．
- 病態，治療は複合型大動脈縮窄症とほぼ同様である．

j．完全大血管転換　transposition of the great arteries（TGA）（図 27）
1）病態，解剖，頻度
- 心房，心室の関係は正常で，右室から大動脈，左室から肺動脈が起始する心奇形である．
- 血液の流れは大静脈→右房→右室→大動脈，肺静脈→左房→左室→肺動脈と並列であるため，体循環血と肺循環血が心房中隔欠損，心室中隔欠損，動脈管開存のいずれかで交わらなければ生存できない．
- 心室中隔欠損，肺動脈狭窄を合併しない I 型（40 ～ 50 %），心室中隔欠損を合併する II 型（30 ～ 40 %），心室中隔欠損と肺動脈狭窄を合併する III 型（15 %前後）に分類される．
- 頻度は全先天性心疾患の 5 %前後である．

2）症状と診断
- 出生時よりチアノーゼが出現し，その後心不全症状も伴ってくる．チアノーゼの程度は体循環と肺循環の交通の程度に左右される．
- 心音は II 音が単一で亢進し，約半数で胸骨左縁に収縮期雑音を聴取する．
- 心エコー，心臓カテーテル検査では右室から大動脈，左室から肺動脈が起

9．循環器疾患

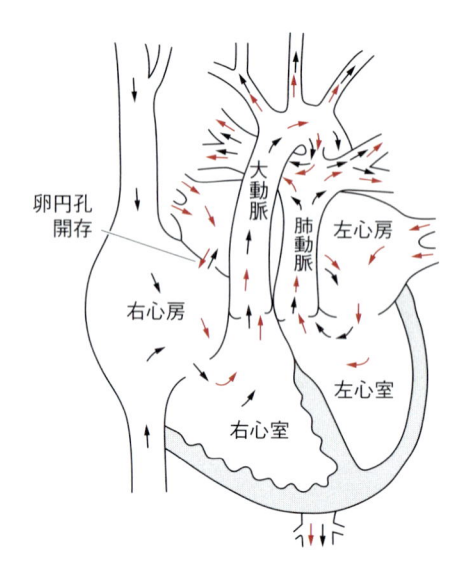

図27　完全大血管転換Ⅰ型

始する．

3）治療と予後
- 自然予後はきわめて不良で，1カ月以内に半数が死亡する．
- 重度のチアノーゼをきたした場合は，バルーンカテーテルによる心房中隔切開術をまず行い，チアノーゼを軽減させる．
- 手術は，以前は心房間で血流を転換するマスタード Mustard 手術，セニング Senning 手術が行われていたが，最近では大動脈と肺動脈を弁上で転換し，正常の血行動態に修正するジャテネ Jatene 手術が主流である．
- 根治手術後の予後は良好だが，冠状動脈閉塞，肺動脈狭窄，大動脈弁閉鎖不全が出現することがある．

k. 総肺静脈還流異常　total anomalous pulmonary venous connection（TAPVC）（図 28）

1）病態，解剖，頻度
- 左房へ戻るべき肺静脈のすべてが直接右房または体静脈へ還流する心奇形である．
- 生後，肺血管抵抗の低下に伴い，右房または体静脈へ還流した肺静脈血が

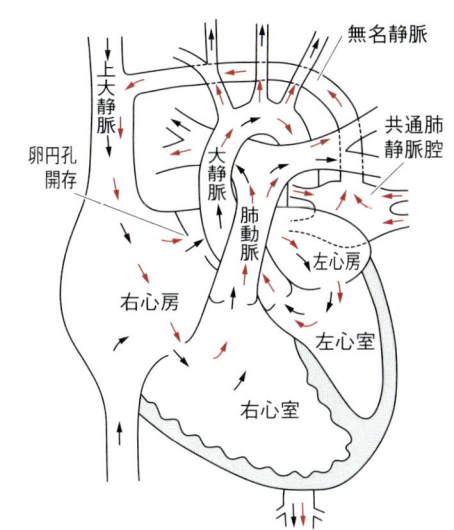

図28 総肺静脈還流異常（上心臓型）

体静脈還流血とともに再び肺循環に流れるため，肺うっ血症状と肺高血圧をきたすようになる．
- 孤立性と複雑心奇形に合併する場合があるが，孤立性では体循環との交通である卵円孔開存や動脈管開存が存在しないと生存できない．
- 肺静脈が無名静脈や上大静脈に還流する上心臓型，冠状脈洞を介し，または直接右房へ還流する傍心臓型，門脈や下大静脈などに還流する下心臓型，以上の2つ以上の組み合わせである混合型に分類される．
- 頻度は全先天性心疾患の0.3～2％である．

2）症状と診断
- 下心臓型および上心臓型の一部では，肺静脈が流入する血管が狭いためその上流の肺実質内で血流がうっ滞し，生後早期より重度のチアノーゼと呼吸障害を呈する．それ以外でも，徐々に肺うっ血と心不全が進行してくる．
- 心音ではⅡ音が亢進するが，通常心雑音は聴取しない．
- 胸部X線にて肺うっ血を呈する．心エコー，心臓カテーテル検査では右房，右室の著明な拡大と異常肺静脈腔の体静脈，右房への流入を認める．

3）治療と予後
- 呼吸障害が強いときはまず人工換気を行い，全身の安定化をはかる．肺血

管を拡張させる酸素やβ刺激薬は肺水腫を悪化させるためできるだけ使用しない．
- 本症は手術なしでは生存できないため，新生児重症例は可及的に早く，それ以外でも乳児早期までに根治手術を行う．
- 術後，まれに肺静脈狭窄による呼吸障害や不整脈が出現することがある．

I. 三尖弁閉鎖　tricuspid atresia（図 29）

1）病態，解剖，頻度

- 三尖弁口が閉鎖して右房と右室の交通が遮断された心奇形である．必ず卵円孔開存か心房中隔欠損を合併する．
- 心室中隔がなく肺動脈閉鎖を合併する型（この場合は肺血流を維持する動脈管開存が必須），心室中隔が小さく肺動脈狭窄を合併している型，心室中隔が大きく肺血流が増加する型に大別され，それに大血管転換合併の有無で細分化される．
- 頻度は全先天性心疾患の 1～3 ％である．

2）症状と診断

- 肺動脈閉鎖か狭窄を合併するとチアノーゼが強くなり，逆にそれらを合併

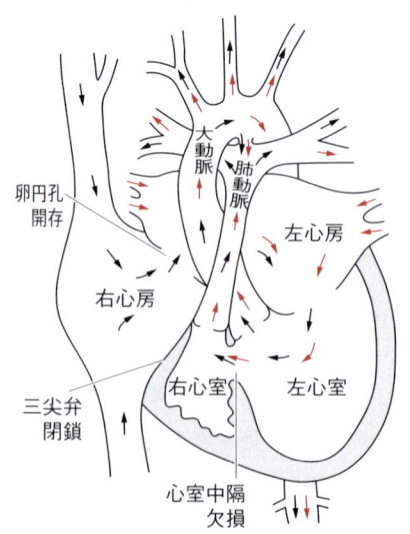

図 29　三尖弁閉鎖

しない肺血流増加型ではチアノーゼは軽いがうっ血性心不全症状が強い．
- 心音では単一 II 音を聴取し，肺動脈狭窄や動脈管開存を合併すればそれぞれの雑音も聴取する．
- 心電図では右房負荷，左軸偏位，左室肥大が特徴的である．心エコー，心臓カテーテル検査では三尖弁の閉鎖と，拡大した左室，狭小化した右室を認める．

3）治療と予後
- 心房間が狭小化すれば体うっ血症状を呈するため，バルーンカテーテルによる心房中隔裂開術を行う．
- 手術はチアノーゼが強ければ人工血管を用いて左右いずれかの鎖骨下動脈と肺動脈にバイパスを作成するブラロック-タウジッヒ Blalock-Taussig 手術などの大動脈-肺動脈短絡手術を，肺血流が増加し，うっ血性心不全や肺高血圧を合併する場合は肺動脈絞扼手術を姑息手術として行う．最終手術として，解剖学的根治手術は不可能で，血流を正常化する機能的根治手術であるフォンタン Fontan 型手術を行う．

m．左心低形成症候群　hypoplastic left heart syndrome（図30）
1）病態，解剖，頻度
- 本来は高度の左室の低形成を伴い，大動脈，僧帽弁の閉鎖や重度の狭窄，上行大動脈から大動脈弓の低形成を含む疾患群である．
- 左房に達した動脈血はほとんどが右房，右室へと流れ，酸素の高い肺静脈還流血と酸素化の低い体静脈還流血が混在した状態で肺循環，動脈管を介し体循環へと流れる．したがって，卵円孔と動脈管開存が存在しなければ生存できない．
- 頻度は全先天性心疾患の1％程度である．

2）症状と診断
- 先天性心疾患の中では最も重症な疾患で，生後早期から心不全と，循環不全をきたす．チアノーゼは軽い場合が多い．
- 生後の動脈管閉鎖傾向により，また動脈管が開存維持されても，肺血管抵抗の低下に伴う肺血流増加，体血流減少が生じ，重度の循環不全と肺うっ血が必発する．

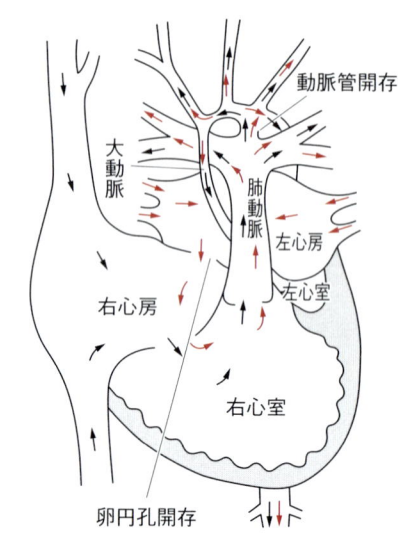

図30 左心低形成症候群

- 心エコーにて左心系の低形成所見を認める．

3）治療と予後
- 出生後確定診断がつき次第，動脈管開存目的にてプロスタグランジン製剤を開始し，人工換気を含めた強力な抗心不全療法を行う．
- 手術は新生児早期に姑息手術としてノーウッド Norwood 手術を行い，幸運にも新生児，乳児期を乗りきれた症例では，適応があれば機能的単心室に対する手術であるフォンタン Fontan 型手術を行う．また欧米では心臓移植も行われている．
- 予後は絶対的に不良だが，幸運にもフォンタン型手術に到達できた患者には長期生存例もある．

n. エプスタイン奇形 Ebstein's anomaly（図31）

1）病態，解剖，頻度
- 三尖弁が変形し，右室内にずれて起始し，その部分の右室心筋の形成異常を伴う疾患で，右室，三尖弁機能不全が必発する．右室の一部は右房化する．
- 孤立性が約30％で，残りの約70％が他の心奇形に合併する．

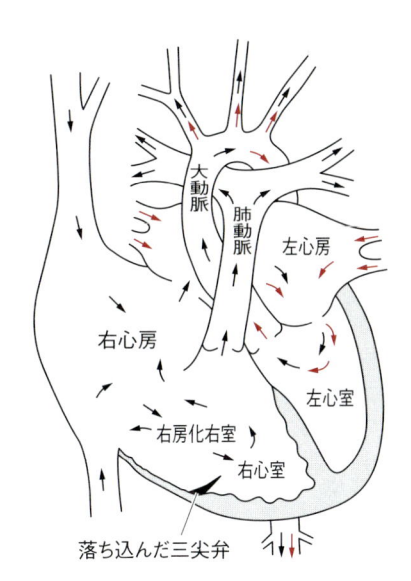

図 31　エプスタイン奇形

- 孤立性の頻度は全先天性心疾患の約 0.5 ％である．

2）症状と診断
- 新生児期発症例は最重症で高度のチアノーゼと心不全症状を呈するが，それ以外は心不全，チアノーゼ持続例から無症状例まで幅広い．
- 新生児期発症例は胸部 X 線写真にて著明な心拡大を呈する．
- 心電図では右房負荷，右脚ブロックに加え約 20 ％で WPW 症候群（心房-心室間に正常伝導路以外の副伝導路をもち，上室性頻拍症の原因となる）を合併する．心エコー，心臓カテーテル検査にて拡大した右房，右房化右室と三尖弁閉鎖不全を認める．

3）治療と予後
- 新生児期発症重症例は致命率が高いが，それ以外では平均寿命は 30 歳代である．
- 新生児期発症例は人工換気を含めた内科治療が主体だが，救命的に短絡手術や，三尖弁閉鎖術などの姑息手術を行うこともある．それ以外では症状が強ければ右房化右室の縫縮や人工弁置換手術を行う．

o. 総動脈幹遺残　persistent truncus arteriosus（図 32）

1）病態，解剖，頻度
- 胎生期の総動脈幹は，発生過程で大動脈と肺動脈に二分されるが，それが分離せず，左右両心室からの血液を単一の大血管が受ける心奇形である．通常は心室中隔欠損が存在する．
- 頻度は全先天性心疾患の約 0.4 〜 0.8 ％である．

2）症状と診断
- 典型例は生後肺血管抵抗の低下に伴い肺血流が増加し，うっ血性心不全症状が出現する．通常チアノーゼは目立たないが，肺動脈狭窄を合併するとチアノーゼを呈する．
- 心音では単一 II 音を聴取する．
- 胸部 X 線では心基部が狭小で，20 〜 40 ％に右大動脈弓を合併する．心エコー，心臓カテーテル検査では心室中隔に騎乗した太い血管が描出され，その血管から肺動脈が分岐する．

3）治療と予後
- 未手術では 1 カ月以内に約 50 ％が死亡する．
- 内科的には強心薬や利尿薬でうっ血性心不全をコントロールする．

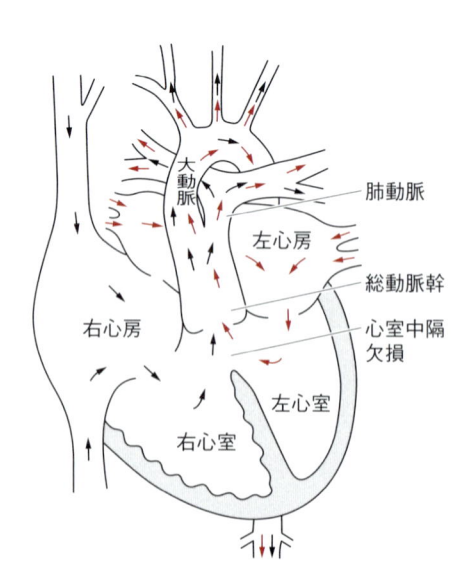

図 32　総動脈管遺残

- 外科的には，姑息手術として肺血流を低下させる目的で肺動脈絞扼手術を行う場合もある．一般的には一期的根治手術を行うが，肺動脈を切離，心室中隔欠損を閉鎖し，右室と肺動脈を直接または人工血管を用いて吻合する手術を行う．

p. 純型肺動脈閉鎖症　pulmonary atresia with intact ventricular septum
（図 33）

1）病態，解剖，頻度
- 二心室を有しかつ両心室間の交通を伴わない右室肺動脈間の閉鎖をいう．通常右室の低形成を伴う．右室の低形成が強い例では冠動脈-右室間交通の合併をしばしば認める．
- 右房に還流した体静脈血は直接，またはいったん右室に流入したあと三尖弁閉鎖不全で右房に逆流し，卵円孔や心房中隔欠損孔を介して左心系へ流入する．また肺循環は動脈管に依存する．したがって，心房間交通と動脈管開存が生存のためには必須である．
- 頻度は全先天性心疾患の 1〜3％である．

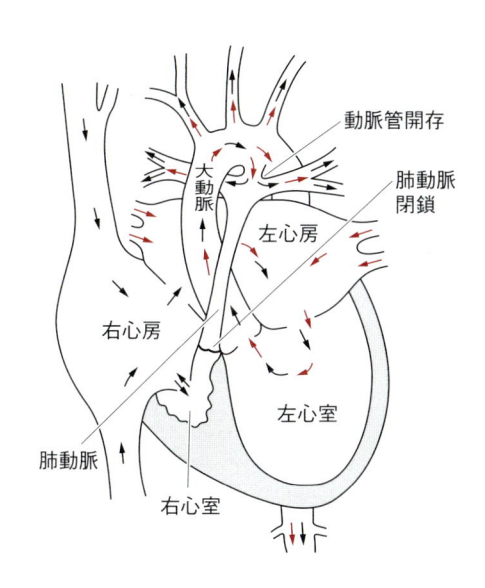

図 33　純型肺動脈閉鎖症

2）症状と診断

- 生後 2〜3 日以内に動脈管の閉鎖に伴いチアノーゼが出現し，動脈管の開存維持なしでは生存できない．
- 心房間交通が狭いと，肝臓腫大，浮腫，乏尿となる．
- 心電図では右軸偏位ないし正常軸で，左室肥大を伴う．心エコー，心臓カテーテル検査では右室肺動脈間の血流の欠如，右室低形成，三尖弁閉鎖不全などを認める．

3）治療と予後

- 動脈管が生存のためには必須であるため，診断がつき次第動脈管を開存維持させるプロスタグランジン製剤を開始する．
- 外科的には，まず肺動脈血を増加させる体-肺動脈短絡手術が必要になることがほとんどだが，その後三尖弁や右室低形成の程度により，右室流出路形成などの根治手術を行うか，機能的に単心室化するフォンタン型手術を行うか判断する．
- 冠動脈-右室間交通を合併する場合は心筋虚血を生じることが多く予後が悪い．

q．修正大血管転換　congenitally corrected transposition of the great arteries（corrected TGA）（図 34）

1）病態，解剖，頻度

- 右房が同側の左室，肺動脈へとつながり，左房が同側の右室，大動脈へとつながる奇形である．合併心奇形がなければ血液の流れは修正され正常である．
- 本症の 80％以上は心室中隔欠損，肺動脈狭窄などの心奇形を合併する．
- 頻度は全先天性心疾患の 1〜3％である．

2）症状と診断

- 合併した心奇形により臨床症状は多彩である．他の心奇形を合併しなければ成人期以降まで無症状の場合も少なくない．
- 心エコー，心臓カテーテル検査にて心房-心室接合不一致をみる．

3）治療と予後

- 合併した心奇形の修復が中心的治療となる．

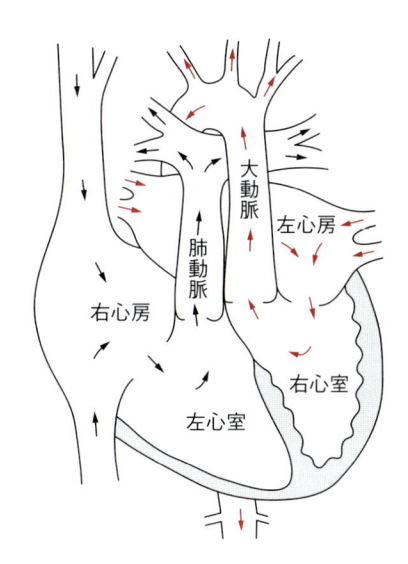

図 34　修正大血管転換

- 最近では，左右心房，左右心室内で血流を転換し，右房-右室-肺動脈，左房-左室-大動脈と解剖学的関係を正常化するダブルスイッチ double-switch 手術も行われている．
- 他に合併奇形がない場合，合併奇形のみを修復した場合では長期生存例もみられるが，完全房室ブロックや解剖学的右室（機能的左室）機能不全，三尖弁不全を生じることがある．

r. 単心室（図 35）

- 一つの心室に両房室弁あるいは共通房室弁が挿入し，もう一つの心室は存在しないか痕跡的である．
- 体静脈，肺静脈，半月弁，房室弁，大血管の異常を様々な形で合併するため，臨床症状はチアノーゼが強い場合，心不全症状が強い場合，どちらも目立たない場合と幅広い．
- チアノーゼを軽減する体-肺動脈短絡手術，心不全，肺高血圧を軽減する肺動脈絞扼術などの姑息手術が必要なことが多い．
- 解剖学的根治手術は困難で，血流を正常化させる機能的根治手術であるフォンタン型手術が最終手術となるが，適応とならない場合も少なくない．

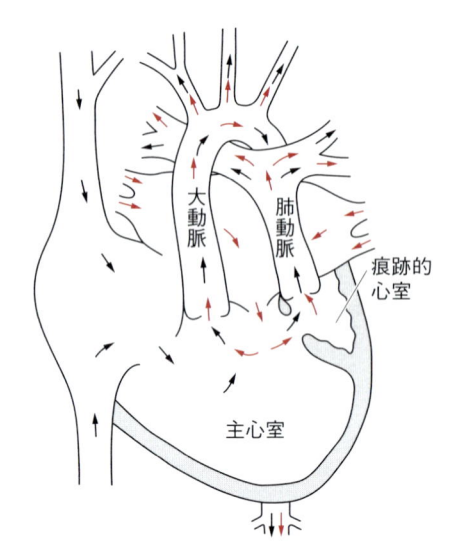

図35 単心室

- フォンタン型手術が行えない場合の予後は不良である．フォンタン型手術に到達できた場合，短〜中期予後は改善するが，遠隔期の合併症（不整脈，心機能不全，蛋白漏出性胃腸症など）の発症の危険性があり，注意が必要である．

2 後天性心疾患

a. 川崎病
1）概念，症状
- 1967年に川崎により最初に報告された急性熱性疾患で，いまだに原因は不明である．
- 主要症状は，①5日以上続く発熱（ただし，治療により5日未満で解熱した場合も含む），②両側眼球結膜充血，③口唇，口腔粘膜の発赤，④不定形発疹，⑤急性期の手足の硬性浮腫，手掌紅斑，回復期の指先からの膜様落屑，⑥非化膿性頸部リンパ節腫脹である．主要症状の5つ以上，または主要症状の4つと冠動脈の変化を認めたら診断が確定する．

2）治療と予後
- 急性期治療はアスピリンと免疫グロブリン製剤の大量療法が主体である．

- 全身の血管炎をきたす疾患で，急性期の約 20 ～ 30 ％に冠動脈の一過性拡大をきたし，急性期以降に約 5 ～ 10 ％に冠動脈瘤を残す．その中の半分が自然消退する．
- 慢性期に 1 ～ 2 ％が狭心症をきたし，1 ％以下が心筋梗塞を発症する．
- 急性期，慢性期を通じての死亡率は 0.1 ％前後である．

b．リウマチ熱，リウマチ性弁膜症
1）概念，症状
- A 群 β 溶血性連鎖球菌が原因で，感染 2 ～ 3 週後に菌の M 蛋白抗原と共通抗原性をもっているヒトの心筋や関節が自己抗体の交差反応によって障害を受ける全身性炎症性疾患である．
- 5 ～ 15 歳に好発する．
- ジョーンズ Jones の診断基準に従い，A 群 β 溶血性連鎖球菌の証明がなされ，大症状 1）心炎，2）多性関節炎，3）舞踏病，4）輪状紅斑，5）皮下結節の 2 項目，または大症状 1 項目と，小症状 1）発熱，2）関節痛，3）検査上の急性期反応，4）心電図上の PR 時間延長の 2 項目があれば可能性が高い．

2）治療と予後
- 近年先進諸国では抗生物質の開発により，発症率が減少し，その後遺症である心臓弁膜症も激減した．
- 急性期治療はペニシリンなどの抗生物質投与と，リウマチ熱そのものに対するアスピリン投与を行う．心炎がある場合はステロイド剤を投与する．
- 再発予防はペニシリン G を心炎がなければ 5 年間，あれば 30 歳まで，または一生涯内服する．

c．感染性心内膜炎
1）概念
- 心内膜，弁膜，血管内膜における細菌，真菌などによる感染症で，急激な経過をとる急性心内膜炎，遷延した経過をとる亜急性心内膜炎に分類される．
- 死亡率は 10 ～ 20 ％であるが，新生児，乳児発症例，急激な経過をとる

ブドウ球菌性は死亡率が高い．
- 基礎心疾患がない場合での発症はきわめてまれで，小児においては，ほとんどが術後も含め先天性心疾患などを基礎心疾患にもっている．

  2）症状と診断
- 通常の発熱などの感染症状，弁膜の破壊による心不全症状，疣贅（菌感染巣に血液成分が付着した凝塊）の崩壊に伴う塞栓症状などが主な症状である．
- デューク大学の診断基準が最も用いられるが，血液培養による起炎菌同定，心エコーでの疣贅や膿瘍の証明が重要である．

  3）治療と予後
- 起炎菌に感受性のある抗生物質を投与し，心不全などの合併症に対しての治療を行う．
- 感染や心不全が内科的にコントロールできない場合，塞栓症を繰り返す場合は，外科的切除と人工弁置換手術などの心内修復手術を行う．
- 基礎心疾患があれば，歯科治療や手術などの際には予防のために抗生剤を使用する．予防法はアメリカ心臓病学会が発表したガイドラインに従う．
- 診断精度の向上や抗生物質の開発により死亡率は 10～20％ と低下したが，新生児，乳児発症例，急激な経過をとるブドウ球菌性は死亡率が高い．

d．心筋炎
  1）概念
- 心筋を主座として炎症をきたす疾患で，大部分が急性の経過をとる．
- 原因としてはウイルスによるものが最多で，その中ではコクサッキー B 群ウイルスが最も頻度が高い．

  2）症状と診断
- 約半数が発熱などの風邪症状で発病し，それに続いて呼吸困難や動悸などの心症状が出現する．
- 胸部 X 線で心拡大を呈する．心電図にて ST-T 異常や期外収縮などの不整脈を認める．
- 心エコーにて左室の拡大と壁運動低下を認める．血清のウイルス抗体価やウイルス遺伝子検査により原因ウイルスを証明するが，原因が同定できな

いことも多い．

3）治療と予後
- 抗心不全療法や抗不整脈療法などの対症療法を行う．
- 免疫グロブリン製剤やステロイドなどの免疫抑制薬にて効果が得られる場合もある．
- 致命率が非常に高い劇症型心筋炎においては，一部の施設では特殊な装置を用いた循環補助療法を行っている．
- 急性期を乗り切れば予後は良好だが，拡張型心筋症へと移行する症例も存在する．致命率は 10 ～ 20 %である．

e. 心筋症
- 心機能障害を伴う心筋疾患であるが，ここでは拡張型心筋症，肥大型心筋症を取り上げる．

1）概念
- 拡張型心筋症は心室の拡張とびまん性の心収縮力低下を特徴とし，難治性心不全や不整脈により死に至る予後不良の疾患で，その頻度は 5,000 ～ 10,000 人に 1 人とされている．
- 肥大型心筋症は高血圧や弁膜症などの心肥大をきたす原因を認めず，心室筋の肥大をきたす疾患で，その頻度は 500 ～ 1,000 人に 1 人とされている．
- ともに原因は明らかでないが，最近では特に肥大型心筋症で遺伝子異常が報告されている．

2）症状と診断
- 拡張型心筋症では呼吸困難や動悸などの心不全症状を認めるが，症状は進行性で，改善することが少ない．
- 肥大型心筋症では易疲労性，胸痛，呼吸困難などを呈するが，無症状であることもある．
- 拡張型心筋症では胸部 X 線にて心拡大，心電図にて ST-T 異常や左室肥大など，心エコーにて左房，左室の拡大と左室壁運動の低下を認める．
- 肥大型心筋症では胸部 X 線にて約半数に心拡大を認め，心電図にて ST-T 異常や左室肥大など，心エコーにて心室中隔の肥厚，左室流出路狭窄など

を認める．

3）治療と予後
- 拡張型心筋症では，心不全に対し利尿剤や強心薬，血管拡張薬を使用する．欧米では心臓移植が行われている．
- 肥大型心筋症では，β遮断薬やカルシウム拮抗薬が使用され，左室流出路狭窄が高度なものは外科的切除術や心房心室同期ペースメーカー療法が行われる．
- 拡張型心筋症は予後不良であるが，薬物療法の進歩により最近では5年生存率が50％以上になっている．死亡原因は主に心不全や不整脈である．
- 肥大型心筋症は成人では10年生存率が80％であるが，小児ではそれ以下である．死亡原因は主に突然死や心不全である．

f. 原発性肺高血圧症
1）概念
- 原因不明の肺高血圧症である．
- 肺高血圧の定義は安静時の平均肺動脈圧が25 mmHg以上である．
- 発症頻度は1～2/100万人とされているが，20～40歳の女性に多い．小児例は成人の約1/4で，好発年齢は8～14歳で，10～15％が1歳未満に発症する．

2）症状と診断
- 運動・労作時の息切れ，胸痛，動悸などが主な症状である．末期には喀血やチアノーゼを呈する．
- 心電図では右軸偏位，右房負荷，右室肥大を認める．心エコー，心臓カテーテル検査では器質的心疾患を認めず，肺高血圧の所見がある．

3）治療と予後
- 心不全に対し抗心不全療法を行う．
- 肺高血圧に対しては在宅酸素療法，血管拡張薬（カルシウム拮抗薬，プロスタサイクリン製剤など）などを投与する．
- 末期患者には肺移植が欧米を中心に行われているが，移植後の5年生存率は50％前後と良好とはいえない．

3 不整脈

小児に特有な不整脈や治療法はないため，ここでは小児における要点と比較的頻度の高い不整脈に関して述べる．

a. 小児の不整脈の特徴
- 成人と比較して，基礎疾患を有することは少なく，特発性が主であるが，最近は先天性心臓病の救命率が向上し，先天性心臓病術後の不整脈が増加しつつある．
- 発症時期は胎児から学童まで幅広い．
- 無症候性例が多く，治療を要する不整脈は少ない．
- 自然経過は良好なことが多いが，術後の不整脈は治療抵抗性で，永続することが少なくない．
- 運動制限を必要としないことが多いが，まれに運動時の失神や突然死がみられる．

b. 発作性上室性頻拍症
- 異所性自動能亢進，リエントリーなどを機序とすることが多い．
- 房室結節リエントリー頻拍症，房室回帰性頻拍症，異所性心房頻拍症などが頻度が高く，心房細動や心房粗動は少ない．
- 症状は年長児では動悸や胸痛など，新生児，乳児では活気低下や哺乳不良，嘔吐などが多い．
- 発作が持続すると心不全やショック症状を呈する．
- 12誘導心電図やホルター Holter 心電図などから診断する．
- 薬物治療では主に房室結節を抑制する ATP（アデノシン三リン酸二ナトリウム），ジゴキシン，β遮断薬，カルシウム拮抗薬が用いられるが，幼少時では心機能を抑制するβ遮断薬，カルシウム拮抗薬の使用は慎重を要す．
- 重症心不全やショックを伴っているときは電気的除細動を行う．
- 最近では年長児において，カテーテルを用いた根治治療が行われている．

c. 先天性完全房室ブロック

- 母親が，全身性エリテマトーデス，シェーグレン Sjögren 症候群などの膠原病で認められる自己抗体である抗 SS-A, SS-B 抗体を有している場合にしばしば発症する．その他に胎児心筋炎や先天性心臓病などに合併することもある．
- 症状は徐脈による心不全症状が主だが，重症例は胎児期に心不全をきたす．
- 胎児モニターで発見されることが多い．
- 心電図では P 波と QRS 波が独立し，QRS 波が少ない．
- 胎児心不全例は可能であれば早期に娩出し，体外にて治療を行う．
- 出生後心不全症状があれば，一時的ペースメーカー治療を行い，一時的ペースメーカー治療より離脱できなければ永久的ペースメーカー植え込みを行う．

<砂川　信>

10 消化器疾患

総論

1 小児の消化器

a. 小児の消化器の形態と機能
1) 幼若乳児は食道，胃の形態が垂直に近い形をしており，機能的な未熟性も加わり，溢乳，吐乳が起きやすい（図36）．
2) アミラーゼ，リパーゼ，トリプシンなどの消化酵素の活性は出生後次第に増していく．

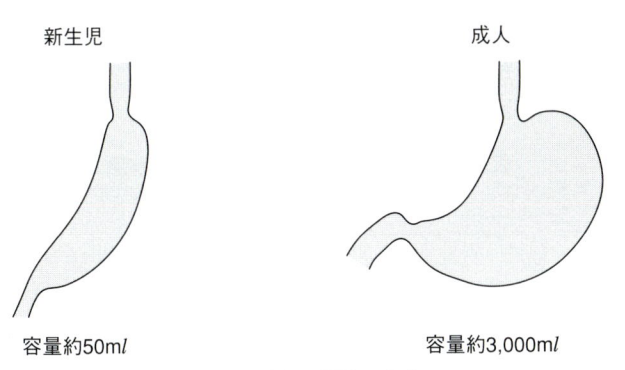

新生児　　　　　　成人

容量約50ml　　　容量約3,000ml

図36　胃の形態の変化

b. 小児の消化器疾患の特徴
1) 新生児，乳児期は先天異常が多く，外科的処置を要する疾患が多い（表30）．
2) 免疫機能の未熟性のため，疾患の経過が成人とは異なることがある．
3) 腹痛の局在など症状を正確に訴えることができない．

表30 小児各期の主な消化器疾患

	新生児期	乳児期	幼児期	学童期	思春期
消化管疾患	先天性食道閉鎖・狭窄 胃軸捻転 先天性肥厚性幽門狭窄症 先天性巨大結腸症 腸回転異常 肛門閉鎖	胃食道逆流症 先天性肥厚性幽門狭窄症 腸重積 感染性胃腸炎 腸回転異常 メッケルMeckel憩室	感染性胃腸炎 腸重積 急性虫垂炎 メッケル憩室	感染性胃腸炎 胃十二指腸潰瘍 急性虫垂炎	潰瘍性大腸炎 胃十二指腸潰瘍 急性虫垂炎
肝・胆・膵疾患	総胆管拡張症 先天性胆道閉鎖症 新生児肝炎	ウイルス性肝炎 総胆管拡張症	ウイルス性肝炎 総胆管拡張症	ウイルス性肝炎 総胆管拡張症 胆石症 膵炎	ウイルス性肝炎 胆石症 膵炎

2 主要症状

病変の原因と部位により慢性あるいは急性の腹痛, 嘔吐, 下痢などの症状を示す (表31).

表31 消化器疾患の主要症状と原因疾患

症状	原因疾患
腹痛	感染性胃腸炎, 胃軸捻転, 腸重積, 虫垂炎, 胃十二指腸潰瘍, 総胆管拡張症, 膵炎
下痢	感染性胃腸炎, 嚢胞性線維症, 潰瘍性大腸炎
嘔吐	感染性胃腸炎, 先天性食道閉鎖症, 肥厚性幽門狭窄症, 胃軸捻転, 急性虫垂炎, 腸重積
黄疸	先天性胆道閉鎖症, 新生児肝炎, ウイルス性肝炎, 総胆管拡張症, 肝硬変
便秘	習慣性便秘, 先天性巨大結腸症, イレウス

a. 腹痛 abdominal pain

- 胃腸疾患の大部分は腹痛をきたすが, 乳幼児は痛みを言葉で訴えることができない. 患児は啼泣や不機嫌で腹痛を訴える.

b. 下痢　diarrhea

- 下痢の原因により便の性状が異なる．血便は細菌感染（大腸菌，赤痢菌，サルモネラ菌，キャンピロバクター菌）による腸炎に認められる．白色水様便はロタウイルスなどのウイルス性腸炎に認められる（表32）．

表32　便の異常と原因疾患

便の異常	原因疾患
血便	細菌感染（大腸菌，赤痢菌，サルモネラ菌，カンピロバクター）による腸炎，腸重積
白色水様便	ロタウイルスによるウイルス性腸炎
灰白色便	先天性胆道閉鎖，新生児肝炎

c. 嘔吐　vomiting

- 嘔吐は胃内容物が口より圧出される発作で，腹壁筋と横隔膜の発作的な強い収縮による．嘔吐は消化器疾患の主要症状であるが，消化器以外にも嘔吐をきたす疾患は多く，他の症状との組み合わせに注意する．幼若乳児は半ば生理的にも嘔吐を示すことがあるので，全身状態を参考にして病的嘔吐との鑑別を行う．

d. 黄疸　icterus, jaundice

- 黄疸は胆汁色素（ビリルビン）による皮膚，粘膜の黄染である．血清総ビリルビン値が2～5 mg/dl 以上になると眼球結膜や皮膚，粘膜の黄染が認められる．
- 黄疸をきたす消化器疾患は胆道の閉塞や肝炎である（表33）．

e. 腹部膨満　abdominal distension

- 腹部膨満は腹部全体あるいは腫大部位の突出である．乳幼児は膨満感を訴えることができないが，視診，触診で観察することができる．腹部膨満は腸管内のガス貯留（鼓腸），腹腔内臓器腫大，腹部腫瘤，腹腔内の液体貯留（腹水）などにより生ずる．正常乳幼児でも若干の腹部膨満や肝臓を

表33　黄疸をきたす消化器疾患

増加するビリルビン	原因疾患
直接型ビリルビン	先天性胆道閉鎖 先天性総胆管嚢腫/拡張症 新生児肝炎 デュビン-ジョンソン　Dubin-Johnson 症候群 ウイルス性肝炎 薬剤性肝障害
間接型ビリルビン	新生児遷延性黄疸 クリグラー-ナジャー　Crigler-Najar 症候群 ジルベール　Gilbert 症候群

触知することがある．臨床上は生理的範囲と病的腹部膨満，肝腫大の鑑別が必要となる．

f. 便秘　constipation

- 便秘は排便回数の減少，便性の硬化を伴う排便困難な状態のことである．経過により急性と慢性便秘に分類される．便秘をきたす消化器疾患はヒルシュスプルング　Hirschsprung 病やイレウス（腸閉塞）である．前者は慢性，後者は急性便秘をきたすことが多い．発生頻度が最も高いのは習慣性便秘である．

g. 下血　melena

- 下血は消化管からの出血を肛門より排出することであり，血便として肉眼的に認められる．胃，上部腸管（近位小腸）からの出血は血液が酸性ヘマチンに変性して，黒色のタール便となる．大腸，肛門からの出血は新鮮血の混入した鮮血便となる．

h. 吐血　hematemesis

- 吐血は血液の嘔吐であり，出血の部位は上部消化管（口腔より十二指腸まで）や鼻咽頭である．血液の内容は口腔，食道，鼻咽頭からの出血は鮮血となる．胃，十二指腸からの出血は胃液と混合し，胃酸の作用を受けてコー

ヒー残渣様の暗赤色となる．

3 診断

　消化器症状の問診と視診，触診，打診，聴診による腹部の理学所見，各種の検査成績より診断を進める．

a. 機能検査
- 消化吸収試験は糖，脂肪，蛋白の吸収の障害，食道 pH 測定は胃食道逆流症の診断に有用である．胃液は胃酸分泌量測定，十二指腸液は膵外分泌機能の検査に用いられる．

b. 画像検査
- 腹部 X 線撮影および造影検査は，消化管の閉鎖，狭窄，腹部 CT 検査，核医学検査，超音波検査，MRI は，肝，胆道系病変と実質臓器の病変の検査に有用である．

c. その他
- 血液・生化学検査，微生物検査などがある．

d. 診断のポイント
1) 発症の経過が急性なのか反復性なのか，病歴を丁寧に聴取する．
2) 消化器症状とその程度，さらに，発熱など全身症状の有無に注意する．
3) 外科的治療が必要な疾患を鑑別する．

4 治療

a. 水分，電解質，栄養の補給
- 水分，電解質，栄養の摂取ができないか，あるいは消化，吸収が障害された場合は適切な方法で必要な水分，電解質，栄養の補給を行う（表 34）．

表 34　消化管疾患の主な症状と治療

疾患	症状	治療
感染性胃腸炎	下痢, 脱水	水分, 電解質の補給
潰瘍性大腸炎	慢性の栄養障害	栄養の補給（経腸・経静脈栄養）
細菌性腸炎	下痢・嘔吐	薬物療法（抗菌薬, 消化薬, 止痢薬, 鎮吐薬）
胃・十二指腸潰瘍	潰瘍による腹痛	薬物療法（胃粘膜保護薬, 胃酸分泌抑制薬）
食道閉鎖, 肛門閉鎖	消化管の閉塞	外科的治療

  1）経口補水液，輸液
  2）経腸栄養および経静脈栄養
  a）経腸栄養
- 経口摂取が困難な新生児や乳児には経管栄養（経鼻胃管）を行う．
- 消化，吸収が障害に対して成分栄養剤が使用される．
  b）経静脈栄養
- 高カロリー輸液が必要な場合は，中心静脈カテーテルを用いた経静脈栄養が行われる．

b. 外科的治療
- 消化器は口腔，食道，胃，十二指腸，小腸，大腸，直腸，肛門，肝臓，膵臓と多くの器官，臓器より構成されており，外科的治療を要する疾患が多い．
  1）先天性消化管閉鎖，狭窄症に対する外科的治療
  2）腸重積などのイレウスに対する外科的治療
  3）肝不全に対する肝移植

c. 薬物治療
- 消化薬，止痢薬，鎮吐薬など各疾患に応じた薬物治療を行う．

d. 治療のポイント
- 腹痛，下痢，嘔吐等に対する対症療法を行いながら，症状の程度により，原因検索のための検査を行う．

原因疾患により，外科的治療と薬物治療を選択する．

各論

1 口腔の疾患

a. 口唇炎
- 口唇炎の原因は，ビタミン B_2 欠乏，玩具や食物の接触などによる．
- 症状は口唇発赤，腫脹である．びらん，落屑，潰瘍を示すこともある．

b. 口角炎
- 口角炎はビタミン B_2 欠乏が誘因と考えられる．
- 症状は口角部のびらん，亀裂である．出血をみることもある．

c. 口内炎　stomatitis
- 口内炎は口腔粘膜に発生する炎症性病変の総称である．疼痛を伴い周囲の粘膜は充血する．
- 舌，歯肉のみに限局している場合は，舌炎，歯肉炎という．口腔内の不潔，ビタミン欠乏，栄養障害，感冒や腸炎との併発，易感染傾向にあるときに起こりやすい．

d. 鵞口瘡　thrush
- 口腔内常在菌である真菌（カンジダアルビカンス *Candida albicans*）の感染により起こる．
- 症状は舌，頬粘膜，硬口蓋粘膜に生じた小さな白斑である．新生児や乳児期早期に好発する．
- 白斑はミルクの凝固したものが付着したようにみえるが，容易にはがれず，無理にはがそうとすると出血する．一般に全身状態は良好であるが，基礎疾患を有することもある．
- 治療はアンホテリシンBシロップの含嗽や1～2％のゲンチアナバイオレット液塗布が有効である．

e. 地図状舌　geographic tongue
- 乳幼児にみられる舌表面に生じる地図状の赤色斑紋である．
- 糸状乳頭が萎縮と再生を繰り返すことにより，地図のような赤色の斑状模様が舌面を移動するようにみえる．自覚症状は特にない．

f. 舌（小帯）短縮症　ankyloglossia
- 舌小帯が舌先端近くまで続く状態である．
- 乳児期後期までに正常化する例が多い．舌の前方突出や挙上制限により哺乳や嚥下障害がみられるような極端な例以外は，外科的治療を必要としない．

g. 苺舌　strawberry tongue
- 発赤腫大した舌乳頭が点々として盛り上がり，イチゴのようにみえる．猩紅熱や川崎病の罹患時にみられる症状である．

h. 口唇裂　cleft lip，口蓋裂　cleft palate
- 上口唇の先天性癒合不全を口唇裂，口蓋の先天性癒合不全を口蓋裂といい，単独で発生する例と両者が合併した例とがある．
- 症状は口腔内の陰圧がつくれず哺乳困難や発語障害を生じる．
- 治療は，口唇裂の手術を乳児期前半に，口蓋裂の手術は1歳前後に行う．

2　食道の疾患

a. 先天性食道閉鎖症　congenital esophageal atresia
- 胎生第3～6週の気管・食道が分岐する際に異常を発生した食道の奇形であり，気管食道瘻を高率に合併する．胎生期に羊水過多症を合併，未熟児が多い．発生頻度は出生約2,500に1例で，男女比は1.4：1と男児に若干多い．
- グロス Gross の病型分類でA～E型の5型のうちC型が最も多く85～90％を占める（図37）．
- 口腔内の唾液貯留，咳嗽，呼吸困難，チアノーゼ，嘔吐がほぼ全例にみられる．出生時に行う胃内吸引では，E型を除くA～D型でカテーテルが

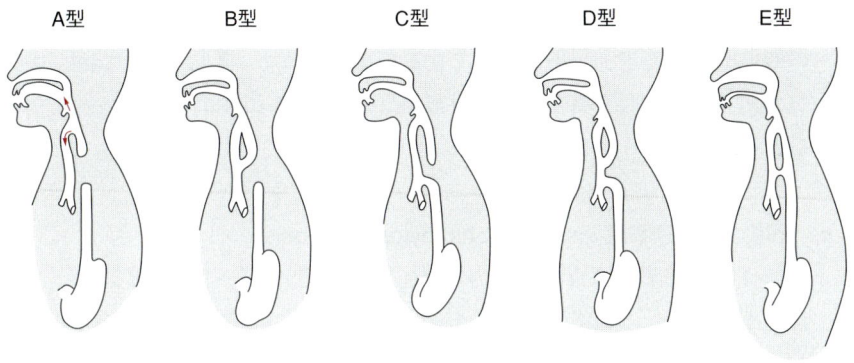

A型	B型	C型	D型	E型
上部食道盲端 上部食道と気管交通	上部食道と気管交通	上部食道盲端 気管と下部食道交通	上部食道と気管交通 下部食道と気管交通	食道と気管交通

図37 先天性食道閉鎖症（グロスによる病型分類）

浅い位置で反転してくる（coil up 像）．
- 初回哺乳前に診断し，いずれの型も口腔内を持続吸引し，できるだけ早く外科的治療を行う．

b. アカラシア achalasia（食道アカラシア）
- 食道下部括約筋の弛緩不全により，機能性狭窄を示す．摂取物が食道内に貯留し巨大食道になる．
- 主な症状は嚥下困難と嘔吐である．胸焼け，体重減少，誤嚥性肺炎が合併症としてあげられる．
- 小児期にはまれな疾患である．
- 治療は下部食道括約筋の圧を下げる薬物療法と，食道ブジーによる拡張術，外科的手術がある．

3 胃・十二指腸の疾患

a. 胃食道逆流症 gastroesophageal reflux（GER）
- 新生児は初期嘔吐や空気の嚥下などで哺乳後に嘔吐をみることがあるが，繰り返す嘔吐は胃食道逆流症を疑う．胃食道逆流症は食道裂孔ヘルニアを伴うこともある．
- 胃内容物の逆流や嘔吐は食道下部括約筋の未熟にも由来するため，活気や

体重増加が良好であれば経過観察される．ほとんどは生後6カ月〜1年の間に改善するが，合併症として食道びらんや潰瘍，吐物による誤嚥性肺炎がある．繰り返す嘔吐で発育障害が改善されない場合は，手術を要することもある．

b. 肥厚性幽門狭窄症　hypertrophic pyloric stenosis

- 肥厚性幽門狭窄症は胃幽門部の輪状筋層の厚さが2〜3倍に肥厚し，胃から十二指腸への通過障害が起こる．原因は不明である．出生1,000に対して1〜4例発症する．男女比が4〜5：1と男児に多く，第1子に発症しやすい．白人，特に北欧系に多く，有色人種に少ない．人種差があることなどから遺伝的要素も考えられる．
- 症状は生後2〜4週頃から非胆汁性の嘔吐（胆汁の混じらない白色の吐物）がみられ，次第に嘔吐の回数と量が増加し，噴水様嘔吐がみられるようになってくる．肥厚した胃幽門部の輪状筋がオリーブ大の腫瘤として右上腹部に触知できる．
- 胃十二指腸X線造影では，胃の拡張，胃蠕動亢進，胃内容物排泄遅延，細長い幽門管 string sign，小腸ガスの減少がみられる．腹部超音波検査では，特徴的な腫瘤の横断像と縦断像を抽出する．
- 治療は食前に硫酸アトロピンを投与して少量頻回哺乳を試みる．無効な場合は，輪状筋切開術（ラムステッド　Ramstedt 手術）を行う．

c. 胃十二指腸潰瘍　gastroduodenal ulcer

1）急性潰瘍

- 発生部位の多くは胃である．
- 新生児では仮死などにより胃が無酸素症になった結果生ずる二次性潰瘍，乳児期以降では重症熱傷後のカーリング Curling 潰瘍やステロイド投与後の潰瘍がみられる．小中学生では進学やいじめによるストレス性潰瘍が多い．

2）慢性潰瘍

- 十二指腸球部によくみられ，年長児に多い．
- 主な原因はヘリコバクター ピロリ *Helicobacter pylori* 菌の胃十二指腸粘

膜への感染である．感染は母親などから経口的に起こるものと考えられる．
- ヘリコバクター ピロリ菌は，クラリスロマイシンとアンピシリン，プロトンポンプ阻害薬を1週間内服することで除菌治療できる．

d. 胃軸捻転（図 38）
- 胃の固定靱帯の弛緩，癒着などのために生ずる．症状は腹痛，嘔吐，腹部膨満などである．診断は立位側面 X 線検査や食道造影検査による．
- 胃下半の大弯部が胃の後方に入り込んでしまう短軸捻転は，新生児に比較的多くみられる．右側臥位または腹臥位で嘔吐は改善する．1〜2週間その体位を続けることで，ほとんどの例が自然治癒する．
- 乳児以降では長軸にそった軸捻が起こるが，きわめてまれな疾患である．捻転が強く，胃の絞扼，血行障害，穿孔に進展すると死亡率が高い．緊急手術による捻転解除が必要となる．

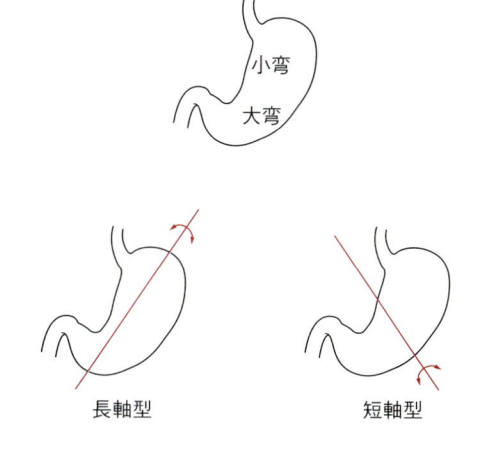

図 38 胃軸捻転症

4 腸の疾患

a. 胃腸炎　gastroenteritis
- 主な原因はウイルス，細菌またはそれらの毒素である．食べすぎや食物アレルギーによることもある．
- 病原体が細菌毒素を産生することにより，胃や腸管の粘膜を損傷し，下痢や嘔吐，発熱などの症状を呈する．急性胃腸炎では小腸が最も侵されやすく，

嘔吐と下痢により大量の水分と電解質を失い，脱水と電解質異常をきたす．
- 乳幼児は消化管粘膜が形態的にも免疫機能的にも未熟で予備能力が少ないため，脱水を起こしやすく，重篤化することがある．

1）ウイルス性胃腸炎

- ウイルス性胃腸炎は発熱，嘔吐，白色水様便を大量頻回にきたし，脱水に至ることが多い．
- 乳児期はロタウイルス human rota-virus（HRV）が原因であることが多い．幼児期以降では，カリシウイルス〔ノーウォークウイルスなどの小形球状ウイルス small round structured virus（SRSV）〕によることが多い．アデノウイルスは年齢やシーズンを問わない．
- 検査は便培養やウイルス抗原検査，便を直接塗布することでロタウイルスとアデノウイルスを同時に診断できる迅速キットにより行う．
- 治療は経口補液や点滴などで補液を行う．ウイルス性胃腸炎に抗生剤は無効である．
- ウイルス性胃腸炎は感染力が強く，保育園など，集団での経口感染が起こりやすい．おむつ交換や便処理後の手洗いを患児毎に行うことで感染拡大を予防する．

2）細菌性胃腸炎

- 起炎菌はカンピロバクター菌，サルモネラ菌，病原性大腸菌などであり，病原体検査が重要となる．細菌性胃腸炎では基本的に，起炎菌の確認と感受性検査の後，抗菌薬を投与する．病原体検査の前に抗菌薬を投与すると，起炎菌の検出ができないことがある．止痢薬や制吐薬は投与せず，食事療法と補液を行う．

b. 急性虫垂炎 acute appendicitis

- 虫垂炎は，糞石や粘膜下リンパ組織増殖などで虫垂内腔が閉塞されて生じた虫垂の急性炎症である．
- 虫垂炎の症状は心窩部または臍周囲から右下腹へ移動する腹痛，嘔吐，発熱であるが，小児の場合はこれらの特徴を示さないことが多い．小児期では外科的治療を必要とする最も一般的な疾患であるが，年齢が小さいほど診断が困難で，発見時には穿孔していることもある．学童期以降になると

成人と同様の症状経過をとることが多い．

c. 腸重積　intussusception（図 39）

- 蠕動の盛んな部分の腸管が，遠位隣接腸管内に嵌入した状態である．回盲部に多く発生し，回腸が結腸に嵌入する場合が最も多い．生後 4 カ月〜1 年 6 カ月の乳幼児，特に男児に好発する．
- 腹膜刺激症状により間欠的に腹痛を生じて突然激しく啼泣するが，一般に腹痛と腹痛の間は平静である．間欠的腹痛の他に，嘔吐，粘血便（苺ゼリー様）がみられ，腹部触診により腸管重積部で境界不明瞭な腹部腫瘤を触知することが多い．
- 診断は，腹部超音波検査で重積部の腫瘤像を描出する．腹部単純 X 線撮影は鏡面像や小腸拡張などのイレウス所見を示す．回腸回腸結腸型は X 線上の診断が困難である．診断，治療を兼ねた高圧注腸造影では嵌入部に陰影欠損（カニバサミ様陰影）を認める．

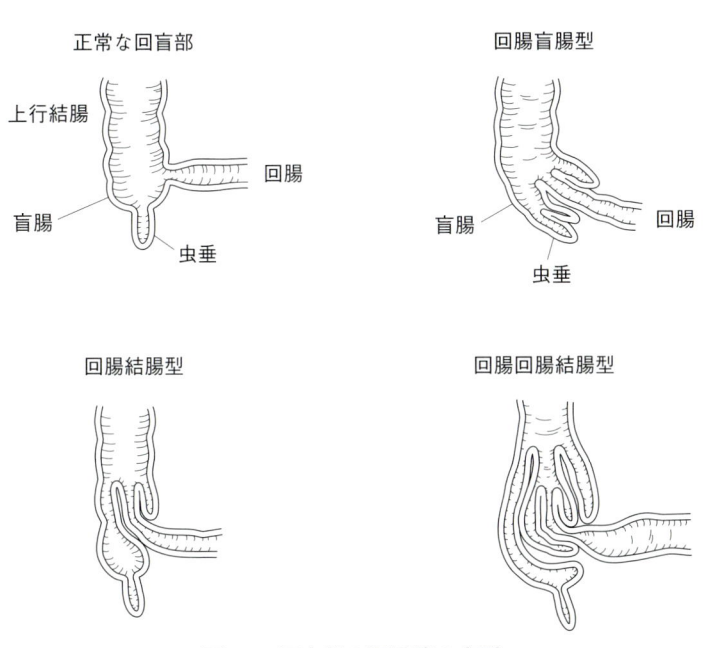

図 39　回盲部の腸重積の病型

- 治療は発症早期であればバリウム注腸による整復や，空気整復法を行う．整復不能な場合や発症後長時間経過したものでは腸管壊死や加圧により腸管穿孔を起こす危険が高いため，開腹手術により整復を行う．

d. ヒルシュスプルング病（先天性巨大結腸症） Hirschsprung's disease
- 胎生期に神経芽細胞が食道から直腸末端へ下降，分化していく過程の異常により，先天的に腸管壁内神経節細胞が欠如する．病変部では正常な蠕動拡張運動はできず，腸管の狭小化がみられる．その結果，病変部より上部の腸管では腸内容物が停滞し，腸管が拡張する．
- 初発症状は出生後の胎便排泄遅延をみることが多い．主な症状は頑固な便秘と腹部膨満である．壊死性腸炎を合併すると，発熱，下痢，敗血症，ショックをきたす．
- 診断は腹部単純Ｘ線写真の結腸の肥大拡張と著明なガス像，注腸造影における病変部位の狭小化とそれに続く巨大結腸を認めることによる．
- 治療は，新生児期に人工肛門造設を行い生後6カ月までに根治術を行う場合と，新生児期は保存的療法として洗腸か肛門ブジーを行い生後3〜4カ月のときに根治術を行う場合がある．

e. 潰瘍性大腸炎 ulcerative colitis
- 潰瘍性大腸炎は原因不明のびまん性非特異的炎症で，病変は基本的に大腸に限局する．
- 主症状は大腸粘膜のびらん，潰瘍，出血，腹痛で，粘血便が持続または反復してみられる．
思春期から青年期にかけて好発する．

f. 先天性腸閉鎖，狭窄 congenital intestinal atresia, stenosis
- 先天性の原因により，腸管腔に閉鎖あるいは狭窄を生じて腸閉塞症状を呈する疾患である．
- 症状は生後24時間以内に嘔吐，腹部膨満，便秘がみられる．
- 治療は外科的手術による．

g. 腸回転異常　malrotation of intestine

- 原始腸管の中腸は，胎生期に上腸管膜動脈を軸に回転して正常な位置に固定される．この正常な回転，固定が完全に行われない状態を腸回転異常と総称する．
- 腸回転異常には種々の病型があり，十二指腸閉塞や腸管の軸捻による症状を示す．新生児は生後 1 〜 5 日に嘔吐で発症する．年長児では腹痛を伴う．1 歳以上の発症は少ない．
- 治療は外科的手術を要する．

h. メッケル憩室　Meckel's diverticulum

- 胎生期の臍腸管遺残による回腸憩室である．憩室内の異所性胃粘膜に消化性潰瘍が生じ，下血，貧血，腸閉塞，憩室炎をきたす．無症状で経過するものも多い．発病は 2 歳以下が 45 ％を占める．
- 診断はテクネシウムシンチグラムにより，異所性胃粘膜への集積像を認めることによる．

i. 鎖肛　anal atresia

- 発生過程における異常によって生ずる直腸肛門奇形である．発生頻度は出生 5,000 に対し 1 例，男女比は 3：2 で男児に多い．
- 治療は，病型により人工肛門造設後に根治手術を行う．

5 腹膜，腹壁の疾患

a. 臍ヘルニア　omphalocele

- 臍脱後に閉鎖する臍輪が開存したままになっており，その部分から腸管や大網が脱出したものである．生後 1 カ月頃に気づかれる．1 歳までに大部分は自然治癒する．

b. 鼠径ヘルニアおよび陰嚢水腫

- 小児の鼠径ヘルニアは男児，未熟児に多く発生する．泣いて腹圧がかかった時，腹膜鞘状突起の遺残開存した部位に消化管などの腹腔内臓器の一部が脱出して，鼠径部や陰嚢に腫脹を生じる．入浴時やオムツ交換時に気づ

かれることが多い．
- 腹膜鞘状突起が退縮し自然治癒する例も約3割にみられる．
- ヘルニアが還納されにくくなった状態を嵌頓といい，脱出した臓器の血行が遮断されるため手術が必要となる．合併症の嵌頓ヘルニアを避けるために，早期の手術がすすめられる．
- 陰嚢水腫は腹膜鞘状突起が部分的に嚢状になり腹水が貯留した状態である．

6 肝臓・胆嚢の疾患

a. 先天性胆道閉鎖症　congenital biliary atresia
- 胎児期の発生異常や感染などによる肝外胆道の先天的閉鎖である．腹部超音波検査では縮小した胆嚢または胆嚢の痕跡，肝外胆管の欠如をみることが多い．臨床症状は黄疸，灰白色便，褐色尿がみられる．生理的新生児黄疸と異なり，生後1カ月たっても黄疸は改善せず進行する．発生頻度は出生 10,000 に対して1例，遺伝性は特にみられない．
- 早期に診断し，肝門部空腸吻合術による胆道再建が必要である．

b. 先天性胆道拡張症　congenital dilatation of the bile duct
- 膵管胆管合流異常のため膵液が総胆管に逆流し，膵液酵素によって総胆管壁が消化され，総胆管が拡張する．総胆管だけでなく，肝管から十二指腸開口部まで拡張する例もある．
- 症状は間欠的な黄疸と灰白色便，右上腹部痛（胆道の拡大，胆管炎，膵炎），腹部膨満（胆道の拡張）が3主徴であるが，小児にすべて揃うことはまれである．肝機能異常（肝炎），アミラーゼ上昇，アイソザイム検査で膵型，腹痛（膵炎），腹部膨隆などで発見される．女児に多い．
- 早期に胆道拡張部の切除，胆道・十二指腸吻合術を行う．手術の予後は良好である．

c. 肝硬変　liver cirrhosis
- 慢性の肝障害により，肝細胞の死，再生，線維形成（偽小葉と線維隔壁の形成，肝小葉構造の改築をきたした病態）が繰り返され，結果として肝全

体が硬くなった病態である.
- 小児期における肝硬変の原因疾患は,ガラクトース血症や高チロシン血症などの代謝性疾患,先天性胆道閉鎖症や肝内胆管減少症などの肝・胆道系疾患である.ウイルス性肝炎（B型,C型）は,小児では慢性活動型肝炎の発症が多く,肝硬変や肝細胞癌に進展する例はまれである.
- 合併症は肝機能低下（排泄機能低下,蛋白質合成機能低下）,門脈圧亢進症（食道静脈瘤,脾うっ血,脾腫大）,脾機能亢進症（貧血,白血球減少,血小板減少）,凝固因子低下（プロトロンビン値低下,ヘパプラスチン値低下）があげられ,消化管出血,肝不全,肝癌合併のリスクが上昇する.肝不全に至ると予後は一般に不良であり,肝移植が必要となる.
- 腹水貯留,出血傾向,意識障害など肝不全症状が出現して気がつく場合もある.

d. 新生児肝炎　neonatal hepatitis
- 原因は不明である.
- 症状は直接型高ビリルビン血症,黄疸（暗い感じの黄色）である.直接ビリルビンが胆汁内に排泄されないため,灰白色便または淡黄色便と濃褐色尿を伴う.肝腫,脾腫,くる病（ビタミンD欠乏）を認める.
- 先天性胆道閉鎖症との鑑別を,生後60日以内に行う.
- 特別な治療法はないが,予後は一般に良好で1歳までに大部分が正常化する.体重増加不良,脂溶性ビタミン欠乏（特にビタミンK欠乏による頭蓋内出血など）に注意する.
- まれに肝硬変に移行し肝癌を発症することがある.

e. 肝炎ウイルス性疾患（表35）
1）A型肝炎
- A型肝炎患者の糞便で汚染された食品や水を生で飲食することで経口感染する.衛生環境の良いところでの大流行はないが,ウイルスを濃縮貯蔵するカキなど貝類の生食が増える冬季には発病数が増加する.
- 発熱,食欲不振,悪心,嘔吐,全身倦怠感が数日続き,次第に黄疸,灰白色便,ビリルビン尿,皮膚掻痒感,右季肋部痛,肝腫大がみられた後,症

表35 肝炎ウイルスによる急性肝炎の臨床

	A型肝炎	B型肝炎	C型肝炎
ウイルス	A型肝炎ウイルス	B型肝炎ウイルス	C型肝炎ウイルス
感染経路	経口感染	母児垂直感染, 水平感染	母児垂直感染, 水平感染
症状	食欲不振, 発熱, 嘔吐, 黄疸		A型, B型より軽い
慢性化の有無	無	有	多い
治療	安静, 食事療法（高糖質食）, 輸液（ビタミン剤投与）		

状は回復に向かう.
- 小児では劇症化はまれである. 慢性キャリア化はしない.

2) B型肝炎
- 感染は血液または唾液, 精液を介して起きる. 多くは, 母親がHBe抗原陽性キャリアの場合に産道で感染する. 他には, 輸血, 針刺し事故などにより感染する.
- A型と同様な急性肝炎症状を示し, 劇症化することもある. また, 無症候性キャリア, 慢性肝炎, 肝硬変, 肝細胞癌へ進行することもある. 成人では感染後, 急性肝炎症状を示したあと治癒することが多いが, 小児ではキャリア化することが多い.
- 母子垂直感染予防の対策として, HBs抗原陽性のキャリア妊婦からの出生児に対して高力価HBs抗体含有γグロブリン（HBIG）投与とHBワクチンの接種を行う.

3) C型肝炎
- 血液を介して感染するウイルス性肝炎である. 小児期では陽性者が少ない. B型肝炎のような母子間感染や夫婦間感染も存在するが, 多くは輸血など血液を介する医療行為によるものと推定されている.
- 輸血後C型肝炎では高率で慢性化し, またB型と比べて肝硬変・肝癌に移行しやすい.
- 慢性活動型C型肝炎に対し, インターフェロンα（IFN-α）療法が行われる.

4）D 型肝炎と E 型肝炎

- D 型肝炎は B 型肝炎ウイルス感染者に認められるが，日本では少ない．
- E 型肝炎は A 型と同様，水などを介して経口感染する．途上国に多く，日本では輸入肝炎として散発例が認められる．

7 膵臓の疾患

a. 急性膵炎　acute pancreatitis

- ムンプス，薬剤，腹部外傷，高脂血症が原因となって起こる．先天性胆道拡張症に伴う再発性急性膵炎もみられる．消化酵素の膵内貯留により膵臓が自己消化された状態で，激しい腹痛，発熱，嘔吐が必発である．

b. 嚢胞性線維症　cystic fibrosis

- 常染色体劣性の遺伝性疾患で，人種差が著しく，東洋人には少ない．
- 全身の粘液腺の分泌異常で，膵を含む全ての腺胞導管の拡大，好酸性物質充満がみられる．膵外分泌不全は，悪臭の強い大量の脂肪性下痢，慢性呼吸器疾患，汗の電解質濃度上昇を 3 主徴とする．

<外間登美子>

11 腎・泌尿器疾患

総論

1 腎機能の発達

　出生時の腎の重量は平均 22 〜 23 g で，髄質の発達が悪く，成人より低い位置にある．4 〜 5 歳になると腎の位置は高くなり，成人の形態に近づく．腎の発育は 20 歳頃まで続き，平均重量 120 〜 150 g に達する．
　<u>糸球体濾過率（GFR）</u>は，新生児期には成人の 20 〜 40 ％であるが，6 カ月から 3 年かけて成人値に達する．尿濃縮能は，乳児期 700 mOsm/l と成人の 50 ％程度であるが 2 〜 3 歳頃成人値に達する．

2 症状

a. 尿の異常

　腎疾患では，尿の性状に異常を生ずることが多く，色調や透明度を観察する．血液が混入すると混濁し赤から黒褐色を呈する（<u>肉眼的血尿</u>）．尿路感染症で，細菌や白血球が増加すると混濁する．また，尿中蛋白が増加したときには，尿の表面にできた泡が長時間残存する．肉眼的な変化がみられない異常は，尿検査で確認する．

b. 蛋白尿

　正常な糸球体毛細血管は，蛋白透過の選択性があり分子量 6 万以上の高分子蛋白質をほとんど通さない．また，透過した蛋白質のほとんどが尿細管で再吸収されるため，正常な状態では尿中に 100 〜 150 mg/日の蛋白が認められる（<u>生理的蛋白尿</u>）．この尿蛋白は，運動やストレスにより増加することがある．
　これに対し，病的蛋白尿は，全身の疾患に伴う腎前性蛋白尿と腎・尿路系

の疾患に伴う腎性蛋白尿に分類される．腎前性蛋白尿には溶血性疾患に伴うヘモグロビン尿や筋疾患に伴うミオグロビン尿などがある．

　腎性蛋白尿はその原因により，1) 糸球体障害のため，蛋白透過の選択性が障害され，高分子蛋白が増加する糸球体性蛋白尿，2) 尿細管障害のため蛋白の再吸収が障害され，低分子蛋白が増加する尿細管性蛋白尿，3) 腎盂以下の尿路から分泌される蛋白が増加する尿路性蛋白尿，に分類される．

　糸球体病変と尿蛋白量には相関があり，腎性蛋白尿は腎疾患の診断や疾病の重症度を判定する重要な指標となる．

c. 血尿

　血尿は，糸球体から尿道までの尿路で尿中に血液が混入したときにみられる．尿の色調が変化し混濁している場合を肉眼的血尿，顕微鏡検査で尿中に赤血球がみられる場合を顕微鏡的血尿という．顕微鏡的血尿は，尿沈渣を400倍に拡大して観察したときに，赤血球が1視野あたり5個以下のときを正常としている．

　血尿の所見から出血部位を推定することができる．膀胱や尿道などの下部尿路からの出血の場合，尿は鮮紅色で凝血塊を伴うことが多い．一方上部尿路の出血の場合は，尿の色は黒褐色で凝血塊を認めない．糸球体性の血尿の場合には，赤血球円柱を伴い，位相差顕微鏡で赤血球の変形が観察される．

d. 白血球尿

　尿路感染症のときにみられる所見で，清潔に採取した尿沈渣を400倍に拡大して観察したとき，1視野あたり白血球が5個以上観察されるとき，膿尿という．

e. 尿糖

　糖尿病のときに認めるが，尿細管障害に伴う腎性糖尿病との鑑別が必要である．

f. 尿比重

　脱水症では尿比重が増加する．末期腎不全では，尿の濃縮力，希釈力が低

下し，等張尿となる．尿崩症，腎性尿崩症では，低比重尿が持続する．

g. 浮腫

浮腫は，組織間液が増加した状態で，眼瞼，顔面，下腿脛骨前面など，組織圧の低いところから現れる．指圧により圧痕を生じる．

腎性浮腫は，急性腎炎，腎不全，ネフローゼ症候群のときにみられる浮腫である．急性腎炎，腎不全では，糸球体濾過値が低下し水や塩分の排泄が障害されることにより，体内の水分が増加して，組織間液が過剰になり浮腫を生ずる．一方，ネフローゼ症候群では，血漿蛋白質の減少に伴う血漿膠質浸透圧の低下により組織間液が増加して浮腫を生ずる．

h. 高血圧

腎炎，腎不全の合併症として高血圧がみられる．高血圧は腎機能の悪化を助長したり，脳症などの重大な合併症の原因となるので，適切な診断と治療が必要である．

血圧の測定には適切なサイズのマンシェットを用いることが大切である．マンシェットが小さすぎたり，巻き方が緩いと実際より高い血圧値が得られるので，上腕周囲長の40％を超える幅のマンシェットを選ぶ．

標準的には3～6歳未満は7cm幅，6～9歳未満は9cm幅，9歳以上は成人用（12cm幅）のマンシェットを用いる．

高血圧の診断基準を表36に示した．血圧は年齢とともに上昇していくので，高血圧症の診断基準も年齢とともに変化する．

i. 乏尿

1日尿量が，250 ml/m^2（体表面積）未満あるいは，1時間尿量が0.5 ml/kg 未満のとき乏尿という．

乏尿は急性腎不全のときにみられる症状でその原因により，腎前性，腎性，腎後性に分類される．

腎前性腎不全は，脱水症，出血などで循環血液量が減少したときに起こる．

腎性腎不全は，糸球体腎炎，尿細管壊死などにより糸球体濾過量が減少したときに起きる．

表36 高血圧の診断基準

区分	収縮期血圧(mmHg)	拡張期血圧(mmHg)
乳児	≧100	≧65
幼児	≧120	≧70
小学校		
低学年	≧130	≧80
高学年	≧135	≧80
中学校		
男子	≧140	≧85
女子	≧135	≧80
高等学校	≧140	≧85

(日本高血圧学会高血圧治療ガイドライン作成委員会．高血圧治療ガイドライン2000)

腎後性腎不全は，尿路の通過障害や排尿機能の異常による尿閉の状態でみられる．

j. 多尿

一日尿量が $2\,l/m^2$（体表面積）を越えるとき多尿という．

多尿の原因は，1) 心因性，2) 中枢性，3) 腎性に分類される．

中枢性尿崩症は，先天性，後天性の原因により ADH（抗利尿ホルモン）が分泌されないことにより発生する．

k. 排尿異常

排尿異常には，遺尿，頻尿，排尿困難，排尿痛などがある．

1) 遺尿

自分の意志とは関係なく尿が出る状態．夜尿は夜間遺尿である．

2) 頻尿

排尿回数が多いこと．乳幼児では，30分に1回以上，年長児では1時間に1回以上がめやすである．

3) 排尿困難

意志に反して排尿ができにくい状態．尿線が細くなる，尿の勢いがなくなるなどの症状を伴う．神経因性膀胱，尿道狭窄，後部尿道弁などでみられる．

4) 排尿痛

排尿に伴う疼痛で，尿路の炎症，尿路結石でみられる．

3 診断

尿検査，血液検査，画像検査，腎機能検査，腎生検により，腎疾患の診断がなされる．

a. 尿検査

排尿コントロールができる年齢では，中間尿をとる．乳幼児の場合には，採尿バックを貼付して採尿する．蛋白尿の定量や，腎機能検査のために 24 時間蓄尿を行う場合もある．

試験紙により pH，蛋白，潜血，白血球，ブドウ糖，ケトン体などを半定量する．

また，尿を遠心してえられた沈渣中の赤血球，白血球，上皮細胞などの細胞成分や結晶成分，円柱を顕微鏡で観察する．

尿路感染症が疑われるときには，原因菌特定のため尿培養検査を行う．

尿細管機能検査のため，尿中低分子蛋白尿，尿糖，尿中アミノ酸，電解質の測定を行う．

b. 血液検査

1) 血清クレアチニン値（Cr）

糸球体機能評価の指標で糸球体濾過機能が低下すると上昇する．年齢および体重とともに正常値は高くなる．

2) 血中尿素窒素（BUN）

腎機能の低下に伴い上昇する．ただし循環血漿量，異化亢進，高蛋白食など腎機能以外の要因によっても上昇する．

3) 尿酸

糸球体および尿細管機能の低下に伴い上昇する．その他にも，遺伝的要因，食生活，肥満に伴い上昇する．

4) 電解質

腎臓は血清電解質，水分量の調節をしているので，腎機能が低下したり，水分量に異常が生ずるような病態では，Na，K，Cl，Ca，P などに異常がみ

られる．

c. 腎機能検査
　尿検査と血清検査を組み合わせて，腎機能を検査する．目的に応じて，様々な負荷をかけて検査する．クレアチニンクリアランスは，糸球体機能検査として，フィッシュバーグ Fishberg 濃縮試験は尿細管機能検査として簡単な検査法である．

1) クレアチニンクリアランス
　蓄尿した尿中のクレアチニンと血清クレアチニンを測定して算出する．糸球体濾過値を反映する検査で，乳児期は低いが，2歳で成人値に達し正常値は，$100 \sim 120\,\mathrm{m}l/分/1.73\,\mathrm{m}^2$（体表面積）である．正常値の 80 % 以上が正常範囲で，50 % 未満は腎機能障害と判定する．

2) フィッシュバーグ濃縮試験
　尿細管機能をみる検査で，一晩水分摂取を制限して翌朝の尿の比重あるいは，尿浸透圧を測定する．尿比重が 1.025 以上，尿浸透圧が $800 \sim 850\,\mathrm{mOsm/kg}\,\mathrm{H_2O}$ 以上であれば正常と判定する．

d. 画像診断
　画像検査では腎臓の形態，尿路の変化を検出するとともに腎機能を検査する．

1) X 線検査
a) 腹部単純撮影
　腎臓の形態，石灰化および骨病変の検査．
b) 経静脈的腎盂造影（IVP）
　静注された造影剤が，尿へ排泄される様子を撮影する．腎の大きさ，尿路の形態，排泄の速さなどを評価する．
c) 排尿時膀胱造影（VCG）
　膀胱へ造影剤を注入し，排尿するときに撮影する．膀胱の形，膀胱尿管逆流，残尿の有無などを評価する．

2）核医学検査
 a）レノグラム
 放射性物質で標識した腎排泄性の薬剤を静注し，その薬剤が腎へ集積して排泄される過程を検出する検査．腎血流，糸球体・尿細管機能，尿路の通過性を評価する．また左右の腎機能を個別に評価できる（分腎機能検査）．
 b）腎シンチグラム
 放射性物質で標識した薬剤を静注した後，ガンマカメラで撮影し，腎臓の形態および腎機能を評価する検査．使用する薬剤および撮影法により，形態を評価する静態シンチグラムと機能を評価する動態シンチグラムに分類される．腎奇形，腎囊胞，低形成腎，水腎症，腎瘢痕の診断に用いられる．
3）超音波検査
 現在，腎尿路疾患画像診断のスクリーニング検査として最初に行われる検査である．腎の成長，腎奇形，腎囊胞，水腎症，水尿管，膀胱炎，腫瘍性病変の診断に用いられる．
4）その他
 CT，MRI は超音波検査に較べると解像度において優れているが，被曝や検査の煩雑さからウィルムス Wilms 腫瘍の診断など限られた症例で行われる検査である．
 血管造影は，腎血管の異常，ウィルムス腫瘍の診断に用いられる．

e. 腎生検

 腎生検は，腎臓の一部を採取し病理診断をする検査である．糸球体腎炎，急性腎不全や尿細管疾患の診断，治療方針を決定するために行う．超音波検査で腎臓の位置を確認して，生検用の針で経皮的に組織を採取する．年少児の場合には，全身麻酔下で手術により組織を採取する．
 通常の病理組織検査，組織に沈着している物質を同定する蛍光抗体検査，電子顕微鏡検査を経て病理学的診断がなされる．
 組織病型は表 37 のように分類されている．

表 37　腎生検の組織病型

1. 微小変化群
2. 巣状/分節性変化
3. びまん性糸球体腎炎
　　1）増殖性糸球体腎炎
　　　　a. メサンギウム増殖性糸球体腎炎
　　　　b. 血管内増殖性糸球体腎炎
　　　　c. 膜性増殖性糸球体腎炎
　　　　d. 半月体形成性糸球体腎炎
　　2）膜性腎炎
　　3）硬化性糸球体腎炎
4. 分類不能型糸球体腎炎

f. 集団検尿

慢性腎炎は，無症状でゆっくりと進行し，自覚症状は末期腎不全になって現れることが多いので，疾患を早期に発見するために，乳幼児健康診査および，学校検診の場で集団健診が行われている．

学校検尿は，学校保健法により定められた検診項目である．

4 治療

a. 一般療法

急性腎炎，急性腎不全，ネフローゼ症候群などの急性疾患では，安静および保温が基本である．慢性腎炎，慢性腎不全などの慢性疾患の場合には，疾患の重症度に応じて運動制限を行う．

b. 食事療法

疾患および重症度により，熱量，蛋白，塩分の摂取量を考慮する．

c. 薬物療法

1）ステロイド

ネフローゼ症候群，ループス腎炎，紫斑病性腎炎，膜性増殖性腎炎など，多くの糸球体疾患に有用な薬剤である．

投与法には，プレドニゾロン経口投与法やメチルプレドニゾロンを3日

間連続大量静注するパルス療法などがある．

短期間の投与でも，高血圧，胃潰瘍，緑内障などの副作用がみられる．長期投与では，白内障，肥満，骨粗鬆症などに加え，小児では成長障害による低身長が大きな問題である．

2）免疫抑制薬

ステロイドが奏功しない症例や，腎炎の程度が重い症例に対して，シクロホスファミド，アザチオプリン，シクロスポリン，ミゾリビンなどの免疫抑制薬が用いられる．

顆粒球減少，重症感染症などの副作用が現れる恐れがあるので，服用中は慎重な観察が必要である．

3）利尿薬

急性腎不全など，循環血液量が増加している病態で，水分を排泄する目的で使用する．フロセミドなどのループ利尿薬が第一選択で用いられる．副作用として，低カリウム血症，難聴がある．アミノ配糖体系抗生剤と併用すると腎障害を助長することがある．

4）降圧薬

急性腎炎，腎不全の合併症，ステロイド剤の副作用として，高血圧がみられる．食事療法で改善しないときや重症の高血圧の場合降圧薬を使用する．作用機序によって，カルシウム拮抗薬，β遮断薬，アンギオテンシン変換酵素阻害薬，アンギオテンシン受容体遮断薬などがある．

d．腎不全の治療

1）透析療法

透析療法は，腎機能が低下して体内に蓄積した，水分，電解質，老廃物を除去する方法で，腹膜透析と血液透析がある．

a）腹膜透析 peritoneal dialysis（PD）

腹腔へ透析液を貯留させ，腹膜を透析膜とする透析法で透析液を排泄することにより蓄積した物質を除去する．IPD，CAPD，APDなどの方法がある．

①間欠的腹膜透析 intermittent PD（IPD）：腹腔へカテーテルを一時的に留置し，透析液を交換して行う腹膜透析．乳幼児の急性腎不全で，血液透析が行えない場合など，一時的に透析が必要なときに用いられる．

②持続的可動性腹膜透析 continuous ambulatory PD（CAPD）：体内埋め込み式の腹膜カテーテル（テンコフカテーテル）を，外科的に装着し，透析液を腹腔に貯留させ，1日数回，透析液の入ったバッグを患者が自分で交換する透析法．バッグは院外で交換でき，日常生活が可能である．末期腎不全で透析が必要な小児のほとんどが使用している透析法である．

③自動腹膜透析 automatic PD（APD）：自動腹膜還流装置を腹膜カテーテルに接続し，就寝中に自動的に透析液を交換する方法．CAPDと併用して，バッグ交換の回数を減らすことができる．

b）血液透析 hemodialysis（HD）

血液を透析膜でできた透析器を通して，血液を浄化する方法．小児では急性腎不全，高アンモニア血症，薬物中毒などで，緊急に血液浄化が必要なときに使用されることが多い．腹膜癒着などにより，腹膜透析ができない場合には，慢性腎不全の治療として用いられる．

2）腎移植

慢性腎不全に対する根治的治療法で，腎不全にみられる成長障害，腎性異栄養症が改善される．わが国では，死体腎の提供が少なく，両親をドナーとする生体腎移植がほとんどである．移植後は，免疫抑制薬の長期使用や腎疾患の再発などの問題があるが，小児の場合10年後の生着率は70〜80％，生存率は90％以上である．

各論

1 腎不全

腎機能が低下して，体液の恒常性を維持することができなくなった状態で，急性腎不全と慢性腎不全に分類される．

a. 急性腎不全

急速に腎機能が低下した病態で，乏尿，無尿，悪心，嘔吐などの尿毒症症状がみられる．

ショック，熱傷，脱水症などによる腎血流の減少（腎前性腎不全），重症

感染症，薬剤性腎障害，アレルギー反応による腎実質の障害（腎性腎不全），尿路の通過障害（腎後性腎不全）などが発症の原因となる．

乏尿あるいは無尿は発症したあと，数日から数週間続く（乏尿・無尿期）が，急性腎不全の腎病変は，可逆性のことが多いので，腎機能が回復し始めると，低張性の尿が大量に排泄されるようになる（利尿期）．その後，尿量は正常に回復して治癒する（回復期）．腎機能の正常化には数カ月を要することもある．

【診断のポイント】
- 乏尿，無尿，傾眠などの臨床症状
- 血清クレアチニンの測定
- 1日に血清クレアチニンが 0.5 mg/dl，BUN が 10 mg/dl 以上上昇する．
- 生化学検査：血清カリウムの上昇，代謝性アシドーシス
- 検尿：血尿，蛋白尿，円柱尿
- 基礎疾患の診断

【治療のポイント】
- 安静
- 熱量の補充
- 水分出納の測定
- 水，電解質の管理，アシドーシスの補正
- 原因疾患の治療を行う．
- 食事療法や輸液で補正できないときには，透析療法を行う．

b. 慢性腎不全

慢性の腎疾患により徐々に腎機能が低下することによって発生する腎不全．小児では，低形成腎，腎奇形，尿路奇形など先天性腎尿路疾患が原疾患として最も多数を占めている．その他の原疾患として巣状糸球体硬化症，急速進行性腎炎，急性腎不全，遺伝性腎炎などがみられる．

腎機能の低下は徐々に進むので，初期の症状は非特異的で，食欲不振，悪心，嘔吐，胃腸症状，便秘などがみられる．さらに，体重減少，成長障害，疲労感，貧血，頭痛などが現れる．

尿の濃縮力が低下し，等張尿となる．腎炎，ネフローゼ症候群から発症し

た場合，尿中蛋白や，血尿は減少してくる．

血液検査では，BUN，クレアチニン，カリウム，無機リンが上昇し，カルシウムは低下する．

合併症として，エリスロポエチンの産生能低下に伴う貧血，2次性副甲状腺機能亢進症，心不全がみられる．

【診断のポイント】
- 血清クレアチン，BUN の非可逆的上昇．
- 原疾患，合併症の診断が必要である．
- 尿濃縮能，希釈能の低下．

【治療のポイント】

1) 食事療法

身長年齢相当の熱量を摂取させる．腎不全が進行してきたら，蛋白質の摂取を制限する．浮腫，高血圧などの症状が現れたときには，塩分摂取を制限する．

2) 生活制限

激しい運動を禁止する．

3) 薬物療法

浮腫，高血圧が現れたときには，利尿薬，降圧薬を用いる．低カルシウム血症，高リン血症に対して，ビタミンD，沈降炭酸カルシウム，貧血に対して，エリスロポエチンの皮下注，鉄剤の内服，代謝性アシドーシスに対して，重炭酸ナトリウム，クエン酸ナトリウムの内服などを併用する．

成長障害に対して，ヒト成長ホルモンを補充する．

4) 透析，移植

保存的治療法で，恒常性が維持できなくなったときには，透析療法や腎移植の適用となる．

2 糸球体の疾患

腎小体は糸球体とそれを包むボウマン Bowman 嚢でできた構造体で，血液を濾過し原尿を生成している．糸球体の毛細血管網は，メサンギウムという特殊な間質組織で支えられている．また，毛細血管壁は，血管内皮，基底膜，上皮細胞から構成されている．

糸球体疾患は，これらの構造体に病変が生ずる疾患で，病因，病理組織，臨床症状により分類される．

基礎疾患の有無によって原発性と続発性に分類される．原発性糸球体疾患には，急性糸球体腎炎，慢性糸球体腎炎，原発性ネフローゼ症候群などがあり，続発性糸球体腎炎には，ループス腎炎（SLE），紫斑病性腎炎（アレルギー性紫斑病）などがある．

また，病理組織学的所見に基づいて，微小変化，巣状分節性変化，びまん性糸球体腎炎に分類される（組織病型分類）．

さらに，臨床症状や経過に基づいて，急性腎炎症候群，急速進行性腎炎症候群，反復性・持続性血尿症候群，慢性腎炎症候群，ネフローゼ症候群に分類される．

a. 急性腎炎症候群

血尿・蛋白尿・糸球体濾過値の低下・高血圧・浮腫などの症状が突然現れて発症する疾患で，病理学的には，両側の腎にびまん性糸球体腎炎を認める．

溶連菌感染後急性糸球体腎炎は，急性の経過で治癒することが多いが，慢性腎炎の急性増悪や，慢性腎炎の急性発症型の場合には，軽快しても慢性化する場合や，急速進行性腎炎の経過をとって末期腎不全に至る場合もある．

1）溶連菌感染後急性糸球体腎炎

A群β溶連菌の上気道感染から1～3週間後に発病する急性腎炎で，溶連菌を抗原とする免疫複合体が糸球体に沈着して発病する．

【診断のポイント】

好発年齢は5～8歳で，血尿・浮腫・高血圧が主要症状である．その他，全身倦怠感，頭痛，嘔吐，下痢，微熱などがみられる．血圧上昇が著しいと，意識混濁，痙攣等の高血圧性脳症を呈することがある．

一方，軽症例では，顕微鏡的血尿や軽度の浮腫のため見逃されることもある．典型例では，病初期に乏尿を呈し重症例では無尿となり急性腎不全を呈するが数日から2週間以内に利尿がつき改善する．蛋白尿は1日1g程度で1～2カ月で消失する．

検査所見は，血清クレアチニン，BUN上昇など腎不全の所見を認める．

ASO，ASKなど溶連菌に対する抗体価の上昇，補体の低下が特徴的な所

見である．補体は8週間以内に正常化する．

2) その他の急性糸球体腎炎

溶連菌以外の細菌感染症やウイルス感染症に引き続いて急性腎炎を発症することがある．IgA腎症では，上気道感染に一致して腎炎症状を呈することがある．膜性増殖性腎炎や続発性糸球体腎炎では，尿所見，検査所見の異常が遷延する．

【診断のポイント】
- 検査所見（血液生化学検査，血清検査）
- 臨床経過

【治療のポイント】
- 安静，保温，食事療法
- 食事療法は，急性腎不全による浮腫，高血圧，尿素窒素の蓄積を防ぐため，水分，塩分，蛋白制限を行う．
- 高血圧が改善しないときには，降圧薬を投与．
- 溶連菌が検出されたときにはペニシリンを投与．

b. 急速進行性腎炎症候群

血尿・蛋白尿を認め急性あるいは潜行性に発症し数週間から数カ月で末期腎不全に至る疾患．

病理学的には半月体形成性糸球体腎炎を呈するのが特徴である．

急性糸球体腎炎，膜性増殖性腎炎，IgA腎症，紫斑病性腎炎，ループス腎炎などが経過中に急性増悪して発症する．

急性腎炎症候群様症状で発症する例は，血尿，むくみなどの臨床症状で発見される．

潜行性に発症する場合は，検診の尿検査で発見されたり，倦怠感，体重減少，食欲不振などの腎不全症状を呈して発見される．

【診断のポイント】
- 尿検査の異常
- 生化学検査：クレアチニンやBUNの上昇
- 腎生検：半月体形成性糸球体腎炎
- 生化学検査，病理検査で，基礎疾患の診断

【治療のポイント】
- ステロイドパルス療法
- ステロイド剤，免疫抑制薬，抗凝固薬の併用（カクテル療法）
- 血漿交換療法

c. 慢性糸球体腎炎症候群

蛋白尿，血尿が持続し，経過中に高血圧や浮腫が認められ，徐々に腎不全に進行する病態である．

慢性糸球体腎炎症候群をきたす原発性糸球体疾患には，IgA腎症，膜性腎症，膜性増殖性糸球体腎炎などが，続発性糸球体疾患には，ループス腎炎，紫斑病性腎炎，糖尿病性腎症，遺伝性腎炎がある．

1）IgA腎症

糸球体メサンギウムと血管係蹄にIgAが顆粒状に沈着している糸球体腎炎で，慢性腎炎症候群の中でもっとも頻度が高い腎炎である．

検診により無症候性血尿蛋白尿の状態で発見されることが多いが，急性腎炎症候群，ネフローゼ症候群，慢性腎不全で発見されることもある．

上気道炎，腸炎などの感染症に伴い一時的に肉眼的血尿を呈するのは特徴的な臨床所見である．

自然経過，治療により尿所見が正常化する例もあるが，尿蛋白が増加し，腎炎が増悪して末期腎不全に至る例もある．

小児期に発症し進行する場合，急速進行性腎炎を呈して短期間で腎不全に至る例もあるが，尿所見が徐々に悪化して成人になって腎不全になる例が多い．

病理組織学的な重症度が高度な症例，尿蛋白の多い症例，高血圧を合併している症例は，末期腎不全に移行しやすい．

【診断のポイント】
- 病理学検査で確定診断
- 感染を契機とした肉眼的血尿
- 持続性の血尿
- 半数の患者で血清IgAが上昇

【治療のポイント】
- 抗血小板療法（軽症例）
- ステロイド剤の併用
- ステロイドパルス療法，カクテル療法，抗凝固療法（重症例）
- 食事療法，降圧薬の併用で高血圧を治療

2）膜性増殖性糸球体腎炎

糸球体毛細血管係蹄壁の肥厚とメサンギウム細胞および基質が増加している糸球体病変を有する腎炎．

蛍光抗体検査では，IgG，IgM などの免疫グロブリンの花冠状の沈着と補体の沈着がみられる．

電子顕微鏡による組織検査により I 型から III 型に分類されている．

病因は明らかではないが，免疫学的機序により補体の活性化経路に異常をきたすことが，発症要因であることが推定されている．

学校検尿で，無症候性血尿・蛋白尿の状態で発見される例が最も多いが，急性腎炎症候群，急速進行性腎炎，ネフローゼ症候群を発症して発見される例もある．

【診断のポイント】
- 病理学検査で確定診断
- 血清検査では補体の低下を認める．

【治療のポイント】
- 副腎皮質ステロイドの長期投与
- ネフローゼ症候群，急速進行性腎炎を呈している場合は，ステロイドパルス療法

3）膜性腎症

糸球体毛細血管係蹄壁がびまん性に肥厚する病理所見を認める腎症．メサンギウム細胞や基質の増生は軽度である．

蛍光抗体検査では，IgG の顆粒状の沈着が認められる．

無症候性蛋白尿や，ネフローゼ症候群の症例にみられる．

小児では，自然寛解することが多く，腎不全に至るものは少ない．

HB（B 型肝炎）ウイルス腎症，HCV（C 型肝炎関連性腎症）などでこの組織像をとることが多い．

【診断のポイント】
- 病理学的に確定診断
- HBV，HCV などウイルス感染症

【治療のポイント】
- ステロイド少量投与を行う場合がある．

4）巣状糸球体硬化症（FGS）

病理検査で，一部の糸球体に分節状に硝子化を伴う硬化像を認める．無症候性蛋白尿やステロイド抵抗性ネフローゼ症候群の症例にみられる．

ステロイド抵抗性ネフローゼ症候群を呈する場合数年の経過で末期腎不全に至る例が多い．

小児期腎不全の 20 〜 25 ％は本症による．

【診断のポイント】
- 臨床経過：ステロイド抵抗性ネフローゼ症候群
- 病理学的に確定診断

【治療のポイント】
- 抗血小板薬，ACE 阻害薬（経症例）
- ネフローゼ症候群の治療に準ずる．

d．ネフローゼ症候群

高度の蛋白尿（3.5 g/日または 0.1 g/kg/日以上）と低蛋白血症（学童，幼児 6.0 g/dl 以下，乳児 5.5 g/dl 以下）を主症状とする症候群で，浮腫，高脂血症を伴うことが多い．原発性と続発性のものに分けられる．

小児ネフローゼ症候群の 90 ％以上が原発性で，組織学的には微小変化群（MCNS）が 80 ％，巣状糸球体硬化症が 10 ％，その他の慢性糸球体腎炎によるものが 10 ％，である．続発性ネフローゼ症候群は，紫斑病性腎炎や，ループス腎炎の頻度が高い．

高度浮腫を伴うことが多く，顔面，四肢のむくみを主徴とする．

腹水の貯留や腸管の浮腫に伴い腹痛，嘔吐などの消化器症状や，胸水の貯留により呼吸器症状を伴うこともある．細菌感染に対する抵抗力が低下していて，尿路感染症や呼吸器感染症は重症化しやすい．また，凝固能が亢進していて，血栓症を合併しやすい．

血漿蛋白の低下が高度になると無尿・乏尿になり尿素窒素（BUN）が上昇する．

血尿が持続したり，利尿がついたあとにも腎機能が低下していたり，補体の低下，抗核抗体陽性など，腎炎が疑われる場合やステロイドに対する反応性が悪い例（ステロイド抵抗性ネフローゼ症候群），再発を繰り返す場合は腎生検を行う．

90％以上の症例はステロイドの投与で尿蛋白は消失するが70％が再発し，長期の治療が必要である．長期的には予後良好な疾患である．

【診断のポイント】
- むくみ等の臨床症状
- 高度の蛋白尿，低蛋白血症，高脂血症
- 腎生検

【治療のポイント】
- 発症時には安静にする．
- 乏尿，浮腫が強いときは，塩分制限
- 腎機能が低下しているときには蛋白制限
- 副腎皮質ステロイド剤投与
- 奏功しない場合は，免疫抑制薬の併用，血漿交換療法
- 腎炎性ネフローゼ症候群の場合には，腎炎の治療に準ずる．

e. 無症候性血尿症候群

持続的に肉眼的または顕微鏡的血尿がみられるが，臨床症状や蛋白尿をはじめとする検査所見の異常を伴わない症候群．

【診断のポイント】
- 学校検尿などの検診で発見されることが多い．
- 尿路結石，尿路感染症，など糸球体以外からの出血が原因となる疾患を除外する．

【治療のポイント】
- 大部分が特別な治療を要せず，予後良好である．
- 腎炎の初期症状の場合は，後に蛋白尿が現われ，慢性腎炎症候群に移行する例があるので，定期的な検診が必要である．

f. 無症候性蛋白尿

蛋白尿が持続する以外，臨床症状，検査所見に異常を伴わない症候群．

【診断のポイント】
- 腎炎，尿路感染症，遺伝性腎疾患など蛋白尿をきたす疾患でないことが確認して診断する．
- 運動後や起立時にみられる蛋白尿（体位性蛋白尿）を鑑別するため，前弯負荷テストを行う．
- 尿蛋白が増加する場合には，腎生検で組織学的診断を行う．

【治療のポイント】
- 蛋白尿が自然に消失する症例がある．
- 慢性腎炎，ネフローゼ症候群へ移行する症例があるので，定期的な検診が必要である．

g. 続発性糸球体疾患，全身性疾患による腎障害

1）紫斑病性腎炎

アレルギー性紫斑病に随伴する糸球体腎炎である．

無症候性血尿症候群から，急性腎炎症候群，ネフローゼ症候群，急速進行性腎炎症候群，腎不全に至るまでさまざまな臨床像を呈する．

紫斑病を発症すると同時に腎症を呈する症例もあるが，腎症発症まで1～2カ月を要する症例もある．

【診断のポイント】
- アレルギー性紫斑病を発症した患児に尿検査を行い診断する．
- 紫斑病発症後数カ月間は尿所見を観察する．
- 蛋白尿が多い症例は，腎生検で重症度を病理学的に診断する．

【治療のポイント】
- 臨床病型，組織診断をもとに，IgA腎症に準じて治療する．

2）ループス腎炎

全身性エリテマトーデス（SLE）に合併する糸球体腎炎で，免疫複合体が糸球体に沈着して発症する．

SLEの90%以上の症例に腎合併症がみられる．

腎症は，無症候性蛋白尿/血尿症候群から，急性腎炎症候群，ネフローゼ

症候群，急速進行性腎炎症候群，腎不全に至るまでさまざまな臨床像を呈する．急性腎不全で発症する症例もある．

【診断のポイント】
- SLEを発症した患児に尿検査を行う．
- 腎炎を発症した症例は病理学的に重症度を診断する．

【治療のポイント】
- 臨床病型，組織診断をもとに，副腎皮質ステロイド，免疫抑制薬を投与する．
- 重症例に対しては，ステロイドパルス療法，抗凝固療法，血漿交換療法を行う．

3）溶血性尿毒症症候群

急性腎不全，溶血性貧血，血小板減少を三徴とする疾患である．

種々の原因で糸球体内皮細胞が障害され腎不全になると考えられている．

代表的な原因として，病原性大腸菌が産生するベロトキシンが知られている．この場合，下血を伴う腸炎に引き続いて，黄疸，貧血，点状出血，乏尿，無尿などが出現する．重症例では，意識障害や痙攣など中枢神経症状がみられる．そのほかに，肺炎球菌，サルモネラ菌，薬剤などが原因で発症した例も報告されている．

急性期の管理の改善により死亡例は減少したが，治療に反応せず死亡する例がみられる．腎症状は数カ月で改善するものが多いが慢性の経過で腎不全に移行する場合もある．

【診断のポイント】
- 乏尿，貧血，点状出血の臨床症状
- 検査所見：貧血，血小板減少，間接ビリルビンの上昇，ハプトグロビンの低下，BUN，クレアチニンの上昇，代謝性アシドーシス，血尿，蛋白尿，低比重尿，高血圧
- 神経症状を呈する症例：頭部CT，MRIの画像診断

【治療のポイント】
- 透析療法，輸血，降圧薬の投与．
- 抗凝固療法，抗血小板療法，血漿交換や凍結血漿の輸注．
- 細菌性腸炎合併例には，制菌的な抗生剤の投与．

h. 遺伝性糸球体疾患

1）アルポート　Alport 症候群

4 型コラーゲンをはじめとする糸球体基底膜の構造蛋白遺伝子の異常が原因で発症する，感音性難聴を伴う遺伝性腎炎症候群である．

遺伝形式は，常染色体優性遺伝，常染色体劣性遺伝，X 連鎖性遺伝がある．

幼児期に血尿で発症し，後に蛋白尿が出現する．腎機能は徐々に低下し，20～30 歳で末期腎不全に至る．

高周波域の感音性難聴とともに，白内障，円錐角膜，網膜色素変性症など眼科疾患を合併する症例もみられる．

【診断のポイント】
- 家族歴，感音性難聴の合併
- 電顕：糸球体基底膜構造の変化がみられる．
- 基底膜構造蛋白遺伝子異常

【治療のポイント】
- 慢性腎炎，腎不全に準じた治療

2）良性家族性血尿

糸球体性血尿が家族性にみられる状態で，腎不全に進行することは少ない．

【診断のポイント】
- 家系内に無症候性血尿症候群の集積がみられる．
- 蛋白尿を認める場合や家系内に腎不全患者がいる場合，腎生検を行う．
- 電子顕微鏡検査で基底膜の菲薄化が観察される．

【治療のポイント】
- 特に治療は要しない．

3　尿細管の疾患

糸球体からボウマン囊に濾過された原尿は，尿細管および集合管を通過する間に血液の成分を一定に保つように，水分，塩分，有機物の吸収や分泌を受け尿となる．この尿細管機能に異常があると，尿成分に異常をきたし，体液の異常をきたす．

a. 腎性糖尿

近位尿細管のグルコース再吸収障害のため,血糖値が正常の状態で,尿糖がみられる疾患である.

尿糖以外に明らかな症状はないが,飢餓時にケトーシスを起こしやすい.

【診断のポイント】
- 尿糖の出現
- 耐糖能検査(糖負荷試験)が正常
- 血中グルコヘモグロビンが正常

【治療のポイント】
- 特に治療は要しない.

b. アミノ酸転送異常

近位尿細管のアミノ酸再吸収障害のため,尿中にアミノ酸が排泄される病態である.腸管でも吸収不全を呈するので全身の症状がみられる.

機能障害をきたしたアミノ酸輸送体の種類により,症状が異なる.

ハートナップ Hartnup 病(日光過敏症,小脳症状),シスチン尿症(尿路結石),リジン尿性蛋白不耐症(発育不良,骨粗鬆症,高アンモニア血症),家族性イミノグリシン症(痙攣,知能障害)などがある.

【診断のポイント】
- 臨床症状
- 尿中アミノ酸分析により,尿中アミノ酸の増加がみられる.

【治療のポイント】
- ハートナップ病:ニコチン酸の投与.
- シスチン尿症:水分摂取,アルカリ剤による腎結石予防.
- リジン尿性蛋白不耐症:低蛋白食.

c. 低リン血症性ビタミン D 抵抗性くる病

近位尿細管での無機リンの再吸収障害のため,低リン血症,くる病を呈する疾患で,ビタミン D の治療でくる病を予防できないのが特徴である.

【診断のポイント】
- くる病の症状

- 血清リンの低下
- 尿細管リン再吸収率（％TRP）の低下

【治療のポイント】
- 経口的にリンを補充する．
- 活性型ビタミン D を投与する．

d. 尿細管性アシドーシス

　近位尿細管での重炭酸イオンの再吸収障害，遠位尿細管での水素イオンの分泌障害により，代謝性アシドーシスを呈する病態である．

　近位尿細管性アシドーシスでは，成長障害が主な症状である．

　遠位尿細管性アシドーシスでは，尿濃縮力障害，尿中カルシウム増加，低カリウム血症，腎石灰化，尿路結石，くる病などカルシウム代謝異常症，低カリウム血症による筋力低下を合併する．

【診断のポイント】
- 成長障害（低身長，体重増加不良）
- 血液ガス検査：pH，重炭酸イオン低値
- 尿検査：pH 高値
- 画像検査：異所性石灰化，骨病変

【治療のポイント】
- アルカリ療法（重炭酸ナトリウム，クエン酸塩の投与），カリウムの補充
- 骨病変を有する場合，活性型ビタミン D を投与する．

e. ファンコニ症候群

　シスチン尿症やミトコンドリア異常症，遺伝性などが原因で近位尿細管の様々な機能が同時に障害されて発症する疾患．腎性糖尿，アミノ酸尿，低リン血症，近位尿細管性アシドーシス，低カリウム血症などがみられる．

【診断のポイント】
- くる病の徴候
- 尿検査：尿糖，アミノ酸尿
- 低リン血症，低カリウム血症，代謝性アシドーシス

【治療のポイント】
- アルカリ療法，経口的にリンを補充する．
- 活性型ビタミンDを投与する．

f. 腎性低尿酸血症

近位尿細管での尿酸の再吸収の低下または，分泌が亢進し低尿酸血症を呈する疾患である．

尿路結石や高カルシウム尿がみられ，運動後に急性腎不全を呈することがある．

【診断のポイント】
- 尿路結石，微小血尿などの臨床症状
- 血清尿酸低値，尿酸クリアランス高値
- 負荷試験で尿酸再吸収能，分泌能を診断する．

【治療のポイント】
- 尿アルカリ化により結石の溶解を促進し，生成を予防する．

g. 腎性尿崩症

集合管の抗利尿ホルモンに対する反応性が先天的に低下していて尿の濃縮力が低下する疾患である．出生時より多飲多尿，発熱の症状がみられる．血清 Na, Cl が上昇する．

【診断のポイント】
- 多飲多尿
- 低張尿
- 抗利尿ホルモン（ADH）の分泌は正常である．

【治療のポイント】
- 水分摂取による脱水症と高電解質血症の改善
- 食塩の制限，サイアザイド系薬剤の投与

4 間質性腎炎

腎の間質に細胞浸潤，浮腫，間質の線維化などの病変を有する疾患で，尿細管の病変を伴うことが多い．

a. 急性間質性腎炎

　細菌感染や，薬物に対する過敏反応，アレルギーなどの原因により，尿細管間質領域の細胞浸潤と浮腫などの急性期病変を生ずる疾患である．

　炎症が軽いときには，無症状で尿異常も軽いが，重症例では，尿細管機能の低下により乏尿性または多尿性腎不全の症状がみられる．

【診断のポイント】
- 尿中 β_2 ミクログロブリン，NAG が上昇する．
- 重症例では，腎生検で病理学的に診断する．

【治療のポイント】
- 原因の除去，感染症の治療，原因薬剤の投与中止．
- アレルギー性の場合にはステロイド剤で治療する．

b. 慢性間質性腎炎

　薬物，感染，中毒などにより，腎間質の線維化，尿細管の変性，細胞浸潤などの慢性病変を有する疾患．

　全身倦怠感，体重減少などで徐々に発症する．尿中 β_2 ミクログロブリン，NAG が上昇する．蛋白尿，血尿は軽度なことが多く，尿中白血球，上皮細胞の混入がみられる．進行すると腎不全となる．

【診断のポイント】
- 臨床症状
- 病理学的に診断する．

【治療のポイント】
- 原因の除去
- 電解質異常に対して対症療法を行う．

5　尿路感染症

　尿路系へ細菌感染が成立して発症する疾患で，尿路感染症は，呼吸器，消化器とともに小児期 3 大感染症の一つである．

　2 歳以下の乳幼児に多く，新生児期を除いて，女児に多い．

　炎症の部位により，下部尿路感染症（尿道炎，膀胱炎）と上部尿路感染症（腎盂炎，腎炎）に分類される．

尿路奇形，尿流異常などの基礎疾患を伴っていることが多く，尿路感染症の診断治療とともに，基礎疾患の診断が大切である．

病因となる細菌は，大腸菌，プロテウス，クレブシエラが主なものである．

尿中コロニーが 10^5/ml 以上のとき尿路感染症の原因菌であると診断する．

a. 腎盂腎炎

腎盂に細菌感染による炎症を生じた疾患である．

臨床症状は，年長児では，発熱，背部痛を呈する，乳幼児では，嘔吐，腹痛，食欲低下，体重減少などの全身症状が現れることが多い．

【診断のポイント】
- 臨床症状
- 検尿：白血球尿
- 尿培養検査で原因菌の同定，原因菌の薬剤感受性検査
- 反復する症例は，尿路画像検査により尿路奇形を診断する．

【治療のポイント】
- 安静，保温，水分補給
- 適切な抗生剤の投与．
- 尿路奇形を伴っている患児には，抗生剤を長期間少量投与し予防する．

b. 細菌性膀胱炎

上部尿路感染症に合併したり，カテーテルの挿入時にみられる．

臨床症状は，頻尿，排尿痛，尿混濁が3徴で，炎症が膀胱に限局していると，全身症状が現れにくく，乳幼児では健診時に白血球尿で発見されることもある．

【診断のポイント】
- 臨床症状
- 検尿：白血球尿
- 尿培養検査で原因菌の同定
- 超音波検査で膀胱粘膜の肥厚を確認する．

【治療のポイント】
- 安静，保温，水分補給

- 適切な抗生剤の投与

c. 出血性膀胱炎

　肉眼的血尿で突然発症する膀胱炎で，アデノウイルスの感染によるもの，シクロホスファミドの副作用によるものがある．

【診断のポイント】
- 肉眼的血尿，排尿終末痛，突然発症する頻尿等の臨床症状
- シクロホスファミドの投与歴
- 検尿：白血球尿，赤血球尿
- 尿培養は陰性
- 尿からアデノウイルスの検出

【治療のポイント】
- 安静，水分投与，鎮痛薬

6 尿路結石症

　小児の尿路結石は，カルシウム結石，炭酸リン酸カルシウム結石，尿酸結石が主なものである．

　ほとんどの症例が，高カルシウム尿症，尿路奇形，尿路感染症，腎尿細管性アシドーシスなど基礎疾患を有している．

　血尿，疼痛などは結石による症状であるが，基礎疾患による症状も合併している．

【診断のポイント】
- 単純X線写真，超音波により，結石を確認する．
- 基礎疾患の診断

【治療のポイント】
- 水分摂取を増やし，結石の排泄を促進する．
- 体外衝撃波砕石術や経皮的腎尿管抽石術など外科的に治療する．
- シュウ酸カルシウム結石，リン酸カルシウム結石，尿酸結石は，尿をアルカリ化して再発を予防する．

7 先天性腎・尿路奇形

泌尿器系は先天的な異常が発生しやすく，全奇形の40％程度を占めている．

また，小児期末期腎不全の25～30％は，先天的異常が原因となっている．

さらに，尿路奇形は尿路感染症の原因となっていて，診断と治療および管理が重要である．

a. 腎奇形

腎奇形には，数の異常（無発生腎，単腎），大きさの異常（低形成腎，嚢胞腎），形態の異常（馬蹄腎），位置異常（遊走腎），腎盂奇形（重複腎盂・尿管）などがある．

1）両側無形成腎

両側無発生腎の場合には，四肢の奇形，肺形成不全を伴うポッターPotter症候群を呈し死産か生後数日で死亡する．

2）低形成腎

正常腎より小さく，ネフロンの数が少ない．
両側性の場合は，高血圧，慢性腎不全を合併する．

3）先天性嚢胞腎

腎実質内に多数の嚢腫をみる疾患で，多嚢胞性異形成腎，遺伝性多嚢胞性腎など遺伝性のものが多い．

腎腫大，腹痛，血尿などの症状がみられる．嚢腫に圧迫されて腎実質は萎縮し腎不全になる．

【診断のポイント】
- 先天性腎奇形は，妊娠中に超音波検査で発見されることが多い．
- シンチグラムにより，形態および機能的な診断を行う．

【治療のポイント】
- 嚢腫が大きく圧迫症状が強いときには，嚢腫の穿刺や腎摘出をする．
- 慢性腎不全に準じた治療を行う．

b. 膀胱尿管逆流　vesicoureteral reflex（VUR）

　膀胱と尿管の接合部（膀胱尿管移行部）には，逆流防止機能がある．この機能に異常があり膀胱内の尿が尿管に逆流する状態．

　先天的に逆流防止機能が脆弱な原発性と尿道狭窄，神経筋異常など膀胱機能異常を伴う二次性に分類される．

　VUR 自体は無症状であるが，上部尿路感染症を繰り返す．また，逆流性腎症を併発し腎不全に進展する．

【診断のポイント】
- 排尿時膀胱造影により膀胱内容の尿管への逆流を観察する．

【治療のポイント】
- 原発性 VUR の軽症例は自然治癒することが多い．
- 自然治癒しない例は，逆流防止術の適応となる．
- 尿路感染予防のため抗生剤を少量長期投与する．
- 二次性 VUR は，原疾患を治療する．

c. 水腎症

　尿路の通過障害により腎盂，腎杯が拡大した状態である．

　通過障害は尿管狭窄，腎盂尿管移行部の狭窄尿管瘤，後部尿道弁など先天的な原因のほか，神経因性膀胱，腫瘍，結石などによって発生する．

　先天性水腎症は，胎児期にエコーで発見される．

　臨床症状は，腹部腫瘤，尿路感染症が主なものであるが，両側性の場合には腎不全を呈する．

【診断のポイント】
- 超音波検査：腎盂の拡大，腎実質の菲薄化
- IVP やシンチグラムで，通過障害の程度，部位，腎機能を診断する．

【治療のポイント】
- 軽度の原発性水腎症は，定期的に検査をしながら経過観察する．
- 腎機能障害が現れているときは，腎瘻形成，尿路再建術を行う．

d. 遊走腎

　腎が生理的移動範囲を越えて移動する状態．

年長の女児でよくみられ，長時間の運動や起立で腹痛や腰痛を訴えることが多い．血尿，蛋白尿を伴うことがある．

【診断のポイント】
- 経静脈的腎盂造影で，起立時に 1.5 椎体以上腎が下垂することで診断する．

【治療のポイント】
- 自覚症状が強いとき，水腎症，尿路結石を合併するときには，腎固定術を行う．

e. 停留睾丸

精巣は，胎生期が進むにつれて，陰囊内に下降するが，精巣が陰囊に達しなかった場合を停留睾丸という．出生時に 2～4％ の頻度でみられるが，1歳までに自然に下降することが多い．

放置すると，将来不妊症や精巣腫瘍を合併する．

【診断のポイント】
- 視診，触診で診断する．

【治療のポイント】
- 自然下降が確認できないときには，手術する．

f. 陰囊水腫

精巣固有漿膜内に液体が貯留したもので，内液の吸収不全によると考えられている．

【診断のポイント】
- 透光性弾力性のある無痛性の腫瘤として触知される．

【治療のポイント】
- 自然治癒することが多い．
- 1歳をすぎても残っているときには，手術する．

g. 包茎

亀頭が包皮に包まれている状態．包茎輪が狭く亀頭が露出できないものを真性包茎，用手的に露出できるものを仮性包茎という．通常乳幼児期には，包茎であるが，包茎が強い場合には，排尿時に抵抗となり水腎症をきたすこ

とがある．

【診断のポイント】
- 視診，触診で診断する．
- 重症例は排尿時に尿線をつくらない．

【治療のポイント】
- 尿流障害を呈するもの，亀頭包皮炎を繰り返すものは，手術する．

＜粟田久多佳＞

12 血液・造血器疾患

総論

造血系の発達
- 胎生期における造血の場は，中胚葉，肝臓，骨髄の順に移行する．
- 中胚葉造血は胎生 10 ～ 14 日に卵黄嚢で始まり，10 ～ 12 週で終わる．
- 胎生 6 ～ 8 週で造血は肝臓に移り，20 ～ 24 週まで造血の中心となる．
- 骨髄では胎生 16 週ころから造血が始まり，肝臓にかわって造血の中心となる．
- 顆粒球は顆粒球刺激因子（G-CSF），血小板はトロンボポエチン（TPO），赤血球はエリスロポエチン（EPO）の刺激でそれぞれ産生される．
- ヘモグロビンは鉄を含むヘム蛋白とグロビン蛋白からなり，酸素を組織に供給する．
- 胎児期はヘモグロビン F（Hb F），出生後はヘモグロビン A（Hb A）が中心となる．
- 赤血球は 40 種以上の酵素をもち，電解質勾配の維持，エネルギー産生，形態の維持，ヘム鉄の還元状態の維持，有機リンの維持を行っている．
- 新生児の赤血球の寿命は 60 ～ 90 日で，成人のおよそ 1/2 ～ 1/3 である．

各論

1 貧血

- 貧血とは赤血球の容積あるいはヘモグロビン濃度が，健常人の値より減少している状態である．
- ヘモグロビン濃度が 7 ～ 8 g/dl 以下になると，皮膚，粘膜の蒼白が明らかとなり，生理的に心拍出量の増加，動静脈酸素分圧較差の増大，重要器

官・組織への血流シャントが起こる．また赤血球の 2,3-diphosphoglycerate 濃度が上昇し，ヘモグロビンの酸素親和性が低下することで組織への酸素運搬が保たれる．
- 貧血が緩やかに進行するときは，貧血の症状（倦怠，多呼吸，労作時息ぎれ，頻脈，心拡大など）は明らかでない．
- 赤血球による組織への酸素運搬が減少すると，EPO 産生が増大し骨髄での産生を促進する．

a. 産生障害による貧血
1）先天性赤芽球癆（ダイアモンド-ブラックファン Diamond-Blackfan 貧血）
- 原因不明の先天性貧血．1 歳までに 90 ％が発症する．
- 大球性貧血，網状赤血球減少，骨髄での赤芽球減少・欠損が特徴．
- 低身長，拇指の奇形などを合併することがある．
  【治療】 ステロイド剤投与，輸血，造血細胞移植

2）後天性一過性赤芽球癆
- 生後 6 カ月〜3 歳までにみられる．ウイルス感染後に発症．
- 一過性に赤血球産生が低下し，網状赤血球，赤芽球が減少する．
- 1 〜 2 カ月でほとんどの症例が自然に回復する．

3）パルボウイルス B19 による赤芽球癆
- 伝染性紅斑の原因ウイルスであり，赤芽球に感染して赤血球産生が障害される．
- 感染は一過性で，2 週間以内に回復する．
- 遺伝性球状赤血球症の患者が感染すると重症の貧血をきたす．
- 子宮内感染を起こすと，重症貧血から胎児水腫をきたす．

4）新生児生理的貧血
- 胎児期は低酸素の状態にあるため，新生児は生理的に多血である．
- 出生後に組織への酸素運搬能が増大するため，赤血球産生は低下する．
- 生後 8 〜 12 週でヘモグロビン値は 9 〜 11 g/dl まで低下する．
- 血液学的に問題はなく，鉄分の貯蔵も充分なため治療の必要はない．

5）巨赤芽球性貧血
- 葉酸あるいはビタミン B_{12} が欠乏すると DNA 合成が障害され，貧血をき

たす．
- ビタミン B_{12} 欠乏では四肢麻痺，知覚障害，発達遅滞などの神経症状がみられる．
- 大球性貧血，網状赤血球減少，末梢血への巨赤芽球の出現が特徴である．
- 進行すると好中球減少，血小板減少もみられる．

【治療】
- 葉酸，ビタミン B_{12} の経口，静脈投与．

6）鉄欠乏性貧血
- 小児期には 1 日およそ 1 mg の鉄分が必要である．
- 食物中鉄分の小腸からの吸収率は 10 % で，1 日 8 ～ 10 mg の鉄分摂取が必要である．
- 乳児期，思春期には急速な成長，鉄分摂取不足，生理などから貧血になりやすい．
- 牛乳や鉄分補充のない食品の過剰摂取は鉄欠乏の原因となる．
- 年長児では原因として消化管の慢性出血も考慮する．
- 鉄欠乏は神経学的，知的機能にも影響し，注意力，学習能力の低下をきたす．

【検査所見】
- フェリチン（鉄貯蔵蛋白）の減少．
- 血清鉄の減少．
- 血清トランスフェリン（総鉄結合能）の増加，トランスフェリン飽和度の減少．
- 赤血球数減少，小球性低色素性貧血．
- 骨髄での赤芽球過形成．

【治療】
- 鉄剤の経口あるいは経静脈的投与（4 ～ 6 mg/kg/日）．
- 治療は貧血の改善後 8 週間継続する．

b．赤血球破壊による貧血（溶血性貧血）
- 赤血球の破壊亢進，寿命の短縮が骨髄での造血能を上回ると貧血となる．
- 反応性に造血が亢進し，赤芽球過形成，網状赤血球の増加がみられる．

- **血管内溶血**：ヘモグロビンはハプトグロビンと結合し，肝でビリルビンとなり，便，尿中に排泄される．過剰なヘモグロビンは直接尿中に排泄される（ヘモグロビン尿）．
- **血管外溶血**：肝，脾臓のマクロファージに貪食され，ヘモグロビンは間接ビリルビンとなる．

1）赤血球膜の異常

a）遺伝性球状赤血球症

- ほとんどが常染色体優性遺伝，一部は劣性遺伝である．
- 細胞骨格蛋白であるスペクトリン，あるいはアンキリンの欠損が原因．
- 赤血球表面積の減少により球状となり，脾臓で破壊される．

【臨床症状】
- 新生児期の貧血，黄疸の原因となる．
- 小児期に貧血，黄疸，運動能力低下，脾腫を認める．
- 40～50％に胆嚢結石（ビリルビン結石）がみられる．
- パルボウイルス B19 の感染で無形成発作を起こす．

【検査所見】
- 網状赤血球増加，間接ビリルビン上昇．
- 塗抹標本で球状赤血球を認める．
- ハプトグロビンの低下．

【治療】　脾臓摘出

b）発作性夜間血色素尿症

- 造血幹細胞の遺伝子異常により，血球膜蛋白 glycosylphosphatidylinositol が欠失し，赤血球が補体によって破壊される．

【臨床症状】
- 慢性の貧血．
- 夜間，早朝に発作的に血管内溶血が起こり，ヘモグロビン尿を呈する．
- 白血球減少，血小板減少が認められる．
- 腹痛，腰痛，頭痛を訴える（血小板の活性化による血栓症）．
- 再生不良性貧血へ移行することがある．

【検査所見】
- ハム試験，砂糖水試験で陽性．

- ヘモジデリン尿.

【治療】
- ステロイド治療.
- 鉄剤の投与.
- 造血細胞移植.

2）ヘモグロビンの異常
- ヘモグロビン遺伝子の異常により，ヘモグロビン分子の構造変化をきたして機能が障害される．

a）鎌状赤血球症
- 異常ヘモグロビンである HbS をもつ．
- HbS 分子が連結して束となって内側から赤血球膜を変形するために鎌状となる．
- マラリアに感染しにくく，流行地域では生存に有利である．

【臨床症状】
- 溶血性貧血．
- 微小血流閉塞による疼痛発作，梗塞，諸臓器の機能障害．
- 脾機能低下による重症感染症．

【検査所見】
- 塗抹標本で鎌状赤血球を認める．
- ヘモグロビン電気泳動，遺伝子解析．

【治療】 対症療法のみ．

b）サラセミア
- グロビン蛋白の遺伝子変異によって異常ヘモグロビンが産生される遺伝性貧血．
- β サラセミア：β グロビンの異常．
  α サラセミア：α グロビンの異常．
- 赤血球の成熟障害，無効造血，骨髄過形成をきたす．

【臨床症状】
- 乳児期に溶血性貧血により高度の貧血，心不全をきたす．
- 著明な肝脾腫，病的骨折を認める．
- 鉄過剰によってヘモジデローシスを合併し，肝障害，心筋障害，内分泌障

害をきたす．

【検査所見】
- 塗抹標本で網状赤血球減少，有核赤血球，小球性貧血を認める．
- 出生児に HbF のみである．
- 間接ビリルビンが上昇する．
- X 線で骨髄過形成がみられる．

【治療】 輸血，脾臓摘出，造血細胞移植

3）赤血球酵素の異常
- 種々の赤血球酵素の欠損は溶血性貧血を引き起こす．

　a）ピルビン酸キナーゼ（PK）欠損症
- 常染色体劣性遺伝
- ATP 合成が障害され，赤血球内のカリウム，水の保持ができなくなり寿命が短縮する．

【臨床症状】
- 重症型：新生児期に高度の溶血性貧血をきたす．核黄疸あり．
- 軽症型：成人で軽度の溶血性貧血を認めるのみ．
- 脾腫，黄疸

【治療】 新生児の重症黄疸に対する交換輸血．脾臓摘出．

　b）グルコース 6 リン酸脱水素酵素（G6PD）欠損症
- X 連性遺伝
- 還元型グルタチオンを維持できず，酸化ストレスでヘモグロビンが沈殿し赤血球膜が損傷する．

【臨床症状】
- 感染症，薬剤（アスピリン，サルファ剤，抗マラリア薬など），Fava 豆の摂取で溶血発作をきたす．
- 重症ではヘモグロビン尿，黄疸，致死的貧血をきたす．

【治療】 溶血誘発因子を避ける．

4）細胞外因子による溶血性貧血
- 自己免疫性溶血性貧血：赤血球に対する自己抗体によって赤血球が破壊される．
- 胎児赤芽球症：児の赤血球に対する母親の抗体が経胎盤性に移行して発症

する．

a）温式抗体による自己免疫性溶血性貧血

- 赤血球に対する特異的IgG抗体が産生され，脾臓で破壊される．
- 原発性：原因不明，二次性：リンパ球増殖症，SLE，免疫不全症などに合併．
- 約20％で薬剤が関与している．

【臨床症状】
- 2〜12歳に好発し，感染症が先行して急性発症する．
- 蒼白，黄疸，発熱，ヘモグロビン尿，脾腫をみる．
- 3〜6カ月で回復する．

【検査所見】
- 網状赤血球増加を伴う貧血．
- 間接クームス試験陽性．

【治療】
- 急性期の重症貧血に対して輸血を行う．
- ステロイド療法．
- 脾臓摘出．

b）冷式抗体による自己免疫性溶血性貧血

- 冷式抗体はIgMに属し，37℃以下で赤血球を凝集させる．
- 寒冷凝集素症
  - ①マイコプラズマ感染症やEBウイルス感染症に続発する．
  - ②赤血球のI/i抗原に対するIgM抗体が産生される．
  - ③寒冷刺激で血管内溶血を引き起こす．
  - ④急性発症し，自然回復する．

5）機械的破壊による溶血

- 溶血性尿毒症症候群：腎血毛細血管障害により赤血球が破壊される．

2 汎血球減少症

- 貧血，好中球減少，血小板減少が同時にみられる．
- 血球の産生障害，造血細胞の破壊，腫瘍の骨髄浸潤などによって発症する．
- 重症の場合は，感染症，出血などで致死的である．

- 先天性のものと後天性のものがある．

a. 先天性汎血球減少症
1）ファンコニ Fanconi 貧血
- 常染色体劣性遺伝で，骨格異常，再生不良性貧血，白血病を好発する．
- ファンコニ貧血遺伝子の異常で，染色体の脆弱性が認められる．
- 造血細胞移植が唯一の根治的治療であるが，予後不良である．

2）先天性角化不全症
- 伴性劣性遺伝で，皮膚，爪，粘膜の異常，再生不良性貧血，がんを好発する．
- 治療は蛋白同化ホルモン，輸血であるが予後不良である．

b. 後天性再生不良性貧血
- さまざまな薬剤，化学物質，ウイルス感染，放射線，免疫異常により発症する．
- 造血前駆細胞の破壊，骨髄微小環境の崩壊，免疫による骨髄抑制によって起こる．
- 原因不明の特発性再生不良性貧血がもっとも多く，およそ80％を占める．

【診断】 末梢血での汎血球減少および骨髄の低形成があり，他の疾患が除外できる．
【症状】 貧血，感染症，出血．
【治療】 免疫抑制薬，造血細胞刺激因子の投与．造血細胞移植．

3 出血性疾患

- 血管が損傷すると，血液凝固が起こって血管の統合性が維持され，血流が止まる．
- 凝血塊形成が障害されると出血が起こり，形成が過剰になると血栓が生じて合併症を引き起こす．
- 止血機構は非常に複雑で，局所の血管反応，血小板の様々な活性，凝固因子同士および凝固因子と血小板の相互作用，抗凝固因子や阻害物質による凝血の調節，線維素溶解過程を開始し調節する因子などが関わっている．

- 血小板は小血管からの出血をコントロールするのに重要である．
- 大血管から出血すると止血機構が協調して働き，強固で安定したフィブリン塊を形成する．この凝血塊形成の範囲は抗凝固因子で局所に止まり，線維素溶解で除去される．

a. 先天性凝固因子欠損症
1）血友病
- 伴性劣性遺伝で，男児にのみ発症する．
- 先天性の凝固第 VIII 因子欠損（血友病 A），凝固第 IX 因子欠損（血友病 B）で起こる．

【臨床症状】
- 新生児期に頭蓋内出血をきたす場合がある．
- 這い這いや歩行の開始で，紫斑，筋肉内出血，関節内出血が出現する．
- 関節内出血をくり返すと血友病性関節症となり，関節拘縮をきたす．

【治療】
- 出血時に遺伝子組み換え第 VIII 因子，第 IX 因子製剤を補充する．
- 関節内出血をくり返す場合は予防的に定期補充を行う．

2）フォンヴィレブランド　von Willebrand 病
- 常染色体遺伝によるフォンヴィレブランド因子の質的，量的異常で発症する．
- フォンヴィレブランド因子は，血管損傷によって露出した内皮下マトリックスと血小板の結合を媒介する．また第 VIII 因子の輸送蛋白であり，著しい低下は第 VIII 因子欠損をきたす．

【臨床症状】皮膚粘膜下出血，紫斑，鼻出血，月経過多，術後出血（扁桃摘出，抜歯）．

【治療】デスモプレッシンの投与，献血由来フォンヴィレブランド因子の補充．

b. 血小板減少症
免疫性血小板減少性紫斑病
- 小児の急性の血小板減少で最も多い原因である．

- ウイルス感染症の後に血小板に対する自己抗体が産生され，抗体の結合した血小板が脾臓のマクロファージで貪食，破壊される．

【臨床症状】
- それまで健康であった1～4歳の小児で，突然全身の点状出血，紫斑が出現する．
- 歯肉，粘膜出血もしばしばみられる．
- 出血以外の診察所見はみられない．
- 70～80％の症例は6カ月以内に自然寛解する．
- 10～20％の症例は慢性化する．

【治療】
- 免疫グロブリン製剤の静注．
- ステロイド剤内服．
- 脾臓摘出．

<百名伸之>

13 腫瘍性疾患

- 小児がんとは小児期に発症するすべてのがんを総称する．
- 成人のがんと比較して，疫学，生物学的特性，病因，治療，予後のすべてにおいて異なっており，この相違を認識することが重要である．

総論

1 小児がんの疫学

a. 発生頻度
- 15 歳未満の小児人口 1 万〜1.3 万人あたり 1 人である．
- 死亡率は，1〜4 歳では不慮の事故，先天異常に次いで第 3 位，5〜14 歳では不慮の事故に次いで第 2 位である．
- 日本では年間およそ 800 人が小児がんで死亡している．

b. 小児がんの特徴
- 成人と異なり，非上皮性である胎児性腫瘍，肉腫，造血器腫瘍，脳腫瘍がほとんどである．
- 診断時に，80％はすでに全身に広がった状態（進行性）である．
- 成長・発育と密接に関連し，乳幼児期と思春期に発症のピークがある．
- 発症因子として成人では環境要因が重要であるが，小児では自然突然変異による遺伝子異常の関与が大きい．
- 偶発的に発見され，教育とスクリーニングによる早期診断は困難である．
- 成人がんに比較して，抗がん剤や放射線に対する感受性が高い．

c. 種類，頻度
   表 38 に小児がんの種類と頻度を示した．

表38　小児悪性新生物全国登録（1991〜1995）

種類	%	種類	%
白血病	33.6	性器の腫瘍	2.9
悪性リンパ腫	7.6	軟部腫瘍	2.1
脳腫瘍	7.1	皮膚の腫瘍	0.1
神経芽腫	20.6	内分泌系の腫瘍	0.6
網膜芽腫	6.2	その他の悪性新生物	1.0
腎腫瘍	1.0	奇形腫	4.5
肝腫瘍	4.1	神経節腫	0.6
呼吸器系	1.0	網内系の腫瘍	2.0
骨腫瘍	1.8	その他の良性新生物	0.3

2 小児がんの診断

a. 症状・徴候

- 小児がんでは症状・徴候は多様で非特異的であることが多い．
- 全身に播種していることが多く，原発腫瘍よりも転移巣での症状・徴候が出やすい．
- したがってがん以外の原因によるものと判断される場合がある．

主な症状・徴候とがんの種類

- 顔面および頸部の腫脹：悪性リンパ腫，白血病
- 頸部腫瘤（抗生剤に反応しない）：悪性リンパ腫
- 腹部腫瘤：神経芽腫，ウィルムス Wilms 腫瘍，肝芽腫，悪性リンパ腫
- 陰嚢腫瘤：胎児性精巣腫瘍
- 骨痛：白血病，神経芽腫，ユーイング Ewing 肉腫
- 発熱と四肢痛：白血病，神経芽腫，ユーイング肉腫
- 早朝の頭痛と吐気，嘔吐：脳腫瘍
- 白色瞳孔：網膜芽腫
- 眼瞼下垂：白血病，神経芽腫
- 慢性耳漏：横紋筋肉腫，ランゲルハンス Langerhans 細胞組織球症
- 腟からの出血：横紋筋肉腫，卵巣嚢腫
- 蒼白・疲労感：白血病，悪性リンパ腫
- 体重減少：ホジキン Hodgkin リンパ腫

b. 検査
1）血液/尿検査
- 一般血液検査（血算，生化学，血清，凝固）および尿検査で全身状態を把握する．
- 白血球増多，貧血，血小板減少，高尿酸血症，高 LDH 血症，高フェリチン血症，凝固異常，血尿などは非特異的に腫瘍の存在を示唆する．
- 腫瘍マーカーは腫瘍細胞が特異的に産生する物質で，血中，尿中で検出することにより腫瘍のスクリーニング，診断に有用な検査である．
    - ①尿中 vanillylmandelic acid（VMA），homovanillic acid（HVA）：神経芽腫
    - ②血清神経特異エノラーゼ（NSE）：神経芽腫，未分化神経外胚葉腫瘍
    - ③α-フェトプロテイン：肝芽腫，胚細胞腫瘍
    - ④β-ヒト絨毛ゴナドトロピン：胚細胞腫瘍

2）画像検査
- 腫瘍の局在，性状，進展度の判定に有用である．
    - ①単純 X 線（胸部，腹部，骨・関節）
    - ② CT，MRI
    - ③超音波
    - ④シンチグラフィ

3）確定診断のための検査
- がんの確定診断は，得られた腫瘍検体で病理学的になされる．
    - ①骨髄穿刺，生検：細胞診，免疫学的表面形質解析，遺伝子解析，病理診断
    - ②脳脊髄液検査（腰椎穿刺）：細胞数，細胞診
    - ③外科的生検：病理診断，免疫染色，遺伝子解析

3 小児がんの治療

- 小児がんは一般的に放射線，抗がん剤に対する感受性が高く，外科的治療と合わせた集学的治療が行われる．

a. 外科的治療
- 腫瘍組織の完全切除は治癒への重要な条件であるが，必須ではない．
- 放射線治療や化学療法を先行させ，腫瘍が縮小した時点で切除する delayed primary operation が主流である．
- 内視鏡を利用した低侵襲外科手術が導入されつつある．

b. 放射線治療
- 腫瘍に対する有効な放射線量は正常組織・臓器の耐容線量を超えており，放射線治療は単独では行われない．
- 外科手術で切除不能，あるいは抗がん剤が到達しにくい組織・臓器では，放射線治療が重要な役割を果たす．
- 晩期障害として，骨発育障害，生殖腺障害，二次発がんが小児では大きな問題となる．

c. 化学療法
- 抗がん剤は，細胞分裂を阻害し増殖を抑制することで抗腫瘍効果を発揮する．
- 作用機序の異なる多くの抗がん剤が開発されており，それらを組み合わせた多剤併用療法が行われる．
- 副作用として一般的に骨髄抑制，悪心嘔吐，脱毛，粘膜障害を認める．
- ときに致死的な副作用を伴うことがあり，効果と危険性のバランスを考慮しながら使用される．
- 治療は化学療法に精通した医師によって行われ，充分な観察，補助療法が必要である．
- 主な抗がん剤の種類を表 39 に示した．

d. 造血細胞移植
1) 原理
- 超大量の抗がん剤，全身放射線照射，および免疫抑制薬を用いて患者の骨髄機能，免疫能を破壊するとともにがん細胞の根絶を図る（これを移植前処置という）．

表39 主な抗がん剤の種類

分類	薬品名	適応
アルキル化剤	シクロホスファミド	小児がん全般, 造血細胞移植前処置
	イホスファミド	固形腫瘍全般
	メルファラン	造血細胞移植前処置
	ブスルファン	
	ダカルバジン	神経芽腫, ホジキンリンパ腫
	プロカルバジン	脳腫瘍, ホジキンリンパ腫
白金製剤	シスプラチン	肉腫, 胎児性癌, 神経芽腫, 肝芽腫 ウィルムス腫瘍, 脳腫瘍
	カルボプラチン	
代謝拮抗剤	メトトレキサート	急性白血病
	6-MP	
	シトシンアラビノシド	
抗がん抗生物質	アントラサイクリン系	小児がん全般
	アクチノマイシンD	ウィルムス腫瘍, 横紋筋肉腫
	ブレオマイシン	胚細胞腫瘍, ホジキンリンパ腫
植物アルカロイド	ビンクリスチン	小児がん全般
	ビンブラスチン	胚細胞腫瘍, ホジキンリンパ腫, 組織球症
	エトポシド	小児がん全般
蛋白合成阻害剤	L-アスパラギナーゼ	急性リンパ性白血病, 悪性リンパ腫
副腎皮質ホルモン	プレドニゾロン	急性リンパ性白血病, 悪性リンパ腫, 組織球症
	デキサメタゾン	

- しかる後に, 自家あるいは同種の造血細胞を移植して骨髄機能, 免疫能の回復を図る.
- 同種移植の場合, 提供者は組織適合抗原であるヒト白血球抗原（HLA）が患者と一致している必要がある.
- 同種移植の場合, 移植した免疫担当細胞ががん細胞を攻撃する効果が期待できる.

- 合併症として移植片対宿主病（GVHD），重症感染症などがあり，ときに致死的である．

2）移植の種類
- 用いる造血細胞の由来によって以下の種類がある．
    - ①自家造血細胞移植：患者自身の造血細胞を採取，凍結保存し，前処置のあとにこれを解凍して戻す．
    - ②同種造血細胞移植：血縁者間移植，非血縁者間移植，臍帯血移植．

3）適応疾患
- 致死的合併症の危険性があり，予後良好の小児がんは適応ではない．

  a）同種造血細胞移植の適応
- 化学療法のみでは再発の危険性の高い急性白血病の第一寛解期
- 再発した急性白血病
- 慢性骨髄性白血病

  b）自家造血細胞移植の適応
- 進行固形腫瘍の第一寛解期
- 再発した固形腫瘍

4 予後

- 小児がん全体の治癒率はおよそ 60 ％に達している．
- 米国の推定では 2010 年には，15 歳から 45 歳の成人の 250 人に 1 人が小児がんの既往をもつとされる．
- 長期生存例が増えるにつれ，晩期障害が大きな問題となっている．
    - ①成長障害：低身長
    - ②内分泌障害：思春期早発症，性腺機能異常，甲状腺機能低下症
    - ③中枢神経障害：白質脳症，微細脳機能障害
    - ④心機能障害
    - ⑤腎障害：糸球体障害，尿細管障害
    - ⑥肺機能障害：肺線維症
    - ⑦二次がんの発症

各論

1 造血器腫瘍

a. 急性白血病

1）急性リンパ性白血病

- 小児急性白血病の約80％を占め，発症頻度は年間3〜4人/10万人である．
- 発症年齢のピークは3〜5歳．

【発症の危険因子】
- 一卵性双生児で片方が発症した場合
- ある種の先天性疾患（ダウン症候群，血管拡張性失調症，神経線維腫症，ファンコニ貧血，ブルーム Bloom 症候群）に頻度が高い．

【臨床症状・所見】
- 発熱，顔面蒼白，出血傾向，食欲不振，全身倦怠，骨痛，腹痛，関節痛，リンパ節腫脹，体重減少，肝脾腫

【診断】
- 一般血液検査：血算，生化学，血清，凝固など
- 骨髄穿刺：塗抹標本でメイ・ギムザ染色，特殊細胞化学染色（ミエロペルオキシダーゼ，PAS）を行い，リンパ芽球の増加を証明（診断に必須）
- 免疫学的表面マーカー検査：白血病細胞の系統（T・B細胞）の決定
- 染色体・遺伝子解析
- 胸部X線：縦隔腫大の有無

【予後因子】
- 発症時の白血球数，年齢
- 白血病細胞の染色体・遺伝子異常

【治療】
- 抗がん剤の多剤併用療法を行う．
- 寛解導入療法→強化療法→再寛解導入療法→維持療法の順に治療を進める．
- 中枢神経白血病予防のために抗がん剤の脊髄腔内投与，放射線頭蓋照射を行う．

- 合併症に対する補助療法
    - ①腫瘍崩壊症候群：高尿酸血症，高カリウム血症，高リン・低カルシウム血症に対して尿酸生成抑制，輸液を行う．
    - ②骨髄抑制：出血・感染に対して輸血，無菌管理，抗生物質投与を行う．
- 全治療経過はおよそ2～3年である．
- 再発した場合は同種造血細胞移植を行う．

【予後】
- 化学療法が強力になるに従って成績は向上し，現在70～80%が治癒する．
- 晩期障害：長期生存例で知能，成長，内分泌障害，二次がんの発生が問題．

2) 急性骨髄性白血病
- 小児急性白血病の約20%にすぎず，発症頻度は年間1人/10万人である．
- 発症年齢は0～15歳にほぼ均等に分散している．

【発症の危険因子】
- 一卵生双生児で片方が発症した場合
- ある種の先天性疾患（ダウン症候群，血管拡張性失調症，神経線維腫症，ファンコニ貧血，ブルーム症候群）に頻度が高い．
- 放射線の暴露，化学薬品（ベンゼン），抗がん剤（アルキル化剤，エトポシド）

【臨床症状】　発熱，顔面蒼白，出血傾向，食欲不振，全身倦怠，体重減少，肝脾腫，腫瘤形成．

【診断・形態学的分類】
- 一般血液検査．
- 骨髄穿刺：塗抹標本でメイ・ギムザ染色，特殊細胞化学染色（ミエロペルオキシダーゼ，エステラーゼ，PAS）を行い，骨髄芽球の増加を証明（診断に必須）．
- 形態的に以下の8つに分類される．
    - M0：未分化型急性骨髄性白血病
    - M1：未成熟型急性骨髄性白血病
    - M2：成熟型急性骨髄性白血病
    - M3：急性前骨髄性白血病

M4：急性骨髄単球性白血病
M5：急性単球性白血病
M6：急性赤白血病
M7：急性巨核球性白血病
- 免疫学的表面マーカー検査：白血病細胞の系統（骨髄芽球，巨核芽球）の決定
- 染色体・遺伝子解析：それぞれの病型に特異的な異常を認める．

【予後因子】
- 発症時の白血球数
- 白血病細胞の染色体・遺伝子異常

【治療】
- 抗がん剤の多剤併用療法を行う．
- 寛解導入療法→強化療法を行い，維持療法の必要はない．
- 中枢神経白血病予防のために抗がん剤の脊髄腔内投与を行う．
- M3：急性前骨髄性白血病に対しては分化誘導療法としてオールトランスレチノイン酸（ATRA）を使用する．
- 合併症に対する補助療法
    ①白血球塞栓：白血球数が 20 万/μl を超えると血管内塞栓をきたし，肺障害，脳障害を起こすため，血球分離装置で白血球除去を行う．
    ②骨髄抑制：出血・感染に対して輸血，無菌管理，抗生物質投与を行う．
- 全治療経過はおよそ 8〜12 カ月である．
- 難治例，再発例には同種造血細胞移植を行う．

【予後】
- 化学療法，骨髄移植，支持療法は進歩したが，生存率はいまだ 40％前後である．
- 合併症：化学療法による副作用，晩期障害（知能，成長，内分泌障害，二次がんの発生）

b. 慢性骨髄性白血病
- 小児白血病の約 2.5％にすぎず，まれである．

【臨床的特徴】
- 形態学的に正常な成熟好中球および顆粒球（好酸球，好塩基球）の増多を主徴候とする長い慢性期をもつ．
- 早晩移行期を経て芽球が増加する芽球期に入り，急性骨髄性あるいはリンパ性白血病に転化する．
- 急性転化後は難治性で，化学療法のみでの治癒は困難である．

【診断】
- 骨髄細胞の染色体分析で，フィラデルフィア染色体（Ph）を認める．
- Ph 染色体は 9 番と 22 番染色体の転座に由来する短い 9 番染色体である．
- 転座により融合遺伝子 *bcr-abl* が形成され，これが細胞を腫瘍化している．

【治療】
- 慢性期：imatinib mesylate（*bcr-abl* 融合遺伝子産物を阻害する小分子化合物），ハイドロキシウレア，インターフェロン α などを用いて寛解に導入し，白血球数を 3,000 〜 5,000/μl に維持する．
- 骨髄移植：根治が期待できる第一選択で，1 年以内に行う．
- 移行期・芽球期：急性白血病の治療を行うか，骨髄移植に踏み切る．

【予後】
- 慢性期に診断後 1 年以内に移植を受けた症例の長期生存率は 82.7％．

c. 悪性リンパ腫

- リンパ組織に由来する悪性腫瘍で，小児悪性腫瘍の約 7％を占める．
- ホジキンリンパ腫（10％）と非ホジキンリンパ腫（90％）がある．

  a）ホジキンリンパ腫
- 発症年齢のピークは 20 歳代と 50 歳代で，5 歳以下はまれ．

【臨床症状】
- 頸部または鎖骨上窩のリンパ節腫大（3 cm 以上），縦隔腫大．
- 発熱，倦怠感，食欲低下，体重減少，盗汗．

【検査所見】
- 血液検査での異常は少ない．
- 胸部 X 線，胸腹部 CT，MRI，Ga シンチグラフィで腫瘍性病変の検出．

【診断】　リンパ節生検の病理組織（ホジキン細胞，リード-スタンバーグ Reed-Sternberg 細胞）

【病期分類】　リンパ節病変の広がり，節外病変の有無，全身症状の有無で決定．

【治療】　放射線照射と化学療法の併用，あるいは化学療法単独．

【予後】　早期例で 90％以上，進展例で 70～90％の生存率．

b) 非ホジキンリンパ腫

【病型分類】

1) リンパ芽球型：小児の 30～40％，頸部，腋窩，鎖骨上窩リンパ節原発，縦隔腫大が 50～70％．
2) Small non-cleaved cell 型：小児の 15～20％，腹部，扁桃・頭頸部原発．
3) Large cell 型：小児の 15～20％，腹部，扁桃・頭頸部原発．

【診断】　リンパ節生検の病理組織，骨髄や胸水の細胞診．

【病期分類】　リンパ節病変の広がり，節外病変の有無で決定．

【治療】　主体は化学療法で，放射線照射は用いない．

【予後】　病期 I，II の早期で 90％以上，病期 III，IV の進展例で 70～80％の生存率

2 固形腫瘍

a. 神経芽腫

- 小児がんのなかで白血病に次いで多く，腹部固形腫瘍のなかでは最も多い．
- 胎生期の神経堤から発生する．

【分子生物学的特徴】

- 高 2 倍体，1 番染色体短腕欠失などの染色体異常が認められる．
- がん遺伝子 *N-myc* が増幅している例がある．
- 神経細胞の分化成熟にかかわる *TRK-A* 遺伝子の発現がみられる例がある．
- 高 2 倍体，*TRK-A* 遺伝子高発現は予後良好，1 番染色体短腕欠失，*N-myc* 増幅は予後不良因子である．

【臨床症状】

- 原発部位：後縦隔，後腹膜の腫瘍．50～75％に表面不整で硬い腹部腫瘤

が触知．乳児健診での発見がある．頸部原発ではホルネル Horner 症候群，脊椎管に入り込む dumb-bell 型では歩行障害．
- 遠隔転移：骨関節痛，眼球突出，発熱，貧血など．
- その他：カテコールアミン産生による高血圧．ときに opsomyoclonus や VIP 産生による下痢．

【検査】
- 特殊検査：尿中 VMA，HVA（カテコールアミンの代謝産物），血清 NSE，フェリチン，VIP．骨髄穿刺．
- 画像検査：胸腹部 X 線，腹部エコー，CT，IVP，シンチグラム（骨，Ga，MIBG）．
- 病理学的検査：嶋田分類—分化度，細胞分裂の割合によって favorable，unfavorable に分類．

【病期分類】　年齢，腫瘍の進行度に基づいて病期 1 ～ 4 に分類．病期が進むにつれて予後が悪くなる．

【治療】
- 病期分類，*N-myc* 遺伝子増幅の程度に従って治療を選択する．
- 集学的治療：外科的切除，放射線照射，化学療法．
- 造血細胞移植．

【予後】
- 病期 1，2 はほぼ全例に治癒が期待できる．
- 病期 3，4 の進行例の生存率はそれぞれ約 70 %，30 %．

b. ウィルムス腫瘍

- 本邦での発生頻度は年間 100 例前後．
- 合併奇形がみられることが多い．
    ① WAGR 症候群：無虹彩症，泌尿器系奇形，精神発達遅滞を合併し，第 11 番染色体短腕 13 領域の部分欠失を認める．
    ② デニス-ドラッシュ　Denys-Drash 症候群：仮性半陰陽，糸球体腎炎を合併．
    ③ ベックウィズ-ビーデマン　Beckwith-Wiedeman 症候群：巨大児，巨舌，臍異常，半身肥大，耳介変形を合併し，高率にウィルムス腫瘍を

合併.

【臨床症状】
- 無症状な腹部腫瘤
- 腫瘍内出血，腫瘍被膜破裂による腹痛，顔面蒼白
- 血尿
- 高血圧

【検査】
- 血液・尿検査で特異的なマーカーはない.
- 画像検査：胸腹部X線，経静脈性腎盂造影，腹部エコー，CT，MRI
- 病理学的検査：組織所見によって予後が異なる.

【病期分類】 腫瘍の進展度によって病期Ⅰ～Ⅳに分類．病期Ⅴは両側性.

【治療】
- 組織所見と病期に従って治療を選択する.
- 集学的治療：外科的切除，放射線照射，化学療法.

【予後】
- 病期Ⅰ，Ⅱでは90％以上の生存率.
- 病期Ⅲ，Ⅳの進行例で75～80％の生存率.
- 予後不良の組織型で病期Ⅱ～Ⅳは55％以下の生存率.

c. 肝芽腫

- 小児の全悪性腫瘍の約2％を占める.
- 大部分は新生児から2歳までに発症する.

【病理】 高分化型，低分化型，未熟型の3つに分類される.

【臨床症状】 腹部膨満，腹部腫瘤

【検査】
- 血清αフェトプロテインの高値.
- 画像検査：腹部エコー，CT，MRI.

【治療】
- 手術療法：成人の肝がんより切除率が高く，根治的治療である.
- 化学療法：手術療法との併用で生存率が向上している.
- 放射線療法の有用性は確立していない.

【予後】 2年生存率は70〜90％である．

d. 骨肉腫
- 10歳代に好発する．男女比は1.4：1で男性に多い．
- 好発部位は下肢が多く（72.9％），大腿骨（48.1％），脛骨（17.0％）である．
- 放射線照射が腫瘍発生因子である．また網膜芽細胞腫の二次がんとして頻度が高い．

【病理】 腫瘍性の骨形成もしくは類骨産生を伴った多型細胞肉腫．
【臨床症状】 局所の疼痛，腫脹，熱感，可動域制限．
【検査】
- 血液検査：アルカリホスファターゼの上昇．
- 画像検査：単純X線，CT，MRI，骨シンチグラム．

【治療】
- 生検により診断を確定する．
- 術前に化学療法を行う．
- 外科的に腫瘍摘出する．
- 化学療法の効果を病理学的に判定し，術後化学療法を選択する．

【予後】 無病生存率は53〜78％である．肺転移での再発が多い．

e. ユーイング肉腫/末梢神経上皮腫
- 神経原性腫瘍であり，未分化なユーイング肉腫と，分化した末梢神経上皮腫がある．
- 10〜15歳に好発し，男児にやや多い．
- 下肢の長管骨，骨盤，脊椎に多く発生するが，骨外にもみられる．

【臨床症状】 局所の疼痛，腫脹．
【検査】
- 血液検査：血清NSEの上昇がみられる場合がある．
- 画像検査：単純X線，CT，MRI，骨シンチグラム
- 遺伝子解析で*EWS-Fli 1*融合遺伝子が認められる．

【治療】
- 生検により診断を確定する．
- 術前に化学療法を行う．
- 外科的に腫瘍を摘出する．
- 化学療法の効果を病理学的に判定し，術後化学療法を選択する．
- 進行例ではさらに自家造血細胞移植を行う．

【予後】 生存率は転移のない限局例で約 70％，転移のある進行例で約 20％である．

f. 横紋筋肉腫
- 軟部組織腫瘍の一つで，腫瘍細胞は横紋筋への分化傾向を示す．
- 10 歳以下に好発し，ピークは 2～5 歳である．
- 発生部位は，頭頸部 70％，泌尿生殖器 20％，四肢 20％，体幹 10％，その他 10％．

【臨床症状】
- 発生部位により異なる．
- 眼窩原発：眼球突出，眼瞼下垂，眼瞼浮腫．
- 鼻咽頭原発：鼻声，鼻出血，気道閉塞，嚥下障害．
- 中耳原発：血性耳漏，慢性中耳炎，顔面神経麻痺．
- 後腹膜原発：腸管，尿路の通過障害．
- 膀胱・前立腺原発：血尿，排尿障害，水腎水尿管症，尿路感染．
- 腟・子宮原発：血性分泌物，外陰部のブドウ状ポリープ．

【検査】
- 臨床検査で特異的なマーカーはない．
- 画像検査：単純 X 線，超音波，CT，MRI，Ga シンチグラム．経静脈性腎盂造影，膀胱造影．
- 病理学的検査：胎児型，胞巣型，多形型に分類される．

【治療】
- 根治的切除が可能であれば手術を先行し，その後に化学療法，放射線治療を行う．
- 根治的切除が困難であれば，化学療法，放射線治療で腫瘍の縮小を図った

- 後に切除する．
- 機能や生活の質を著しく損なう手術は避ける．
- 難治性の進行例に対して，自家造血細胞移植が試みられている．

【予後】
- 原発部位，病理組織型によって異なる．
- 眼窩原発は予後良好．
- 四肢原発は予後不良．
- 膀胱・前立腺以外の泌尿生殖器原発は予後良好．
- 胎児型は予後良好，胞巣型は予後不良．

g. 脳腫瘍

- 小児がんでは白血病に次いで多い．全脳腫瘍の9％が小児期発症である．
- 主な組織型は，星状細胞腫，上衣腫，髄芽腫，胚細胞腫である．

【診断】 頭蓋骨X線，CT，MRI，髄液検査．

1）星状細胞腫
- 小児脳腫瘍で最も多く，脳幹，視床，視床下部，視神経，小脳半球に好発．
- 症状：頭蓋内圧亢進症状，小脳失調，視力低下，視野障害，視神経萎縮，脳神経麻痺，錐体路症状．
- 治療：全摘出術が原則で，残存腫瘍に対して放射線照射を行う．
- 予後：全摘出術ができれば80％以上が長期生存．
  脳幹部発症は摘出不可能で平均生存期間は1年前後．

2）上衣腫
- 10歳までの小児期に好発．
- 症状：頭蓋内圧亢進症状．
- 治療：全摘出術，放射線治療．
- 予後：5年生存率は50〜60％．

3）髄芽腫
- 小児（5〜9歳がピーク）の小脳に好発．
- 症状：頭蓋内圧亢進症状，小脳失調，脳神経麻痺．
- 治療：手術，放射線治療，化学療法を組み合わせた集学的治療．
  3歳以下では知的発達障害を避けるため放射線を省く．

髄液腔内播種，再発例には自家造血細胞移植が試みられている．
- 予後：5年生存率は約60％前後．

h. 網膜芽腫
- 発生頻度は1万7,000～2万2,000出生に1人．乳幼児にのみ発症する．
- 片眼性と両眼に独立して発症する両眼性がある．
    ①片眼性：70～75％（10～15％は遺伝性，残りは非遺伝性）
    ②両眼性：25～30％（すべて遺伝性）
- がん抑制遺伝子（RB遺伝子）の変異によって発症する．
   【症状】 白色瞳孔，斜視，充血，角膜混濁，視力低下．
   【検査】 眼底検査，超音波，CT，MRI，細胞診．
   【治療】
- 片眼性：腫瘍が進行している場合は摘出，腫瘍が軽症であれば保存的治療（放射線照射，レーザー光凝固，冷凍凝固，化学療法）．
- 両眼性：進行している眼を摘出し，軽症の眼に対して保存的治療．
   【予後】
- 5年生存率は片眼性で93.3％，両眼性で92.2％．
- 両眼性ではRB遺伝子異常のため二次がん，多重がんの発生率が高い．

i. 胚細胞性腫瘍
- 胎生初期に出現した原始生殖細胞が，成熟した胚細胞になる過程で腫瘍化したもの．
   【発生部位】
- 性腺（卵巣，精巣）
- 性腺以外は胚細胞の異所性移動による（松果体付近の頭蓋内，頸部，前縦隔，後腹膜，仙尾部）．
   【診断】
- 画像：単純X線，CT，MRIで，液体成分，固形成分，骨・歯・軟骨が混在．
- 腫瘍マーカー：α-フェトプロテイン，β-ヒト絨毛性ゴナドトロピン．
- 病理分類：未分化胚細胞腫，胎児性がん，卵黄嚢がん，絨毛がん，奇形腫．

【症状】
- 頭蓋内：頭蓋内圧亢進症状，視野障害，尿崩症，聴力障害，小脳失調，性早熟症．
- 頸部：下顎から側頸部にかけての腫瘤で，気道閉塞を伴うことあり．
- 縦隔：無症状で，胸部X線で偶然発見される．巨大な場合は心大血管，気管，肺を圧排して顔面，上肢の浮腫をきたす．
- 後腹膜：乳児の腹部腫瘤として発見される．
- 仙尾部：新生児期の仙尾部瘤，乳児期の下腹部腫瘤，便秘，尿閉．
- 性腺原発：精巣－無痛性精巣腫大，卵巣－下腹部腫瘤，茎捻転．

【治療】
- 良性胚細胞性腫瘍：全摘出術．
- 悪性胚細胞性腫瘍：腫瘍切除，放射線照射，化学療法．

【予後】
- 良性胚細胞性腫瘍：5年生存率は96.7％．
- 悪性胚細胞性腫瘍：5年生存率は局所限局例で約90％，遠隔転位例で約60％．

<百名伸之>

14 免疫・アレルギー疾患

総論

- 生体が，自己と非自己を識別して，恒常性を維持するための生物学的連鎖反応を免疫という．免疫を担う機構を免疫系といい，顆粒球，単球，リンパ球などの細胞性因子と免疫グロブリン，補体の体液性因子からなる．感染防御という観点からは，皮膚や粘膜による外界と生体の遮断，線毛運動，粘液の分泌などによる，異物の排除も重要な役割を担っている．免疫反応は，フィードバック機構によって調節されていて，免疫反応によって生ずる炎症はやがて治癒する．
- 免疫能が欠如すると免疫不全症をきたし重症感染症の原因となるし，調節機構に異常があると，自己免疫疾患やアレルギー疾患をきたす．
- 顆粒球は，染色性から好中球，好酸球，好塩基球に分類されるがその大部分を好中球が占めている．好中球は細菌を貪食し殺菌する作用があり，細菌感染防御に重要な役割を果たしている．
- 単球・マクロファージは，結核菌，真菌などの細胞内寄生菌を貪食し防御するとともに，抗原提示細胞として，リンパ球の免疫反応に抗原情報を伝える役割をもっている．
- リンパ球は，T細胞，B細胞，NK細胞に分類される．
- T細胞は，骨髄由来のリンパ球前駆細胞が胸腺で成熟したもので，抗体産生をはじめとする免疫反応を促進させるヘルパーT細胞（CD4陽性）と，ウイルス感染細胞やがん細胞などを抗原特異的に障害する機能をもつ細胞障害性T細胞（CD8陽性）に分類される．NK細胞は，ウイルス感染細胞やがん細胞，移植片などを非特異的に障害する機能をもっている．免疫系の調節やウイルス感染，がん細胞の除去など，このようにT細胞による免疫反応を細胞性免疫とよんでいる．

- B細胞は，抗原特異的に結合する蛋白質である抗体を産生する．抗体は，蛋白質の分類上，γグロブリンに属していて免疫グロブリン（Ig）とよばれ，IgG，IgA，IgM，IgD，IgEの5つのクラスがある．
- IgGは胎盤通過性をもつ免疫グロブリンで，微生物の中和とともに，好中球やマクロファージによる抗体依存性細胞障害に関与している．
- IgAは，血清型と分泌型があり，後者は分泌液中に多く，粘膜面の保護に重要である．
- IgMは，感染初期に産生される抗体で，引き続きIgG抗体産生へスイッチされる．分子量が大きく胎盤を通過できないので，新生児の血清中に検出されたIgMは胎内で胎児が感染し，自ら産生したことを意味し，胎内感染の指標となる．
- IgEは，好塩基球に結合し，抗原との結合により細胞からのヒスタミンなどの物質の放出を促し，即時型アレルギー反応を惹起する．また，寄生虫に対する抗体依存性細胞障害に関与している．
- 補体は，免疫活性を示す蛋白質で9成分があり，活性化により溶菌作用を示す．
- 白血球や線維芽細胞によって産生されるインターロイキンやインターフェロンといった液性因子は免疫系の調節をしている．

1 新生児期の免疫

T細胞は，CD8陽性細胞優位で，NK細胞の細胞活性は低い．免疫グロブリン産生能は認められるがIgG，IgAの産生能は不充分である．血清IgGの大部分は母から経胎盤的に由来したものである．また，補体の血中濃度も成人の半分程度で，好中球，単球の活性も低い．このように，細胞性免疫，液性免疫ともに活性が低いのが新生児期の免疫の特徴である．

2 乳児期以降の免疫

T細胞の活性化に関与する胸腺は，12〜15歳まで増加し20〜30gとなる．新生児期に認められたCD8陽性細胞の優位な状態は生後6カ月ごろまでに消失し成人と差がなくなる．

また，ツベルクリン反応などで知られる遅延型皮膚過敏反応は新生児期か

らみられるが，カンジダに対する反応は，生後数カ月で現れるようになる．
　一方，免疫グロブリン産生は，細胞性免疫より発達が遅れる．出生時には成人と同レベルであった胎盤から移行した IgG は徐々に低下し，生後 4 ～ 8 カ月に最低となる．その後免疫グロブリン産生能の発達に伴い上昇してくる．また，IgM，IgA，IgE は加齢とともに増加する．とくに IgA は 1 歳時に成人の 1/2，5 ～ 10 歳で成人値に達する．補体は，生後 6 カ月ごろ成人と差がなくなる．

各論

1 免疫不全症

a. 低γグロブリン血症

　B リンパ球の分化異常や T 細胞の機能低下によりγグロブリン産生が障害され，重症感染症を繰り返す疾患で，成因により先天性，後天性，乳児一過性，二次性に分類される．人口 10 万人に 1 ～ 2 人と発症頻度の少ない疾患である．

【症状】
　受動抗体の消失する生後数カ月から，中耳炎，肺炎，髄膜炎，皮膚化膿症などの化膿性感染症を繰り返す．さらに SLE，若年性関節リウマチなど自己免疫疾患の合併がみられる．

【診断のポイント】
- 血清免疫グロブリンの測定．
- 不活化ワクチンに対する抗体反応の測定．

【治療のポイント】
- γグロブリンを補充する．血清 IgG を 200 mg/dl 以上に維持する．
- 感染症の予防に抗生剤を投与をする．

b. 胸腺低形成（ディジョージ　Di George 症候群）

　胎生第 4 ～ 5 週にかけて形成される第 3・第 4 鰓嚢の発生異常により，胸腺と副甲状腺が先天的に欠損することが本態で，T 細胞の成熟が障害され，細胞性免疫が障害される原発性免疫不全症で心奇形，大血管奇形，顔面奇形

などを伴うことが多い．

【症状】
　合併する心疾患や副甲状腺欠損による低カルシウム血症のために，生後まもなく心不全やテタニー発作が認められる．その後，易感染性，慢性カンジダ症，下痢，発育不全などがみられる．

【診断のポイント】
- 末梢リンパ球数は正常であるが，T細胞数は正常の1/2以下に減少し，B細胞が増加する．
- 細胞性免疫反応の著しい低下
- 血清カルシウムの低下
- 胸部X線写真で胸腺の欠如
- 副甲状腺ホルモンの低下
- 免疫グロブリンは正常

【治療のポイント】
- カルシウム製剤の投与
- 心奇形は外科的治療
- T細胞が完全に欠如している症例では胎児からの胸腺移植
- 症例によっては骨髄移植が有効な症例もある．

c. 重症複合型免疫不全症

　細胞性免疫と液性免疫の両者の機能低下をきたす原発性免疫不全症．遺伝性を認める場合が多く遺伝形式は，伴性遺伝と常染色体劣性遺伝がある．adenosine deaminase（ADA）欠損症はプリン代謝酵素のADAが欠損するためにT・B両細胞の機能不全を生ずる．

【症状】
　生後2カ月以内に下痢，鵞口瘡，紅斑，皮疹などで発症する．ウイルス感染症は全身ウイルス感染症へ，細菌感染は肺炎，髄膜炎，敗血症へ容易に移行する．カリニ肺炎や全身の真菌感染を繰り返す．下痢は難治性で発育遅延を伴う．

【診断のポイント】
- 臨床症状

- 免疫グロブリンの低値
- T・Bリンパ球の欠損または異常低値
- 細胞性免疫能の低下

【治療のポイント】
- 感染予防と骨髄移植を行う．
- 骨髄移植で免疫能が獲得できた場合は，長期生存が可能である．
- adenosine deaminase（ADA）欠損症に対して遺伝子治療が試みられている．

d. ウィスコット-アルドリッヒ　Wiskott-Aldrich 症候群

湿疹，血小板減少を伴う免疫不全症で伴性劣性遺伝形式をとる．B・T両細胞の機能異常があり，細菌多糖体に対する抗体産生能が低下している．

【症状】
新生児期より，血小板減少性紫斑病を呈し，湿疹を認める．難治性・反復性中耳炎，肺炎，髄膜炎，難治性の下痢などの免疫不全症状を呈する．

【診断のポイント】
- 臨床症状に加え，IgMが著しく低下する．
- リンパ球減少
- 細胞性免疫能の低下
- IgGは正常で，IgA，IgEは増加する．

【治療のポイント】
- 抗生剤とγグロブリンで，細菌感染症を治療する．
- 骨髄移植が根本的な治療法で，血小板数および免疫能が回復する．

e. 毛細血管拡張性（運動）失調症

小脳失調症，眼球・皮膚の毛細血管の拡張，免疫不全症を主症状とする疾患．

【症状】
小脳失調症は，歩行開始時から発症することが多く，言語障害，筋緊張低下，眼振などがみられる．毛細血管拡張は，6歳頃から出現し，最初，眼球結膜にみられ，加齢とともに皮膚にも出現する．免疫不全の症状として，幼

児期から反復性の副鼻腔炎や肺感染症がみられる．

【診断のポイント】
- 特徴的な臨床症状
- 細胞性免疫能の低下
- IgG，IgA，IgE の低下

【治療のポイント】
- 気道感染症の予防
- 抗生剤による細菌感染症の治療

f. 慢性肉芽腫症

好中球・単球の貪食に伴う，H_2O_2 産生障害のため，殺菌能が低下していることによる免疫不全症．H_2O_2 産生にかかわる蛋白質の異常が原因で，伴性劣性遺伝形式と常染色体劣性遺伝形式を示すものがある．

【症状】
乳児期から反復性・難治性の皮膚炎・リンパ節炎・肺炎・中耳炎・肛門周囲炎を発症し肛門周囲に肉芽が発生する．

【診断のポイント】
- 好中球の増加
- γグロブリンの増加
- ニトロブルーテトラゾリウム還元試験（H_2O_2 産生能を検出する試験）陰性．

【治療のポイント】
- ST 合剤の予防内服
- 顆粒球輸血
- インターフェロンの投与
- 骨髄移植

2 膠原病および類縁疾患

膠原病は，全身の結合組織に類線維素変性と炎症性変化がみられる系統的な疾患に対して，クレンペラー Klemperer が提唱した疾患群で，当初，全身性エリテマトーデス（SLE），進行性強皮症，皮膚筋炎，結節性動脈周囲

炎，慢性関節リウマチ，リウマチ熱の6疾患を指していたが，現在は，多くの類縁疾患を含んでいる．膠原病の原因は不明であるが，結合組織の炎症性変化には，自己抗体の産生，T細胞による自己組織の障害などがかかわっている．

a. リウマチ熱

A群β溶連菌の感染後に起きる過敏反応の一つで，血管・結合組織病変を起こし，発熱，発疹，皮下結節，関節炎，心炎，小舞踏病を主症状とする疾患である．抗生物質使用の増加による溶連菌感染症の治療が進んだことによりリウマチ熱はまれな疾患となっている．

【症状】
- 5〜15歳が好発年齢で，溶連菌の感染から1〜3週間後，38〜40℃の発熱，関節痛，全身倦怠感で発症する．
- 痛みや腫脹を伴う関節炎は，膝・足・肘・股関節などの大関節が多発性に侵される．また，症状が現れる関節が次々と移動する傾向がある．
- 半数に心炎（心内膜炎，心包炎，心筋炎）がみられる．心内膜炎により弁が障害されて，僧帽弁閉鎖不全，大動脈弁閉鎖不全を伴う場合，心雑音を聴取する．
- 体幹・四肢の皮膚には，輪状紅斑が出現することがある．肘・膝・腕関節付近の皮膚には，0.5〜1.0 cm前後の無痛性で硬い，皮下結節を生じることがある．
- 神経症状として，不規則で無目的な四肢の早い動きが年長児に多くみられ，小舞踏病という．

【診断のポイント】
- 溶連菌に対する抗体価（ASK, ASO）の上昇
- ジョーンズ Jones の診断基準による．

【治療のポイント】
- 心炎を合併した例には，副腎皮質ステロイド剤の投与．発症早期に治療すると弁膜症の進行を予防できる．
- 心炎を合併していない例にはサリチル酸製剤を投与する．
- 溶連菌感染に対して，ペニシリンを5年以上投与する．

- 小舞踏病に対して，フェノバルビタール，ジアゼパムなどの抗痙攣薬を投与する．

b. 若年性関節リウマチ（JRA）

　15歳以下の小児に発症する慢性関節リウマチで，成人型に比べ，発熱，脾腫，リンパ節腫脹など全身症状が強い．

【症状】
- 関節炎および，全身症状から3つの型に分類されるが，共通の症状として，朝のこわばり，皮下結節，虹彩毛様体炎がみられる．
- 朝のこわばりは，長時間，関節運動をしないと関節が動きにくくなる症状で，覚醒時に強くみられる．年少児では，朝から機嫌が悪かったり，動くのを嫌がったりする．直径数mmから数cmの皮下結節が約10％の症例にみられる．虹彩毛様体炎は，2～15％の症例に認められる．

　a）全身型
　弛張熱で発症し，発熱に伴う一過性の発疹（リウマトイド疹）がみられる．発疹は5mm前後で，サーモンピンクの紅斑か丘疹である．肝脾腫，リンパ節腫脹，心膜炎，胸膜炎を伴うことがある．関節炎は発熱から数カ月して出現することもある．

　b）多関節型
　全身症状が軽く指趾の関節を含む多発性の関節が侵される．女児に多く拘縮・強直に陥りやすい．

　c）単関節・少関節型
　全身症状が軽く，膝，足，肘関節などの大関節が侵され女児に多い型で虹彩毛様体炎を合併しやすい．

【診断のポイント】
- 診断基準に従って総合的に診断する．
- 活動性が高いときには赤沈亢進，CRP陽性，白血球増加，好中球増加，軽度の貧血がみられる．
- RAテストの陽性率は，多関節型で20～40％程度である．

【治療のポイント】
- アスピリンを投与する．

- 全身症状が重篤な場合にはステロイド剤を投与する．
- 難治例では，6-メルカプトプリン，アザチオプリン，メソトレキセート等を免疫抑制薬として投与する．
- 関節炎が強いときには安静を保つ．
- 関節拘縮予防のため理学療法を行う．

c. 全身性エリテマトーデス（SLE）

　全身の結合組織を侵す自己免疫疾患で，抗核抗体，抗DNA抗体をはじめとするさまざまな自己抗体が産生される．自己抗体と抗原による免疫複合体が補体とともに組織に沈着して惹起される炎症反応により血管のフィブリノイド変性をきたすのが病理学的特徴である．

【症状】
- 発熱・関節痛，皮膚症状で発症し，腎，心，神経系をはじめ，全身の臓器に病変を生ずる．
- 皮膚症状は，約80％にみられ，鼻根部から両側の頬にかけて蝶が羽を広げたような紅斑（蝶形紅斑）が特徴的である．さらに，手掌紅斑，レイノー Raynaud 現象，多形滲出性紅斑，脱毛，日光過敏症など，さまざまな皮膚症状がみられる．
- 関節炎は，移動性で指関節，大関節が侵されるが，拘縮することはない．
- 腎炎は60〜80％にみられ，血尿・軽度蛋白尿の軽症例からネフローゼ症候群や，腎不全に進行する重症例まで様々である．
- 心膜炎を合併すると頻脈や胸痛などの症状を訴える．
- 中枢神経系の症状として，人格変化，痙攣，意識障害などが10〜50％の症例でみられる．
- 眼には，虹彩炎，滲出性・出血性網膜炎を呈することがある．

【診断のポイント】
- 臨床症状
- 抗核抗体をはじめとする自己抗体陽性，低補体価．

【治療のポイント】
- 副腎皮質ステロイドを長期間投与する．
- 重症例や無効例には，シクロホスファミド，アザチオプリンなどの免疫抑

制薬を併用する．
- 腎炎合併例には，メチルプレドニゾロンパルス療法．

d. 皮膚筋炎，多発性筋炎

皮膚，皮下組織，骨格筋に炎症性変化のみられる疾患である．

【症状】
- 全身に浮腫を伴った紅斑が現れ，色素沈着や皮膚萎縮を残す．眼瞼に現れる浮腫を伴う淡紫色の紅斑（ヘリオトロープ疹）が特徴的である．
- 侵された筋には圧痛があり，筋力低下がみられる．近位筋，体幹筋が侵されて登攀性起立などがみられる．関節炎，微熱，リンパ節腫脹，肝脾腫などの全身症状もみられる．

【診断のポイント】
- 体幹筋の進行性の筋力低下
- ヘリオトロープ疹
- 筋生検による筋炎の証明
- CPK，GOTなどの筋原酵素の上昇
- 筋電図で，筋原線維性の変化に特徴的な異常

【治療のポイント】
- 副腎皮質ステロイド剤の内服
- 無効例には，メソトレキセート，シクロホスファミドなどの免疫抑制薬を投与する．
- 関節拘縮の予防のための理学療法

e. アレルギー性紫斑病

小血管の血管炎による紫斑病で，4～15歳の小児に多い．血小板減少を伴わず，皮膚症状，関節症状，腹部症状がよくみられる症状で，60％程度に腎合併症がみられる．

【症状】
1) 皮膚症状：米粒大の小丘疹ではじまる皮疹は，24時間以内に紫斑に変化する．紫斑は下腿伸側，臀部に多発する．また，疼痛を伴う浮腫（クインケ Quincke の浮腫）がしばしばみられる．

2) 関節症状：約半数の例で，膝，足関節の大関節に腫脹，疼痛がみられるが，関節痛だけのこともある．局所熱感や発赤はみられない．

3) 腹部症状：疝痛様の腹痛を訴えることが多く，皮膚症状に先行する場合もある．嘔吐，下血もみられ，40～70％の症例で便潜血が陽性である．

【診断】
- 臨床症状
- 血小板数，血液凝固系は正常
- XIII 因子が低下する例が多い
- 毛細血管抵抗が減弱し，ルンペル-レーデ Rumpel-Leede 現象が陽性

【治療のポイント】
- 安静
- 腹痛が強い例には，副腎皮質ステロイドが有効である．

3 アレルギー性疾患

1）アレルギーとは

抗原に感作されている個体が，同一抗原に接した場合における免疫反応が個体にとって有害に作用したり，悪影響をもたらす場合，この反応をアレルギーとよんでいる．原因となった抗体をアレルゲンという．アレルギー反応はその反応様式に応じて 4 つに分類されている．

a) I 型アレルギー（アナフィラキシー型，アトピー型）
- 肥満細胞や好塩基球に結合した IgE 抗体に抗原が結合すると，これらの細胞からヒスタミンやロイコトリエンなどが放出される．これらの化学伝達物質は，気管支平滑筋の収縮，血管透過性の亢進，浮腫，粘液分泌の亢進など作用がある．
- 臨床的には，アナフィラキシーショック，気管支喘息，アレルギー性鼻炎，蕁麻疹，などをひき起こす．この型のアレルギー反応は，抗原抗体反応から症状発現までの時間が短いのが特徴である．

b) II 型アレルギー（細胞障害型）
- 細胞膜表面の抗原や膜に付着した抗原に対する IgG，IgM 型の抗体が存在すると，膜表面で形成された抗原抗体複合物により，補体が活性化され細胞溶解が生ずる．

- 臨床的には，自己免疫性溶血性疾患，特発性血小板減少症，重症筋無力症，甲状腺炎などがある．

  c) III 型アレルギー（アルサス型）
- 可溶性抗原と IgG, IgM, IgA 型の抗体の反応により形成された血中の免疫複合体が血管壁に沈着し，その場で活性化された補体により炎症や血管障害が起きる．
- 臨床的には，血清病，SLE，糸球体腎炎などがある．

  d) IV 型アレルギー（遅延型過敏反応）
- 感作された T リンパ球が，単球-マクロファージを介して局所の抗原により活性化され，各種サイトカインを遊離して起きる反応である．
- 臨床的には，ツベルクリン反応や接触性皮膚炎，臓器移植時の拒絶反応などでみられる．

2) アレルギーの診断

  a) 問診
- 家族歴，既往歴，生活環境，発症時期や経過を問診から，アレルゲンを推定し，その接触機会を明らかにする

  b) *in vitro* 試験
- I 型アレルギーに関与するアレルゲン特異的 IgE 抗体は，RAST（radio allergosorbent test）法により測定され，アレルゲンの特定に有益である．II 型，III 型，アレルギーでは，抗原特異的 IgM, IgG を測定する．

  c) 除去試験
- 疑わしいアレルゲンを除去して，症状の変化を観察する．食物アレルギーの場合には，アレルゲン摂取を 1 〜 3 週間制限する．

  d) 誘発試験
- 点眼（アレルギー性結膜炎），アレルゲンディスクの皮膚粘膜への貼付（アレルギー性皮膚炎），アレルゲンの吸入（気管支喘息），アレルゲン摂取（食物アレルギー）などの方法で疑わしい抗原に暴露しそれぞれの臓器での反応を観察する．
- ただしこれらの誘発試験により，重篤な反応を起こし死に至る場合もあるので，慎重に行われる．
- 皮膚反応には，以下のような方法がある．

①掻破法（scratch test），単刺法（prick test）：主にⅠ型アレルギー反応をみる試験で，前腕屈側，上腕内側の皮膚に針で表皮を傷つけ，そこにアレルゲンを1滴滴下し15分後に紅斑や膨疹が出現すれば陽性とする．一度に多種類のアレルゲンを検査することができる．またアナフィラキシーショックの危険性が少ない．

②皮内反応：アレルゲンを皮内注射して，膨疹，発赤などの皮膚の反応を観察する．感度のよい方法であるが，アナフィラキシーショックの副作用が発生する恐れがある．

③貼付試験 patch test：接触性皮膚炎，薬疹の診断に用いる試験で，生理食塩水やワセリンに抗原を溶解してリント布にしみ込ませ，背部の皮膚に絆創膏で固定し，24〜48時間後に遅延型反応を観察する．

3）アレルギーの治療

a）アレルゲンの除去：食事アレルギーの場合にはアレルゲンの摂取中止，アレルゲンがダニの場合には環境整備，接触性皮膚炎では，アレルゲンの着用を避けるなど，アレルゲンの除去を試みる．

b）減感作療法：皮内反応で陽性を示すよりも低い濃度の抗原を皮下に注射する方法で，週に1〜2回の頻度で注射を続ける．

c）薬物療法：肥満細胞から放出されたヒスタミンの作用を抑制する抗ヒスタミン薬，肥満細胞からの化学伝達物質の放出を抑制する各種の抗アレルギー薬を用いる．炎症が強い場合には，副腎皮質ステロイド剤が使用される．気管支喘息では，気管支拡張作用を示すテオフィリンやβ-blockerが用いられる．

d）その他：カウンセリング，鍛練療法など発症の補助要因である精神的要因に対する治療も有用である

a. 気管支喘息

- 気管支の広範な狭窄に基づき，笛声喘鳴を伴った呼気性呼吸困難発作が反復する疾患で，心血管系などの他の原因によるものは除外される．
- 内因性喘息と外因性（アトピー性）に分類されるが，小児では外因性が大部分を占め，多くの症例にアレルギーの家族歴がある．ハウスダスト，ダニ，カビ，花粉，動物の毛などが主なアレルゲンである．一方，アレルギ

―素因が明確でなく，大気汚染，気象の変化，精神的・身体的ストレスが誘因となり呼吸困難発作を引き起こす内因性喘息の症例もみられる．

【症状】
発作は夜間や早朝に多く，鼻咽腔の瘙痒感，くしゃみ，鼻水などの前駆症状に引き続き，喘鳴と咳嗽で始まり，呼気性の呼吸困難を起こし起座呼吸となる．発作中は，咳嗽は少なく，喘鳴が著明で，重症化すると顔面蒼白，冷汗，頻脈，チアノーゼを認める．聴診上呼気が延長し，乾性ラ音を聴取する．

【診断のポイント】
- 特徴的な臨床症状
- 胸部X線像では，肺の過膨張により，肺野は明るく心陰影は縮小する．
- RSATによりIgEを測定しアレルゲンを特定する．
- 気管支異物，細気管支炎などとの鑑別．

【治療のポイント】
- 抗アレルギー薬の内服や吸入による予防．
- 発作時には，β受容体刺激薬，ステロイド剤の吸入．
- 中等症の場合には，β受容体刺激薬，アミノフィリンの内服．
- 重症発作時には，上記に加えアミノフィリンの持続点滴，さらにイソプロテレノールの持続点滴や酸素吸入を併用．
- 重症例には減感作療法を併用することもある．

b. アレルギー性鼻炎

- 鼻粘膜でⅠ型アレルギー反応が生じた結果，くしゃみ，鼻閉，鼻汁を主徴とする疾患で，発症の経過により，季節性と通年性に分類される．
- 季節性の場合，花粉がアレルゲンである場合が多く，花粉症の1症状である．通年性の場合，ハウスダストやカビなどがアレルゲンである．

【症状】
くしゃみ，鼻水，鼻閉が主症状で，流涙，眼瞼瘙痒感を伴うことがある．鼻粘膜は，蒼白で腫脹している．

【診断のポイント】
- 臨床症状，鼻粘膜所見
- 鼻汁中の好酸球

- RAST による特異 IgE 抗体の証明

【治療のポイント】
- マスクの着用によるアレルゲンの回避
- 抗ヒスタミン薬や抗アレルギー薬の内服や噴霧

c. 食物アレルギー

食品が腸管から吸収されアレルゲンとなって引き起こされるアレルギーのことで，消化器をはじめ，呼吸器，皮膚に症状が出現する．

【症状】

消化器症状として，嘔吐，下痢，血便，呼吸器症状として，喘息，鼻炎，皮膚症状として，蕁麻疹，湿疹などがみられる．全身症状として，体重増加不良，重症例ではショックを起こすこともある．

【診断のポイント】
- 問診によるアレルゲンの推定．
- RAST，皮内反応によるアレルゲンの特定
- 除去試験，誘発試験（ショックなど重篤な症状を呈する場合があるので注意する）．
- 乳糖不耐症など食物によって誘発される下痢症の鑑別

【治療のポイント】
- 原因となる食品やそれを含む加工品を制限する．
- ミルクアレルギーの場合には，ペプチドミルクなど抗原性を減らしたミルクを使用する．
- 抗アレルギー薬の投与．

d. 蕁麻疹

- 真皮の浮腫によって皮膚が扁平に隆起する膨疹が，一過性に出現する状態
- I型アレルギーの機序で発症するものと，非アレルギーの機序によって発症するものがある．前者の場合はアレルゲンとして，食物，薬物，花粉，ハウスダスト，カビ，ダニなどが多い．後者の場合には，ウイルス，細菌，寄生虫などの感染，昆虫による刺咬症，寒冷（寒冷蕁麻疹），熱（温熱蕁

麻疹），圧迫（皮膚描画症），光（日光蕁麻疹）などの物理的要因，心因的要因などが原因となる．

【症状】
　皮膚の発赤，瘙痒感のあと膨疹が現れる．膨疹は癒合し不整形の隆起となる．持続時間は短く数時間で消失するが，発生消失を繰り返し数日から数カ月間継続する．粘膜に症状が現れると，口内，咽頭のしびれや瘙痒感，嗄声，呼吸困難，腹痛，下痢などの症状がみられる．

【診断のポイント】
・膨疹を確認する．
・問診や皮膚反応により原因を診断する．

【治療のポイント】
・原因の除去
・抗ヒスタミン薬の投与
・粘膜症状を伴う重症例には，エピネフリンや副腎皮質ホルモンを投与する．

e．アトピー性皮膚炎

　慢性に反復する皮膚炎で，年齢により症状が変化する．アレルギー機序による場合，原因として，牛乳，卵，大豆などの食品，花粉，カビ，ハウスダスト，繊維などがアレルゲンとなる．物理的刺激や精神的要因などによって発症する場合もある．

【症状】
　紅色丘疹，小水疱疹に始まり，苔癬化する．掻爬によって結痂を生ずる．
　乳児型期には，顔面，耳介，頭部，四肢伸側に好発する．幼児期以降は，全身皮膚の乾燥傾向が強くなり，頸部，肘窩，膝窩など摩擦部に好発する．

【診断のポイント】
・臨床症状によるが，接触性皮膚炎，脂漏性湿疹と鑑別する．
・血清 IgE が上昇し，アレルゲン特異的 RAST が陽性になる場合もある．

【治療のポイント】
・原因を除去し，皮膚への刺激を避ける．
・局所症状の強い部分には，副腎皮質ステロイド外用剤を塗布する．

- 皮膚の乾燥に対しては保湿薬を塗布する．
- 抗アレルギー薬の内服．

f. 接触性皮膚炎

皮膚に接触したアレルゲンに対して，IV型アレルギーの反応が生じて惹起される皮膚炎．アレルゲンとして，衣類，洗剤，化粧品，金属，外用薬，うるしなどが重要である．

【症状】

抗原が接触した部分は潮紅し，皮下結節を生ずる．重症の場合には，表皮に水疱，びらんが形成される．

【診断】
- 問診により抗原を推定する．
- パッチテストで，原因抗原を決定する．

【治療のポイント】
- 原因の除去
- 副腎皮質ステロイドの外用

g. 薬剤アレルギー

投与した薬物が抗原となって起きるアレルギー反応のこと．免疫反応を介さない場合でも，薬物固有の作用以外のアレルギー様症状を呈する場合を含む．

【症状】

反応様式により異なる．

　　　I型アレルギー：ショック，蕁麻疹，呼吸困難
　　　II型アレルギー：溶血性貧血，顆粒球減少症，血小板減少症
　　　III型アレルギー：発熱，発疹，関節炎，腎炎
　　　IV型アレルギー：接触性皮膚炎，肝炎，紅皮症

【診断】
- 症状，経過および除去試験により診断する．
- リンパ球刺激試験で，抗原を特定．
- パッチテストでも抗原を特定できるが，危険を伴うので慎重に行う．

【治療のポイント】
- 既往歴，家族歴からアレルゲンとなる可能性のある薬品の投与を控える．
- 原因薬を中止する．
- 症状に応じて適切な治療を行う．
- ステロイド剤が有効なことが多い．

h. アナフィラキシー

- 抗原に感作され抗体を有する個体に，抗原を投与したときに形成される免疫複合体によって引き起こされる疾患で，Ⅰ型アレルギー，Ⅲ型アレルギー反応が関与して発症する．
- 抗原として，薬剤，食物，昆虫毒などが重要である．

【症状】
- ショック，喉頭浮腫，気管支痙攣に伴う呼吸困難が重篤な症状で急激に発症することがある．蕁麻疹，腹痛，嘔吐，下痢などもみられる．

【診断のポイント】
- 臨床症状．
- アナフィラキシーを起こしやすい薬剤を投与するときには，症状の出現を注意深く観察する．

【治療のポイント】
- エピネフリンの皮下注射，昇圧薬，副腎皮質ステロイドの投与．
- 気道確保や酸素投与．
- 皮内反応が陽性の場合は，原因物質であると診断し使用しない（ただし皮内反応陰性でも発症することがあるので注意する）．

〈粟田久多佳〉

15 感染症・寄生虫疾患

感染症総論

1 小児感染症の特徴

1) 発育の各段階，年齢によって好発する感染症が異なり，また，同じ病原体であっても症状や経過，予後に差がある（表40）．
2) 乳幼児期は急性熱性発疹性疾患の好発年齢である．
3) 免疫が未熟な新生児や幼若乳幼児は，各感染症に特異的な症状を示さ

表40 小児の代表的な感染性疾患

疾患名	起炎微生物	好発年齢	主な症状	合併症
麻疹（はしか）	麻疹ウイルス	幼児	発熱，咳嗽，下痢，発疹，コプリック斑，眼脂	肺炎脳症，脳炎
風疹（三日はしか）	風疹ウイルス	幼児～学童	発熱，発疹リンパ節腫脹	脳炎先天性風疹症候群
水痘	VZウイルス	幼児	発熱，発疹，水疱形成	皮膚の二次感染
流行性耳下腺炎（おたふくかぜ）	ムンプスウイルス	幼児～学童	耳下腺腫脹，疼痛発熱	中耳炎，膵炎髄膜炎，精巣炎
百日咳	百日咳菌	乳幼児	咳嗽，呼吸困難，吸気時レプリーゼ	脳症
突発性発疹	HHV-6	乳児	発熱，発疹	熱性痙攣脳炎，肝炎
インフルエンザ	インフルエンザウイルス	幼児～学童	発熱，咽頭炎，頭痛，筋肉痛，関節痛	気管支炎，肺炎，脳炎

ないことがある．
4) 一部の感染症は経胎盤移行抗体により生後 3 〜 6 カ月間母体からの受動免疫が成立する．
5) 感染様式として母子垂直感染と家族内，保育園，学校における水平感染がある．
6) 年齢により使用できる薬剤が制限される．

2 感染の成立

a. 病原体，感染経路，宿主の感受性

- 感染は病原微生物が体内へ侵入し増殖する状態であるが，広義には病原体の体内への侵入も感染と表現される．感染の成立には，「病原体」が感染源から「感染経路」を介して「感受性のある者（宿主）」に感染する 3 つの要素がある．
- 感染経路は皮膚，粘膜（気道，消化管，尿路系の粘膜，眼粘膜など）であり，病原体が侵入するルートである．
- 感受性のある年齢群は，母体からの受動免疫が消失したあとの乳幼児である．

b. 感染様式

1) 水平感染
- 直接または間接的に感染者と接触することによる接触感染や，咳やくしゃみなどを介して感染する空気感染または飛沫感染がある．
- 性行為を介して感染する疾患を性感染症 STD（sexually transmitted disease）と総称し，最近では未成年者の間での感染が問題となっている．

2) 垂直感染
- 母親から子ども（胎児）への感染であり，胎内感染と産道感染に分類される．

c. 宿主の感受性，免疫と感染後の経過（図 40）

1) 潜伏期間
- 潜伏期間は宿主が病原体に暴露されてから，その病原体固有の症状を現す

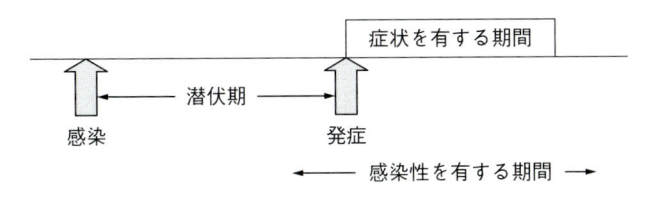

図40 感染の経過

までの期間である．

2）不顕性感染
- 不顕性感染は，感染しても臨床症状をほとんど認めない場合をいう．不顕性感染は免疫反応が誘導されていることから感染したことが判明する．

3）受動免疫
- 受動免疫は，胎児や小児が体外より経胎盤や経皮的に抗体を受けて獲得する免疫である．
- 胎盤を介して母親から胎児へ移行する免疫グロブリン IgG による免疫や免疫グロブリン投与による免疫が受動免疫の例である．

4）能動免疫
- 母体由来の受動免疫が消失した後，乳幼児は能動的に抗体を産生するようになる．能動免疫により感染症の発症を抑える．

5）日和見感染と院内感染
- 日和見感染は宿主の免疫が低下した時に起こる非病原性微生物や弱毒微生物による感染である．免疫抑制薬使用患者，血液疾患，悪性腫瘍患者などは免疫能の低下した易感染状態にあり，通常は発症しないか軽症に経過する感染が重症化する．
- 院内感染は，医療施設において新たに感染症に罹患することであり，特に免疫能の未熟な未熟児や新生児，免疫能が低下した者が問題となる．感染経路は医療器具や医療者の手を介しての感染で，増加の原因に抗菌薬投与による菌交代現象や耐性菌の出現などがあげられる．

6）新興感染症と再興感染症
- 新興感染症は新たにみいだされた病原体による感染症である．AIDS（acquired immunodeficiency syndrome：後天性免疫不全症候群）や SARS

（severe acute respiratory syndrome：重症急性呼吸器症候群）がその例である．
- 再興感染症はいったん終息の傾向にあったが再び増加し問題となっている感染症である．結核がその例である．

7）感染指数
- 感染指数とは，感染した感受性者のうち発症する者の割合で，最も高いものは麻疹である．

3 症状と診断

a. 症状
- 全身症状として，発熱，倦怠感，食欲不振がみられる．
- 局所症状として，発疹などの皮膚症状，下痢や腹痛などの消化器症状，咳嗽や喀痰分泌などの呼吸器症状，頻尿や排尿痛などの尿路感染症状，頭痛や嘔吐などの神経症状がみられる．

b. 診断
1）臨床症状と疫学情報
- 臨床症状と疫学情報から感染症のおおよその診断が可能である．

2）検査
- 感染症の確定診断には病原体の分離同定と血清学的検査が必要である．

a）病原体の分離同定
- 病巣から検体（血液，髄液，咽頭ぬぐい液，尿，便など）を採取する．
- 細菌はグラム染色をして観察，同時に培地に培養して菌の分類，同定を行う．
- ウイルスの分離同定には，ウイルス培養のための培養細胞などが必要である．

b）血清学的診断
- 病原体に対する抗体価を測定する．
- 回復期の抗体価が急性期より2倍以上上昇していれば，当該病原体の急性感染と診断される．

c）その他
- 迅速診断や DNA 診断が実施されている．

3）診断のポイント
a）急性の熱性発疹性疾患は，熱型や発疹の特徴からある程度原因菌を推定することができる．
b）保育園や学校，地域における感染状況を把握しておく．
c）インフルエンザウイルスやロタウイルスなどは迅速キットにより短時間で鑑別できる．

4 治療と予防

a. 安静，保温
- 安静，保温により体力の消耗を最小限にする．

b. 化学療法
- 感受性のある抗菌薬，抗真菌薬，抗ウイルス薬を投与する．

c. 免疫学的療法
- 抗ウイルス作用を有するインターフェロン，免疫グロブリンの投与を行い，ウイルスの増殖を抑制する．

d. 予防
- 重症感染症の罹患や罹患時の重症化を防ぐために予防接種を行う．
- 病原体から作られたワクチンやトキソイドを接種して能動免疫を獲得させる．

e. 治療，予防のポイント
1) 対症療法として解熱薬，鎮痛薬，鎮咳薬，去痰薬などの投与を行う．
2) 病原微生物に感受性のある薬剤を選択し，効果的な化学療法を行う．
3) 感染拡大の予防に留意する．

5 感染症関連法規

a. 感染症予防法（感染症の予防および感染症の患者に対する医療に関する法律）（表41）

腸管出血性大腸菌（O-157など）やメチシリン耐性黄色ブドウ球菌（MRSA）などの新興感染症や再興感染症の動向を踏まえ，1897（明治30）年に制定された伝染病予防法を改正したもので，現代の生活環境や医療環境に対応し，かつ，患者の人権により配慮した法律になっている．1999年4月より施行

表41 感染症法（2003年改正）に基づく分類

感染症名と分類		性格	主な対応・措置
一類感染症	エボラ出血熱，クリミア・コンゴ熱，ペスト，マールブルグ Marburg病，ラッサ熱，SARS（重症急性呼吸器症候群）	感染力，罹患した場合の重篤性などに基づく総合的な観点からみた危険性がきわめて高い感染症	原則として入院 消毒などの対物処置 （例外的に，建物への措置，通行制限などの措置も適応対象とする）
二類感染症	急性灰白髄炎（ポリオ），コレラ，細菌性赤痢，ジフテリア，腸チフス，パラチフス	感染力，罹患した場合の重篤性などに基づく総合的な観点からみた危険性が高い感染症	状況に応じて入院 消毒などの対物措置
三類感染症	腸管出血性大腸菌感染症	感染力，罹患した場合の重篤性などに基づく総合的な観点からみた危険性が高くないが，特定の職業への就業によって感染症の集団発生を起こしうる感染症	特定職種への就業制限 消毒などの対物措置
四類感染症	高病原性鳥インフルエンザ，マラリア，狂犬病，ウエストナイル熱，オウム病，A型肝炎，E型肝炎，レジオネラ症など30疾患	媒介動物に対する措置を講ずることができる感染症	媒介動物の輸入規制，消毒，駆除
五類感染症	全数把握の対象疾患 急性ウイルス性肝炎（A，E型肝炎を除く），クリプトスポリジウム症，後天性免疫不全症候群，梅毒，破傷風など14疾患 定点把握の対象疾患 インフルエンザ，咽頭結膜熱，感染性胃腸炎，麻疹，水痘，手足口病，百日咳，風疹など28疾患	国が感染症発生動向調査を行い，その結果などに基づいて必要な情報を一般国民や医療関係者に提供・公開していくことによって，発生・拡大を防止すべき感染症	感染症発生状況の収集，分析とその結果の公開，提供

され，2003 年 10 月に改正された．

b. 学校保健法のなかの伝染病

感染症予防法の施行に伴い 1999 年 4 月に改正されたもので，学校で予防すべき伝染病の出席停止期間について規定されている（§ 3．小児保健の項，38 頁参照）．

c. 結核予防法（表 42）

結核の予防，結核患者に対する適切な医療の普及を図ることを目的として，1951 年 3 月に施行されたものであり，健康診断，予防接種，患者発生の届け出，登録，指示，伝染防止，医療などの実施について規定されている．

表 42　ツベルクリン反応の判定（結核予防法，1994 年改正）

反応	判定	符号
発赤の長径 9 mm 以下	陰性	（−）
発赤の長径 10 mm 以上	弱陽性	（＋）
発赤の長径 10 mm 以上で硬結を伴うもの	中等度陽性	（＋＋）
発赤の長径 10 mm 以上で硬結に二重発赤，水疱，壊死などを伴うもの	強陽性	（＋＋＋）

d. 感染症発生動向調査（感染症サーベイランス）（表 43）

麻疹，風疹，インフルエンザなどの感染症への迅速な対応を目的とした厚

表 43　感染症サーベイランスにおける発生動向調査の対象疾患

小児科定点	麻疹，風疹，水痘，流行性耳下腺炎，百日咳，A 群溶連菌咽頭炎，感染性胃腸炎，手足口病，突発性発疹，咽頭結膜熱，ヘルパンギーナ
インフルエンザ定点	インフルエンザ
基幹定点	急性脳炎，クラミジア肺炎，細菌性髄膜炎，成人麻疹，PRSP（ペニシリン耐性肺炎球菌）感染症，マイコプラズマ肺炎，無菌性髄膜炎，MRSA（メチシリン耐性黄色ブドウ球菌）感染症，薬剤耐性緑膿菌感染症

生労働省の調査である．全国約3000カ所の定点医療機関から各地域保健所に届けられる患者発生情報と微生物検査情報を基に，流行感染症の迅速な把握を行う．収集した情報とともに適切な予防措置法を医療機関や国民へ還元することで，感染症拡大を最小限にする．

感染症各論

1 ウイルス感染症

a. 特徴
1) ウイルスの大きさは200〜300 nmと微生物の中で最も小さい．
2) ウイルスは核酸しかもたず，細菌や真菌，原虫などと異なりウイルス自身では増殖できない．そのため，宿主の細胞の中に侵入して自己の核酸を宿主の細胞に合成させることで増殖する．
3) 生体は，ウイルスが侵入すると抗体や免疫細胞（マクロファージ，NK細胞など），インターフェロンなどによって感染を防御する．
4) ウイルスによって発病率に差があり，同一ウイルスでも発症の仕方，症状に差がある．
5) ウイルスによっては終生免疫が成立するものもあるが，同一ウイルス型内でも株により抗原構造が相違することもある．
6) 抗ウイルス薬により，ウイルス増殖を抑えることができる．
7) ウイルス感染した細胞は，破壊される，ウイルスと共存する，がん細胞に変わるなどの経過を示す．

b. 検査
1) **ウイルス分離**
- 感染巣より採取した組織あるいは分泌物などから起炎ウイルスを分離培養する．常在ウイルスとの識別に留意する．

2) **抗体検査**
- 感染後，生体内で病原菌が出す毒素やウイルスに対して産生された抗体を測定する．

3）ウイルス遺伝子の検出，DNA 検査（PCR 法）

- 検体からウイルスの核酸を検出する．PCR（polymerase chain reaction）法は核酸を増幅する方法である．

c. 主なウイルス感染症

1）麻疹（はしか）measles（図 41）

- 麻疹は急性熱性発疹性疾患の代表的疾患である．
- 起炎ウイルスは麻疹ウイルスであり，感染様式は飛沫感染である．8 ～ 12 日の潜伏期間の後に発症し，症状が現れてから 1 週間は感染力を有する．病状の経過はカタル期，発疹期，回復期に分けられる．2 ～ 6 歳児に最も多い．
- カタル期は，3 ～ 4 日間持続する高熱（38 ～ 40 ℃），上気道症状，結膜炎，眼脂，コプリック Koplik 斑（発疹出現の 2 ～ 3 日前に頰粘膜に現れる粟粒大の白斑）がみられる．
- 発疹期に入るといったん解熱するが，再び発熱を伴って全身に麻疹特有の小斑状丘疹が出現する．発疹は耳介後部から顔面→頸部→体幹→四肢の順に広がり，次第に融合し大小不同の斑状を示す．
- 数日後回復期に入ると，発疹のあとに褐色の色素沈着が残り，細かい落屑がみられる．
- 合併症には中耳炎，肺炎，脳炎などがある．感染源と接触（暴露）後 4 日以内に γ グロブリンを投与して発症または重症化の予防を図る．

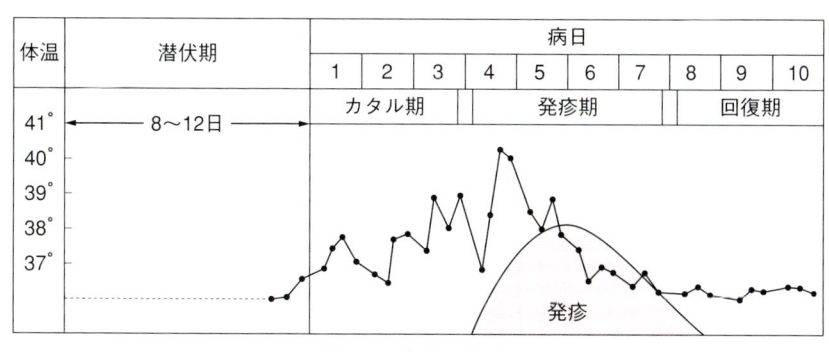

図 41　麻疹の経過

- 予防接種法により，麻疹生ワクチンを生後 12 〜 90 カ月に接種することが定められている．

2）風疹（三日はしか）rubella（図 42）
- 病原ウイルスは風疹ウイルスであり，感染様式は飛沫感染である．3 〜 8 年間隔で流行があり，約 10 年毎に大流行する．乳児の罹患はまれで，3 〜 10 歳に好発する．
- 14 〜 21 日の潜伏期間の後，軽い感冒症状とリンパ節腫脹が現れる．発熱と発疹はほぼ同時に出現し，熱は 3 〜 4 日で解熱する．症状は一般に軽い．発疹は顔面に現れた後，頸部，体幹，四肢に広がる．麻疹の発疹に似ているが，色素沈着や落屑は伴わない．リンパ節腫脹は耳介後部，後頸部，頸部に多く，圧痛を伴う．
- 合併症は，脳炎，血小板減少性紫斑病，関節炎などである．
- 妊娠初期（8 〜 12 週）の母親が感染すると，風疹ウイルスは経胎盤的に胎児に移行し，出生児に先天性風疹症候群（先天性の白内障，心疾患，難聴などを示す）を生じる．
- 予防接種法により，風疹生ワクチンを生後 12 〜 90 カ月までに接種することが定められている．

3）水痘（みずぼうそう）varicella
- 病原ウイルスは水痘帯状疱疹ウイルスであり，感染様式は飛沫感染，接触感染である．10 〜 21 日の潜伏期間をおいて，発熱とともに顔，体幹に特有の発疹が出現する．
- 発疹は，紅斑→丘疹→水疱→膿疱→痂皮と 2 〜 3 日で変化する．瘙痒感

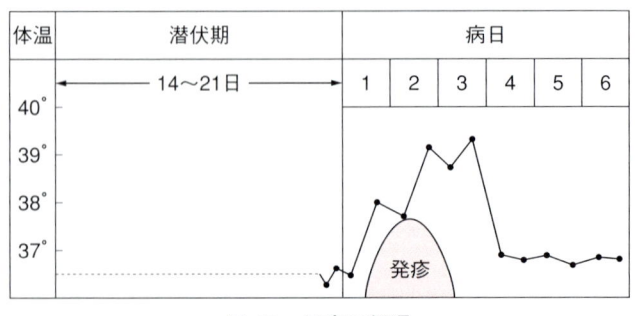

図 42 風疹の経過

が強く，掻くことにより2次感染を起こしやすい．
- 治療は瘙痒に対して石灰酸亜鉛化軟膏塗布，抗ウイルス薬としてアシクロビルが投与される．予防接種は任意で実施されている．

4）突発性発疹　exanthem subitum（図43）

- 病原ウイルスはヒトヘルペスウイルス6（HHV-6）であり，感染様式は明らかでない．生後5〜12カ月の乳児に好発する．
- 9〜15日の潜伏期間後，突然38℃以上の高熱が2〜3日続き，解熱とともに不定形小紅斑の麻疹様発疹が体幹から頸部，項部に出現する．発疹は2〜3日で消退する．
- 一般に予後は良好であるが，まれに熱性痙攣，脳炎，肝炎などを合併することがある．

5）流行性耳下腺炎（おたふくかぜ）mumps

- 病原ウイルスはムンプスウイルスであり，感染様式は飛沫感染や接触感染である．1回の感染により終生免疫を獲得する．不顕性感染が30〜40％と多い．
- 14〜21日の潜伏期間後，発熱，筋肉痛，倦怠感，食欲不振などの先駆症状に続き，片方または両方の耳下腺，顎下腺，舌下腺が腫脹する．圧痛と開口時疼痛を伴う耳下腺の腫脹は発症後2〜3日目に最大となり，5〜10日で徐々に消失する．合併症に睾丸炎，卵巣炎，膵炎，髄膜炎，脳炎などがある．
- 任意接種であるが，生後12カ月以降，保育所・幼稚園児，学童に，弱毒化生ワクチンの接種がすすめられる．

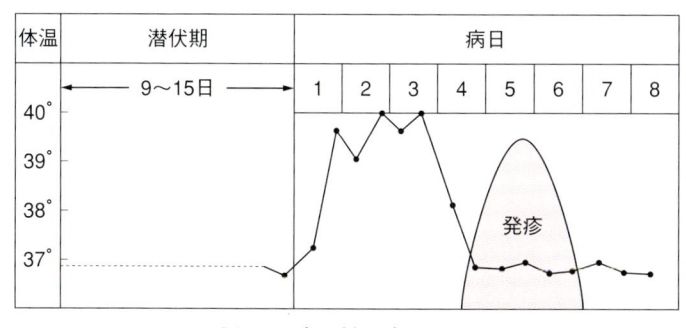

図43　突発性発疹の経過

6）ポリオ（急性灰白髄炎） poliomyelitis

- 病原ウイルスはポリオウイルスであり，感染様式は経口感染である．患者や保菌者の咽頭や糞便から排泄されるポリオウイルスが口腔より侵入し，口腔粘膜や腸管粘膜から感染する．不顕性感染が多く，夏かぜや不全型などもあり，脊髄前角が侵襲される麻痺型は 0.2 ％以下である．
- 予防接種法により，ポリオ生ワクチンを生後 3 〜 90 カ月の間に接種（2回）することが定められている．

7）日本脳炎 Japanese encephalitis

- 病原ウイルスは日本脳炎ウイルスであり，コガタアカイエカにより媒介されて感染する．最近では予防接種の普及や衛生環境の向上などにより，日本国内での発生はほとんどない．
- 症状は，急激な発熱，腹痛，筋肉痛，頭痛，嘔吐などが出現し，次第に意識障害，痙攣などが起こる．致死率が 70 〜 90 ％と高い．根本的な治療法はなく，対症療法，安静を図る．

8）インフルエンザ（流行性感冒，流感） influenza

- 普通のかぜ症候群とは異なり，インフルエンザウイルスの飛沫感染による．インフルエンザウイルスは A 型，B 型，C 型の 3 つに分類される．A 型は 2 〜 3 年，B 型は 4 〜 5 年間隔で世界的に流行する．急激な高熱，咽頭炎，頭痛，筋肉痛，関節痛などの症状がみられ，気管支炎や肺炎，脳炎などを起こすこともある．乳幼児や基礎疾患を有する児が罹患すると重症化しやすい．
- 診断は咽頭ぬぐい液を検体としてウイルスを分離するか，ペア血清による抗体価上昇をみる．迅速キットを使用すると短時間で診断できる．
- 治療は抗ウイルス薬を発症早期に投与する．アマンタジンはインフルエンザ A 型に，オセルタミビルはインフルエンザ A 型と B 型に効果がある．
- 予防は不活化ワクチンの接種を行う．

9）伝染性紅斑（りんご病） erythema infectiosum

- 病原ウイルスはヒトパルボウイルス B19 であり，感染様式は飛沫感染と考えられている．症状は両頬部に深紅色の紅斑を，四肢伸側および体幹に淡紅色網状の紅斑を生じる．紅斑は 4 〜 7 日で消退する．
- 一般症状はほとんどなく，あっても軽く予後は良好である．しかし，妊婦

への感染は経胎盤感染を生じ，流産や胎児水腫の原因となる．

10）伝染性単核症 infectious mononucleosis
- 病原ウイルスはヘルペスウイルス群に属するEBウイルスであり，感染様式は経口感染である．
- 症状は発熱，咽頭炎，頸部リンパ節腫脹などであるが，小児では不顕性感染が多い．生涯にわたって潜伏感染して，一過性の活性化を繰り返すこともある．EBウイルスは他に，バーキット Burkitt リンパ腫や上咽頭がんの発生にも関連している．

11）サイトメガロウイルス感染症（巨細胞性封入体病）cytomegalic inclusion disease
- 病原ウイルスはヘルペスウイルス群に属するサイトメガロウイルスであり，成人の多くは不顕性感染をしている．妊婦が初感染すると，流産や胎児に種々の障害をもたらす．
- 出生児に低体重，脳炎，間質性肺炎，小頭症，痙攣などがみられる．

12）アデノウイルス感染症
- 病原ウイルスはアデノウイルスであり，感染様式は眼や鼻咽腔への飛沫感染である．罹患のピークは5～9歳である．主に呼吸器，眼，消化器症状を示す．

13）コクサッキーウイルス感染症
- コクサッキーウイルス感染症は夏期に流行する．症状は発熱，上気道炎，ヘルパンギーナ，手足口病，無菌性髄膜炎，心筋炎，発疹などである．

14）エコーウイルス感染症 echo virus infection
- 腸管系ウイルスに属するエコーウイルスの経口感染により，夏期に流行する．かぜ症候群，熱性発疹性疾患，乳児下痢症，四肢麻痺，無菌性髄膜炎などの症状を示す．

15）ウイルス肝炎 viral hepatitis
- 消化器疾患の項，193頁参照．

16）エイズ（後天性免疫不全症候群） AIDS（acquired immunodeficiency syndrome）
- 病原ウイルスはヒト免疫不全ウイルス（HIV：human immunodeficiency virus）であり，血液や精液を介して感染する．HIVは血液中のヘルパー

T細胞（CD4陽性細胞）やマクロファージなどへ感染して，徐々に細胞性免疫機能が破壊される．
- 一般に感染後数年あるいは数十年の間は無症状で経過する．しかし，次第に免疫機能が低下して微熱や体重減少など全身症状を示すようになり，日和見感染や悪性腫瘍，HIV脳症などを発症する．
- 小児では母親からの垂直感染がほとんどである．

17）痘瘡（天然痘）variola（smallpox）
- 病原ウイルスは痘瘡ウイルスであり，感染様式は飛沫による経気道感染である．11〜13日の潜伏期間をおいて，高熱，頭痛と全身の皮膚に紅斑ができる．紅斑は，水疱→膿疱→痂皮→瘢痕へと経過する．
- 痘瘡はWHOの種痘キャンペーンにより地球上から消滅した感染症である．1980年に痘瘡根絶宣言が出された．

2 細菌感染症

a. 特徴
1) 疾患により好発年齢がある．
2) ウイルス感染のように終生免疫が産生されないため，同じ細菌でも複数回感染しうる．
3) 抗菌薬の開発により多くの重症感染症が減少した一方で，その多用により薬剤耐性菌が増加してきた．
4) マイコプラズマ，クラミジア，リケッチア，スピロヘーターは細菌に分類されるようになったが，細菌と異なった特徴をもっている．

b. 検査
1）細菌学的検査
- グラム染色，培養（好気性・嫌気性），同定試験により起炎菌を同定する．また，起炎菌に対して適切な化学療法剤を選択するために，薬剤感受性試験を行う．

2）血清学的検査
- 細菌の産生する毒素や，菌体成分に対する抗体の測定を行う．

c. 主な細菌感染症

1）ジフテリア　diphtheria

- 起炎菌はジフテリア菌で，感染様式は飛沫感染である．鼻腔，咽頭，扁桃，喉頭粘膜などの感染部位で偽膜を形成し，呼吸器症状を示す．合併症として，局所で産生された菌体外毒素による心筋炎，末梢神経炎，四肢麻痺，眼筋麻痺等がみられる．
- 治療は，抗毒素血清の早期投与とペニシリンなどの抗菌薬投与を行う．
- 予防接種により，日本ではほとんどみられなくなった疾患である．

2）百日咳　pertussis

- 起炎菌は百日咳菌であり，感染様式は飛沫感染である．2～5歳児に好発する．
- 1～2週間の潜伏期をおいた後，感冒様症状で発症する急性呼吸器疾患である．症状は次第に増強し，百日咳特有の痙攣咳嗽発作と吸気性笛声（レプリーゼ）が出現，特に夜間の咳嗽が多い．激しい咳のため，眼球充血や顔面浮腫が生じ，百日咳様顔貌になる．痙攣性咳嗽が4～6週間持続した後，徐々に咳嗽発作は軽減し，1～3週間で回復する．
- 6カ月未満の乳児は，肺炎，痙攣，脳症など重症合併症を起こしやすい．
- 診断は百日咳菌の分離培養，血清抗体価の測定により確定診断を行う．
- 抗菌薬はエリスロマイシンが第一選択薬である．
- 予防接種法により，生後3～90カ月までにDPTワクチンを接種することが定められている．

3）赤痢（細菌性赤痢）dysentery

- 赤痢菌の感染によって起こる結腸の急性炎症性疾患であり，感染様式は赤痢菌に汚染された飲食物や手指からの経口感染である．2～3日間の潜伏期をおいた後，発熱，頻回の水様膿粘血便，しぶり腹（裏急後重）がみられる．重症例では，高熱，高度の脱水，意識障害，循環障害などがみられる．
- 確定診断には便培養による菌同定を行う．
- 治療は輸液と感受性のある抗菌薬を投与する．

4）破傷風　tetanus

- 起炎菌である破傷風菌は土壌中に存在し，創傷部より生体内に侵入して菌

体外毒素を産生する．潜伏期間は3〜20日で，潜伏期の短い例ほど予後は不良である．また，新生児破傷風は死亡率がきわめて高い．
- 症状は菌の侵入部位に一致してみられる筋攣縮症や筋硬直である．破傷風菌の産生する毒素により神経筋接合部がブロックされ，牙関緊急，痙笑（硬直性攣縮による表情），後弓反張（体幹の筋緊張によるそりかえり）が出現する．毒素の中枢神経への作用によって，異常高体温，低血圧，心悸亢進，球麻痺が現れ，心停止に至ることもある．

5）溶連菌症（溶血性連鎖球菌感染症）streptococcosis
- 溶連菌は細胞壁のC多糖体によりA〜H群およびK〜V群の20種に分類され，さらに赤血球の溶血パターンからα溶血（部分溶血群），β溶血（完全溶血群），γ溶血（非溶血群）に分類される．
- 小児期の感染の大部分はA群溶連菌により，A群溶連菌が産生する菌体外毒素が病原性をもち，組織障害を起こす．B群溶連菌感染は新生児に多く，生後5日以内の感染は肺炎や敗血症，生後2〜3週間後の感染は化膿性髄膜炎を発症することが多い．
- 診断は細菌培養，迅速診断，ASO値の上昇による．
- 治療はペニシリンなどの抗菌薬を投与する．

  a）溶連菌の上気道感染
- 3歳までは上気道炎，3歳以降になると急性咽頭炎や急性扁桃炎の発症が多くなる．症状は高熱，咽頭痛，頭痛がみられる．

  b）猩紅熱 scarlet fever
- 5〜6歳に好発する．2〜4日の潜伏期の後に，突然の高熱，頭痛，嘔吐，咽頭痛，扁桃の発赤・腫脹，苺舌を生じる．また，A群溶連菌の産生する発赤毒素によって全身性発疹を認める．発疹消退後には枇糠様落屑がみられる．

  c）その他
- 皮膚感染症は，主に下肢に発生する痂皮性膿痂疹で，疼痛や発熱は伴わない．丹毒は真皮に限局する蜂窩織炎で，高熱を伴う．全身性の溶連菌感染症は，敗血症，髄膜炎から急激な経過をとり，多臓器不全に陥る．

6）結核症 tuberculosis（TB）
- 起炎菌は結核菌であり，感染様式は飛沫あるいは経口感染である．小児で

は，結核患者との同居による家族内での感染が多い．（肺結核は§8. 呼吸器疾患の項，142頁参照）
- 喀痰塗抹検査で陽性の場合は感染力が強いため隔離する．
- 結核予防法により，BCGワクチンの接種を行うことが定められている．

7）マイコプラズマ肺炎　mycoplasma pneumonia
- 肺炎マイコプラズマは呼吸器感染症の起炎菌として重要である．
- 診断はマイコプラズマ抗体価の上昇による．
- 治療は感受性のあるマクロライド系，テトラサイクリン系抗菌薬を投与する．

8）クラミジア感染症　chlamydia infection
- 産道感染により新生児に肺炎や結膜炎を起こすことがある．
- 診断は鼻咽頭ぬぐい液や眼脂からの病原体検出による．
- 治療はマクロライド系抗生物質を投与する．

9）リケッチア症
- リケッチア症で問題となるのはツツガムシ病であり，ツツガムシ病リケッチアの感染により発症する．
- 症状は高熱，頭痛，関節痛，発疹などが出現する．
- 診断はツツガムシとの接触歴と血清中の特異抗体の上昇による．

10）スピロヘーター感染症
- スピロヘーター感染症で問題となるのは梅毒であり，性感染症の代表的疾患である．
- 先天梅毒は梅毒トレポネーマの経胎盤感染による．
- 症状は皮膚症状（脱毛，発疹），梅毒性鼻炎，肝脾腫大，骨膜炎，骨軟骨炎などである．
- 診断は母親の梅毒歴，臨床症状，血清梅毒反応による．
- 治療はペニシリン，マクロライド系抗生物質を投与する．

3　真菌感染症

a. 特徴
1) 抗菌薬の使用により菌交代現象として発症する．
2) 免疫抑制薬使用による免疫能低下時に日和見感染症として発症する．

b. 検査

細菌学的検査
- グラム染色，培養（サブロー培地を用いる）により真菌を同定する．

c. 主な真菌感染症

1) カンジダ症 candidiasis
- 主な起炎菌はカンジダ アルビカンス *Candida albicans* である．*C.albicans* は皮膚粘膜常在菌であるが，宿主の抵抗力が低下すると病原性を発揮して局所または全身への感染を起こす．抗菌薬やステロイド剤使用による菌交代現象，先天性または後天性免疫不全の状態にあると発症しやすい．
- 診断は組織や唾液検体から *C. albicans* の存在を証明する．

a) 表在性感染
- 口腔カンジダ症（鵞口瘡）は口腔粘膜に生じたカンジダ症で，産道感染し，新生児や乳児にみられる．
- 皮膚カンジダ症は腋窩，陰股部や指趾間などの間擦部に生じやすく，境界明瞭な発赤・落屑をみる．乳児では，陰股部や肛門周囲などオムツのあたる湿潤しやすい部位に好発する．
- 治療はゲンチアナバイオレット，ナイスタチン液の外用を行う．

b) 深在性感染
- 呼吸器や消化器などの臓器あるいは全身性のカンジダ症で，カンジダ血症を起こし敗血症に進展することもある．日和見感染によるものが多い．
- 治療はフルコナゾール，アンホテリシンBを投与する．

寄生虫疾患総論

1 寄生虫疾患の特徴

1) 寄生虫疾患とは原虫以上の大きさの生物による寄生性疾患である．
2) ベクターにより媒介されるもの，人畜共通感染症を示すものがある．
3) 卵，幼虫，成虫のサイクルを示す．

2 診断

- ベクターとの接触歴や臨床症状から，ある程度は病因となる寄生虫を推測できる．
- 血液検査では好酸球増多を示す．診断は血液・痰・便などの検体から寄生虫卵や成虫を検出することによる．

3 治療

- 対症療法と駆虫薬の投与を行う．

寄生虫疾患各論

1 原虫疾患

a. マラリア malaria

- ハマダラカによって媒介されるマラリア原虫の感染により発症する．原虫種によって，三日熱・四日熱・卵型・熱帯熱マラリアの4型に分類される．熱帯熱マラリアは特に重篤化しやすい．
- 頭痛，筋肉痛，全身倦怠感のあと，40℃前後の高熱や悪寒・戦慄を伴って発症する．弛張する高熱，進行性貧血，脾腫が特徴で，発症後1～2週間で脳障害や腎障害を起こし死亡する例もある．慢性に経過すると，貧血，栄養障害，発育遅延を生じる．
- 診断は，発熱発作時の末梢血塗抹標本をギムザ染色し，赤血球中の原虫を検索する．
- 治療はクロロキン，ファンシダール，キニーネなどの投与を行う．
- 届け出伝染病である．

b. トキソプラズマ症 toxoplasmosis

- 人畜共通の感染症で，ヒトを含む哺乳類や鳥類に感染する．終宿主であるネコ科の動物の糞便中に排泄されたオーシスト（嚢胞）やシスト（嚢子）が経口感染する．
- 一般には不顕性感染が多いが，妊婦に感染すると経胎盤的に胎児感染し，妊娠初期では胎児死亡の原因となる．

- 診断はトキソプラズマ原虫の証明，免疫学的検査（酵素抗体法，赤血球凝集反応）による．
- 治療はピリメタシン，サルファ剤の投与が行われる．

2 寄生虫疾患

a. ぎょう虫症　enterobiasis

- ぎょう虫 *Enterobius vermicularis* の寄生により起こる．虫卵の経口感染により，成虫は盲腸および結腸に寄生して肛門周囲に産卵する．
- 症状は肛門周囲の瘙痒感である．
- 診断は肛門周囲の虫卵の検出である．
- 治療は抗ぎょう虫薬（パモ酸ピルビニウム，リン酸ピペラジン）の投与を行う．

b. 回虫症　ascariasis

- 回虫 *Ascaris lumbricoides* の寄生により起こる．虫卵の経口感染により，成虫は小腸に寄生する．
- 症状は腹痛，下痢などの他，回虫の胆嚢や肝管への迷入による黄疸や肝膿瘍，虫垂迷入による急性虫垂炎がみられることもある．
- 診断は糞便の虫卵検査による．
- 治療はサントニン，リン酸ピペラジンの投与を行う．

〈外間登美子〉

16 神経・筋疾患，精神医学的疾患

総論

1 小児の発達

a. 小児の脳
- 小児の脳は臓器のなかで発育が最も著しく，脳重量は生後12カ月で出生時の約3倍，3～4歳で成人脳の約4/5と，幼児期でほぼ成人の脳重量に達する．
- 髄鞘形成や樹状突起の生成が活発で，全身の臓器の中で最も酸素消費量が多い．
- 髄鞘化の進行は，新生児と乳幼児の反射および運動の発達レベルと密接な関係がある．

b. 正常発達
- 新生児期にみられるモロー Moro 反射，把握反射，吸啜反射等は生後3カ月頃までの間にしだいに減弱ないし消失する．
- 粗大運動発達に関しては，生後3～4カ月で頸定，5～6カ月で寝返り，7～8カ月で坐位，9～10カ月でつかまり立ち，10～11カ月でつたい歩き，11～12カ月でひとり立ち，12～15カ月でひとり歩きが可能となる．さらに2歳で走ることでき，3歳で三輪車をこげる，5歳でスキップが可能となる．
- 微細運動発達に関しては，生後4カ月でガラガラを振り，6～7カ月で物を手から手へもちかえ，11～12カ月でつまみ持ちができ，2歳で積み木が5～6個積め，3歳で丸を，4歳6カ月で四角を，5歳では，まねて三角が描けるようになる．
- 精神発達に関しては，生後2カ月で固視，3カ月で追視，5カ月で人をみ

ると笑い，10カ月で身振りを模倣し，また喃語をいうようになる．11カ月で人見知り，12〜15カ月でことばを1〜2語話す．16〜18カ月で簡単な指示に従えるようになり，2歳から数語文がいえるようになり，3歳で同年齢の子どもとの会話が可能となる．4歳では「高い」「低い」などの意味を理解し，また3までの数の概念がわかるようになる．

2 症状

- 小児ではほとんどの疾患において，その発症および経過が年齢に依存しており，また同一疾患でさえ年齢によって症状の発現が異なるので，必ず年齢を考慮する．
- 乳幼児期は精神・運動機能面の発達が著しく，小児の神経系疾患では発達の遅れや，獲得した機能の消失でもって医療機関を受診することが多い．したがって，小児の正常発達の特徴を把握しておくと同時に，発達に関しては個人差があることを常に念頭に入れておかなければならない．

3 診断・検査

乳幼児では「痙攣」，「発達の遅れ」，「言葉の遅れ」などを主訴に受診することが多いが，鑑別すべき神経疾患は多岐にわたる．詳細な問診，ていねいな身体診察，発達検査，脳波検査，画像検査などをふまえて総合的に診断を進める必要がある．

a. 問診

家族歴，既往歴，発達歴などを詳しく聴取する．痙攣性疾患や変性疾患などでは家族歴が参考となる．

b. 身体診察

1）一般身体所見

体重，身長，頭囲などの発育評価を行い，顔貌，皮膚，心・肺・腹部所見，四肢などの奇形の有無に注意する．

2）神経学的所見

姿勢，意識レベル，発達（知能）レベル，言語機能，脳神経系（視覚，聴

覚），運動機能，小脳症状，不随意運動，協調運動，髄膜刺激症状などを一通り診察する．なお乳幼児は，成人と同様な神経学的診察は実施しにくいため，姿勢，自発運動，反射，筋緊張などで評価を行うことが多い．

3）発達評価

発達遅延の有無，程度を評価する．発達検査としては，遠城寺式，津守式，新版K式，日本語版デンバー式などの発達検査が使用されている．知能検査としては，田中ビネー，WPPSI，WISC-III などが使用されている．

c．検査

1）脳波・神経誘発電位検査
てんかんの診断には脳波検査が最も有用である．

2）筋電図・神経伝導速度検査
神経伝導速度は末梢神経障害が疑われる際に測定される．

3）画像検査
CT，MRI，SPECT，PET などがある．

4）特殊検査
乳酸・ピルビン酸，アンモニア，アミノ酸分析，有機酸分析，染色体検査などがある．

5）筋生検
筋ジストロフィー，乳児脊髄性進行性筋萎縮症，ミトコンドリア病などの診断に用いられる．

【診断のポイント】

年齢依存性に症状の発現をみるので，各疾患の好発年齢を理解することが重要である．

1）胎生期

脳が内因，外因の面から最も障害を受けやすい時期である．遺伝性疾患としての先天性代謝異常，筋ジストロフィーがあり，そのほかに奇形症候群，先天性水頭症などがある．奇形を伴う疾患などでは出生後まもなく奇形に気づかれるが，代謝異常，筋ジストロフィー等の変性疾患では乳幼児期に発達遅延や退行で気づかれることが多い．

2) 周生期

出生時の低出生体重，仮死，高ビリルビン血症等を原因とする脳性麻痺などがある．脳性麻痺は乳児期の発達遅延で気づかれ，姿勢や筋緊張の異常を主徴候とする．

3) 乳幼児期〜学童期

感染症による髄膜炎および脳炎・脳症や，事故による脳障害などの頻度が高くなる．痙攣性疾患は小児期に最も多くみられる神経疾患であるが，乳幼児期には熱性痙攣が圧倒的に多く，学童期に入るとてんかんが増加してくる．また難治てんかんと良性てんかんが混在するのも，小児てんかんの特徴である．

4) 思春期

現代の高度に複雑化した社会生活の中では，摂食障害，登校拒否，虐待などの精神医学的疾患が増加する傾向にある．著しい体重減少を示す小児，身体症状を伴う不登校児，身体の打撲痕をもつ小児を診察した際には，家庭環境，学校・社会環境，親の養育態度などに注意を払う必要がある．

4 治療

a. 薬物療法

神経精神疾患に用いられる薬剤としては，抗てんかん薬，筋弛緩薬，抗不安薬などが一般的に用いられてる．いずれも長期間にわたり使用することが多いことから，治療薬の選択あるいはその副作用，特に中枢神経系に作用することから発達に及ぼす影響については，充分に注意を払う必要がある．これ以外にも，免疫性神経疾患などに対してステロイド療法，免疫グロブリン療法，血漿交換療法が行われることもある．

【治療のポイント】
- 髄膜炎などの重症感染症では常に敗血症を疑い，抗生剤投与などの治療をできるだけ早期から始める．
- 重症脳炎・脳症では人工呼吸管理を含めた全身管理を行うと同時に，脳保護のために脳圧降下剤あるいは脳低体温療法が用いられることもある．
- 痙攣重積では抗てんかん薬を静注するなどして，痙攣の早期コントロールに努めると同時に，原疾患の検索および治療を行う必要がある．

b. リハビリテーション療法

発達の遅れを認めた場合には，下記に示すリハビリテーションを個々の症例の必要性に応じて開始する．また発達の退行を認めた場合にも，既存機能をできるだけ保持するために積極的にリハビリテーションを行う必要がある．

1) 理学（運動）療法：主に姿勢を中心とした粗大運動機能面に働きかける．
2) 作業療法：主に手の巧緻動作を中心とした微細運動機能面に働きかける．
3) 言語療法：発声，発語，構音等の言語機能に働きかける．

【治療のポイント】
- 乳幼児期は精神・運動機能面の発達が著しいため，経時的に発達評価を実施しながら，リハビリテーション療法を進めていく必要がある．

c. 面接療法

精神医学的疾患のみならず心因が関与する小児の疾患では，面接療法は重要である．

各論

1 てんかんおよび発作性疾患

a. てんかん　epilepsy

突然に脳神経細胞に過剰放電が生じ（脳波ではてんかん波として表れる），その間に脳機能が障害され意識の低下，全身痙攣，筋緊張の低下などさまざまな発作が繰り返して起こる脳の障害である．その特徴は，

- さまざまな原因によって起こる病気である．
- 脳の慢性の病気であり，同一の発作を繰り返し起こす．

てんかんの多くは小児期，特に乳幼児期に発症するために，小児期におけるてんかんの有病率は高く，学童期年齢人口 1,000 あたり 4～5 という報告が多い．

【診断のポイント（図 44）】
- 発作症状がてんかんか否かを診断し，さらにはてんかん発作型の正確な診

```
┌─────────────────────────────────────────────┐
│ 病歴                                         │
│   1. 発作症状の聴取（発作初発年齢，発作頻度，誘発因子） │
│   2. 既往歴（妊娠，分娩歴，発達歴）              │
└─────────────────────────────────────────────┘
                      ⇩
┌─────────────────────────────────────────────┐
│ 診察および検査                                 │
│   1. 身体所見　神経学的所見                     │
│   2. 脳波検査（発作間欠期時，発作時）            │
│   3. 血液・尿検査，頭部CT・MRI検査，発達心理検査  │
└─────────────────────────────────────────────┘
                      ⇩
┌─────────────────────────────────────────────┐
│ てんかんの診断                                 │
│   1. てんかん発作分類                          │
│   2. てんかん症候群分類                        │
│   3. 原因・基礎疾患の確定                      │
└─────────────────────────────────────────────┘
```

図44　てんかんの診断プロセス

断を行う．
- てんかんの原因を推定あるいは確定のために血液・尿検査，画像検査を行う．

1）発作分類（表44）

本人が自覚できる症状，目撃された発作の様子から分類を進める．

【診断のポイント】
- 部分発作は"意識が保たれている単純部分発作"，および"意識が障害されている複雑部分発作"に区別される．
- 全般発作は発作の始まりの症状が，両側半球性の初発徴候を示す発作をさす．

2）てんかん症候群分類

てんかん症候群は発作症状のみならず，発症年齢，脳波・画像所見，神経学的所見などを含めて分類される．次に代表的な小児期発症のてんかん症候群を示す．

　a）ウエスト　West症候群

生後4～10カ月が好発年齢で，シリーズ形成を示す短い強直発作が中心．

表44 てんかん発作分類

部分発作	全般発作
A. 単純部分発作（意識障害はない） 　1. 運動徴候を示すもの 　2. 体性感覚や特殊感覚症状を示すもの 　3. 自律神経症状を示すもの 　4. 高次機能障害を示すもの B. 複雑部分発作（意識障害を伴う） 　1. 単純部分発作で始まり，意識障害に移行するもの 　2. 意識障害そのものから始まるもの C. 部分発作から発展する二次性全般発作 　1. 単純部分発作から二次性全般化発作に移行する 　2. 複雑部分発作から二次性全般化発作に移行する 　3. 単純部分発作が複雑部分発作を経て，二次性全般化発作へ	A. 欠神発作（突然に始まる意識消失） B. 非定型欠神発作（発作の始まりと終わりが欠神発作ほどはっきりしない） C. ミオクロニー発作（短い攣縮様の筋収縮を示す） D. 間代発作（反復する全般性間代性の攣縮を示す） E. 強直発作（体軸筋，さらに末梢筋までに筋強直が起こる発作） F. 強直間代発作（強直相と間代相をもつ発作である） G. 脱力発作（筋トーヌスが急に減弱する発作である）

重度精神発達遅滞を合併しやすい．脳波上は発作間欠期に認めるヒプスアリスミアが特徴的．治療としてACTH療法が用いられる．

　b) レンノックス-ガストー　Lennox-Gastaut症候群

難治で多彩な発作症状を示す．発作間欠期脳波でびまん性遅棘徐波結合を認める．

3）内科的治療

治療の基本は抗てんかん薬による薬物療法である．発作型分類およびてんかん症候群診断に基づく薬剤選択（表45）が重要である．

【治療のポイント】
- 繰り返す発作であることを確認する．
- 発作症状と脳波所見から，発作型やてんかん症候群を診断し適切な薬剤を選択する．
- 選択した薬剤を少量から開始し，治療効果や副作用の出現に注意しながら増量する．

表45 抗てんかん薬の種類

発作型		第1選択薬	第2選択薬
部分発作	単純部分発作 複雑部分発作	カルバマゼピン	ゾニサミド，クロバザム，フェニトイン
全般発作	強直間代発作 強直発作	バルプロ酸ナトリウム	ゾニサミド，クロナゼパム，クロバザム，フェニトイン
	欠神発作 非定型欠神発作	バルプロ酸ナトリウム	エトサクシミド，クロナゼパム
	ミオクロニー発作 脱力発作	バルプロ酸ナトリウム	クロナゼパム，ニトラゼパム，ゾニサミド

- 単剤治療が望ましいとされてはいる．しかし単剤では発作を抑制できない例，複数の発作をもつ例では多剤併用が必要な場合もある．

【生活指導のポイント】
- 定期的に服薬すること，生活リズムを規則正しくすることを指導する．
- 発作の生じやすい時間・場所などの状況に応じて，個別に指導していく必要がある．
- 発作による事故に直結することがなければ，スポーツや屋外活動を制限する必要はない．

4）外科的治療

成人ではてんかん発作の消失による社会生活での自立を目的とする．一方，小児では繰り返す発作の影響，抗てんかん薬による副作用による発達面，心理面への障害を考慮した適応基準が考えられている．

b. 熱性痙攣　febrile convulsion

小児の痙攣の原因として最も頻度が高い疾患である．38℃以上の発熱に伴って生じる発作で，中枢神経感染症や他の原因（代謝異常，電解質異常など）は除外される．発症は6カ月～6歳で，特に1～2歳に好発しやすい．発作型は全身強直間代痙攣型，部分痙攣型，弛緩型に分類される．その大部分で予後は良好である．

【診断のポイント】
- 初発の熱性痙攣では，中枢神経系感染症との鑑別が必要となる．
- 経過中に無熱性の痙攣を生じ，てんかんに移行する例もある．
- てんかんへ移行する例のリスク因子としては，1）発症前の神経学的異常・発達遅滞，2）非定型的な発作型（部分発作を起こした例，発作持続時間が 15 〜 20 分以上の例，24 時間以内に痙攣を繰り返す例），3）てんかんの家族歴などがある．

【治療のポイント】
- 治療対象は再発リスク因子をもつケースに限られる．
- 再発リスク因子として 1 歳未満の発症，熱性痙攣の家族歴などがある．
- 発作予防として第 1 にはジアゼパム坐剤の発熱時間欠投与法を行い，これが無効なときにフェノバルビタールの持続内服投与を行う．

c. その他の発作性疾患

1）泣き入りひきつけ（憤怒痙攣）breath-holding spells

欲求不満，怒り，痛み，恐れなどをきっかけにして激しく泣き，呼気の状態で呼吸を停止，持続させるうちに顔面チアノーゼ，蒼白，意識消失，ときに全身痙攣を起こす状態である．

【診断のポイント】
- 怒りっぽい，疳が強いなどの性格を背景にしていることが多い．
- 6 歳頃までには消失する．
- 特定の状況下で起こる．脳波上てんかん波を認めないことからてんかんと鑑別する．

【治療のポイント】
- 患児に自制心の育成，親には過干渉，拒否的態度，溺愛にならないよう指導する．

2）夜驚症　night terrors

1 〜 5 歳頃にみられる．入眠数時間後に突然おびえるように泣きわめき，数分続いた後に再入眠．深徐波睡眠期の状態から，突然覚醒したときに起こるとされている．

3）発作性舞踏アテトーゼ　paroxysmal chorea-athetose

多くは突然の運動によって誘発される舞踏病ないしアテトーゼが数十秒程度続く．5〜15歳で始まり，年齢とともに軽快することが多いとされている．

2 脳性麻痺　cerebral palsy

- 脳性麻痺は単一の疾患ではなく，受胎から新生児期までの間に生じた，脳の非進行性病変に基づく運動および姿勢の異常である（厚生省研究班）．
- 筋緊張の性状によって主に痙直型，アテトーゼ型（不随意運動型），混合型に分類される．さらに障害部位によって両下肢麻痺を主とした両麻痺，片側性の片麻痺，四肢麻痺に分類される．
- 脳性麻痺の3大原因として低出生体重，仮死，高ビリルビン血症がある．近年では新生児医療の進歩に伴い，低出生体重児の中に頭部MRI・CT上，脳室周囲白質軟化症を示す痙直型両麻痺が多くみられる．
- 満期産児の低酸素性虚血性脳症による四肢麻痺は減少しており，また高ビリルビン血症を主な原因とするアテトーゼ型脳性麻痺も，新生児期における光線療法の普及により激減している．

【診断のポイント】
- 乳児期に発達の遅れを主訴に医療機関を受診することが多く，自発運動の状態，筋緊張の性状等の臨床症状に，頭部MRI・CT所見を考慮して診断を行う．
- 精神遅滞，てんかん，学習・認知障害，視覚・聴覚障害，呼吸・摂食障害，便秘などを合併することが多い．

【治療のポイント】
- 姿勢・運動障害に対するリハビリテーションのみならず，筋緊張亢進・拘縮・脱臼の治療や装具処方，合併症状への対処，あるいは発達・教育を含む生活全般にわたる援助を行うなどいわゆる療育を基本とする．
- 股関節脱臼や下肢の痙性尖足・拘縮は，座位保持と移動の障害になりやすいので，積極的な手術治療（筋解離術，腱延長術等）を行う．
- 筋緊張亢進に対しては姿勢の指導，装具の処方，筋弛緩薬投与を行う．

3 中枢神経奇形

　中枢神経形成の時期は，1) 神経管形成期（胎生 3 〜 4 週），2) 腹側誘導期（胎生 5 〜 6 週），3) 細胞増殖期（胎生 7 〜 12 週），4) 神経細胞移動期（胎生 12 〜 20 週），5) 組織化（胎生 20 週以降），6) 髄鞘化（周産期以降）に分類される．脳の形成異常は，どの発生・発達段階でも起こりうる．

a. 二分脊椎　spina bifida

- 胎生 4 週頃の神経管形成期の閉鎖不全によって発生する．
- 潜在性二分脊椎は，脊椎管から外への髄膜脱を伴っていないために無症状であることが多く，発生部位は腰部・腰仙部に多くみられる．
- 嚢胞性二分脊椎は嚢胞の内容あるいは程度の軽い順に，髄膜瘤，髄膜脊髄瘤，脊髄瘤に分類される．

【診断のポイント】
- 最も多い髄膜脊髄瘤は腰仙部に多く，下肢の弛緩性麻痺と知覚障害，尿・便失禁，内反足を認める．

【治療のポイント】
- 髄膜脊髄瘤は感染防止と神経組織の保護のため，生後 1 週間以内に修復術を行う．高率に水頭症を合併するので注意を要する．
- 下肢の麻痺，内反足に対してはリハビリテーション，装具療法で対応する．

b. 水頭症　hydrocephalus

　髄液は脈絡叢で生産され，脳室，脳槽，脊髄くも膜下腔と流れ，大脳表面のくも膜下腔で吸収される．水頭症はこの過程における髄液の通過障害（先天性，出血後，脳腫瘍等），吸収障害（髄膜炎等）によって，脳室内に髄液の貯留が起こった病態をいう．

【診断のポイント】
- 左右対称性の頭囲拡大，頭蓋内圧亢進症状（嘔吐，不機嫌，食欲低下等），落陽現象などがあり，頭部 MRI・CT で脳室拡大を認める．

【治療のポイント】
- 脳室腹腔短絡術を行う．

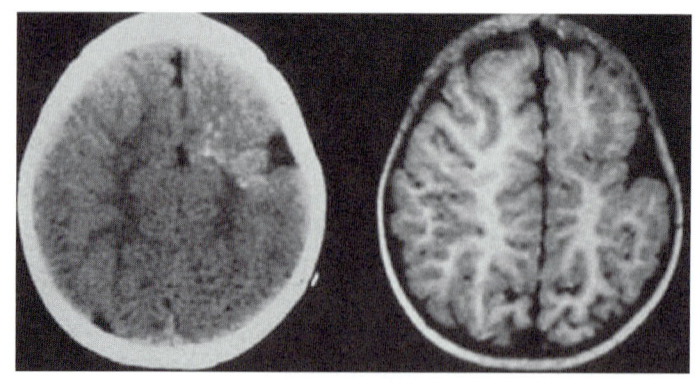

図 45 裂脳症
左: CT 像で高吸収域を示す.
右: MRI 像で脳溝の形成異常を認める.

c. 神経細胞移動障害による脳形成異常

神経芽細胞は脳室側で細胞分裂を起こし, 一定の割合で脳表部に移動して層を形成し厚みを増して皮質層を形成する. この時期の異常が神経芽細胞移動障害で, その代表例に滑脳症, 多小脳回症, 裂脳症（図 45）がある.

4 神経皮膚症候群

神経, 皮膚はともに外胚葉に由来することから, 皮膚と中枢神経系の両方に異常を認める一連の疾患を神経皮膚症候群とよぶ.

a. 結節性硬化症　tuberous sclerosis（TS）

常染色体優性遺伝とされるが孤発例も多い. 臨床症状としてはてんかん（点頭てんかんで発症することが多い), 知能障害, 顔面皮脂腺腫などを認める.
【診断のポイント】
- 乳児期は顔面皮脂腺腫は認められず, てんかんや皮膚の白斑あるいは頭部CT 上（図 46）頭蓋内石灰化所見で疑われることが多い.
- その表現型はさまざまであり, 痙攣発作, 皮膚症状, 頭蓋内石灰化の一つでも存在したときには本症を鑑別する必要がある.

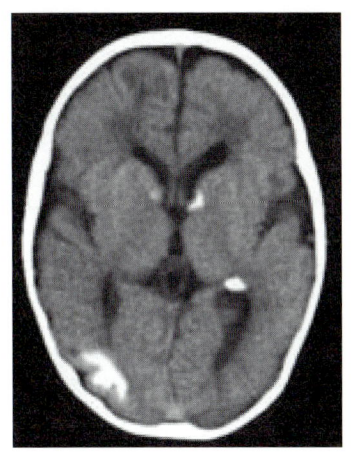

図 46　結節性硬化症
側脳室周囲および脳実質に石灰化を認める．

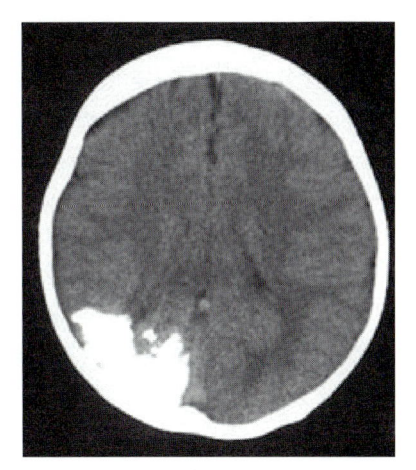

図 47　スタージ-ウェーバー症候群
右後側頭部に石灰化を認める．

b. スタージ-ウェーバー　Sturge-Weber 症候群

常染色体優性遺伝性疾患．顔面片側の母斑（ポートワイン様血管腫），同側の脳髄軟膜の血管腫による痙攣，片麻痺を臨床的特徴とする．頭部 CT 像（図 47）では，血管腫のある部位に石灰化や脳萎縮を認める．

【診断のポイント】
- 顔面片側の単純血管腫により診断は容易である．
- 緑内障を合併しやすいので注意が必要である．

5　免疫性神経疾患

a. 急性散在性脳脊髄炎　acute disseminated encephalomyelitis（ADEM）

中枢神経系においても様々な抗原提示細胞が存在し，血液脳関門を通過する炎症細胞により抗原特異的に脳組織が障害される．病理学的には小静脈周囲の細胞性浸潤と脱髄を示す炎症性脱髄性疾患である．

【診断のポイント】
- 痙攣，意識障害などの脳炎症状，あるいは運動麻痺，膀胱直腸障害などの脊髄炎症状，ほかにも視力障害や失調症状などその症状は多彩である．

- 診断の際に最も有用なのは頭部 MRI 検査（図 48）である．T2 強調像で白質に多発性の高信号領域が左右非対称で認められるのが特徴とされる．
- 髄液中蛋白の増加，細胞数増多，あるいはオリゴクローナル IgG バンドやミエリン塩基性蛋白が陽性を示す．
- ステロイド療法が有効なことが多い．

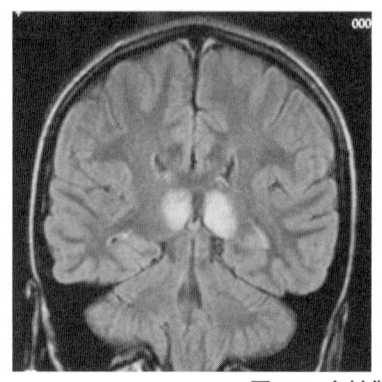

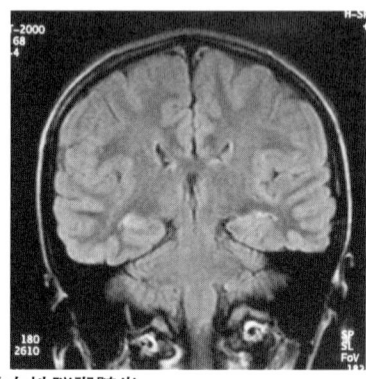

図 48　急性散在性脳脊髄炎
a）治療前．両側視床および白質に高信号域を認める．
b）治療後．高信号域は消失している．

b. 急性小脳性失調症　acute cerebellar ataxia

マイコプラズマ，水痘，風疹などの感染症や予防接種をきっかけに，倒れやすい，起立あるいは座位保持が困難などの症状が出現する．免疫学的機序の関与が推察されている．

【診断のポイント】
- 幼児期に発症し，体幹失調，失調性歩行，眼振などの症状が急激に出現する．
- 意識障害や痙攣などの合併はまれである．
- 急性小脳失調症に特異的な検査所見はない．このため失調症状を呈する他の疾患（小脳腫瘍，薬物中毒など）を除外した後に診断が可能となる．

c. ギラン-バレー症候群　Guillain-Barré syndrome

自己免疫機序が関与した末梢神経における炎症性脱髄性疾患（急性炎症性

脱髄性ニューロパチー）である．

【診断のポイント】
- 上気道炎，胃腸炎（キャンピロバクター腸炎）などの先行感染後に，下肢より急速に上行する左右対称性の弛緩性麻痺が出現する．なお深部腱反射は減弱あるいは消失する．
- 髄液所見は蛋白増加，細胞数正常という蛋白細胞解離の所見を示す．
- 末梢運動神経伝導速度は低下する．

【治療のポイント】
- 軽症例では経過観察のみも可能である．重症例では免疫グロブリン大量静注療法，血漿交換療法，免疫吸着療法を行うと同時に，人工呼吸管理を含めた全身管理が必要である．
- 小児では予後は良好である．発症数週より症状の改善がみられ，通常は数カ月以内にほとんどの例で運動麻痺は回復する．

d. 重症筋無力症　mysthenia gravis

- 神経筋接合部の骨格筋アセチルコリン受容体に対する自己抗体（抗アセチルコリン抗体）により神経筋伝達障害が起こる自己免疫性疾患である．
- 眼筋型（眼瞼下垂，斜視，複視等）と全身型（易疲労性，脱力等）に分けられる．小児では眼筋型での発症が多い．

【診断のポイント】
- 午前中は症状は軽いが，夕方になると増悪するという日内変動を認めることが多い．
- 診断はテンシロンテスト陽性，誘発筋電図にて筋活動電位の振幅の減衰現象，抗アセチルコリンレセプター抗体陽性などによってなされる．
- 胸部 CT，MRI により胸腺肥大の有無について確認する．

【治療のポイント】
- 治療は抗コリンエステラーゼ薬や副腎皮質ステロイド薬を投与する．
- 思春期からの全身型で胸腺肥大がある場合，胸腺摘出術を考慮する．
- クリーゼ（急性悪化）により呼吸筋麻痺などの状態を呈した場合には，呼吸管理を含めた集中治療を行うと同時に，血漿交換療法やγグロブリン大量療法を行う．

6 脳炎・脳症

a. 急性脳症　acute encephalopathy

中枢神経系に炎症所見，血管障害などの明確な病理所見などが存在しないにもかかわらず，急激な経過で脳機能は全般的に低下し痙攣，意識障害などの重篤な症状を呈する状態をさす．

1）インフルエンザ関連脳症

1～4歳までに発症し，痙攣，意識障害が主症状となることが多い．死亡例や後遺症例が各 30 % と報告されている．

2）ライ　Reye 症候群

病因としてミトコンドリアの障害との関連が示唆されている．

b. 脳炎　encephalitis

脳炎は脳実質を中心とした炎症をさす．脳炎の分類は臨床経過，病変分布により様々に分類される．病因からみた分類としては，

- 一次性脳炎：ウイルス，細菌などの病原微生物による脳への直接的な侵襲で生じる．
- 二次性脳炎：ウイルスや細菌感染後の免疫反応に伴い，自己免疫機序により脳脊髄に障害を生じる．

1）ヘルペス脳炎　herpes encephalitis

単純ヘルペスウイルスは 1 型と 2 型に分類される．小児のヘルペス脳炎はほぼ全例が 1 型である．一方，新生児ヘルペス脳炎は経産道感染であり，単純ヘルペス 2 型によることが多いとされている．

【診断のポイント】
- 他のウイルス性脳炎との鑑別は臨床症状のみからは困難で，MRI 検査，脳波検査，脳血流シンチなど各種検査など加味して診断する．
- 髄液 PCR によるヘルペスウイルスの DNA 産物の検出が，診断の際は有用である．
- 急性期の脳波検査で PLEDS（periodic lateralized epileptic discharges）の出現を認めることもある．

【治療のポイント】
- 抗ウイルス薬アシクロビルが有効である．

2) 先天性サイトメガロウイルス感染症　congenital cytomegalovirus infection

サイトメガロウイルス（CMV）の先天性感染症は，トキソプラズマ，梅毒，風疹と並んで中枢神経障害をきたす先天性感染症として有名である．脳病変として小頭症，脳室周囲石灰化，あるいは多小脳回症などを生じる．臨床症状としては，てんかん，脳性麻痺，知的障害などを認める．

【診断のポイント】
- CMV は常在ウイルスであることから，血清ウイルス抗体価のみでの診断は要注意である．
- 原疾患に特異的な治療法はなく，それぞれの症状へ対処療法を行う．

7 脳血管障害

もやもや病　moyamoya disease（ウィリス　Willis 動脈輪閉塞症）

- 日本人に多発する疾患で各年齢にみられるが，小児に多く 4～5 歳に発症のピークを認める．一部に家族内発症がみられる．
- 内頸動脈の末端部を中心に前大脳動脈，中大脳動脈起始部にかけて狭窄や閉塞がみられ，それに伴う側副血行路としてのもやもや血管（もやもやした微細な血管網）を認める．

【診断のポイント】
- 一過性の片側性の麻痺，不随意運動，知覚障害，失語，視力障害などの脳虚血症状が，啼泣，楽器の演奏，熱いものを冷ますなどの過呼吸によって誘発されやすい．
- 経過の中で虚血発作，痙攣を反復したり，知能低下を認めることがある．
- 脳波上，過呼吸賦活後の再徐波化（re-build up）を認める．
- MRI 血管撮影，脳血管撮影にて，もやもや血管を認める．

【治療のポイント】
- 治療の主体は，脳硬膜動脈吻合術や直接的血管吻合術などの手術治療であるが，ほかに抗血小板療法の投薬治療もある．
- 後遺症としての四肢麻痺にはリハビリテーション，装具の処方，てんかん

には抗てんかん薬を処方する．

8 乳児脊髄性進行性筋萎縮症（ウェルドニッヒ-ホフマン病）

- ウェルドニッヒ-ホフマン　Werdnig-Hoffmann 病は，病的に身体がきわめて柔らかい乳児を意味するフロッピーインファントのなかで，代表的な疾患の一つである．
- 常染色体劣性遺伝で，脊髄性筋萎縮症3つのタイプのうちの最重症型（1型）である．
- 脊髄前角細胞の変性，脱落を主要病理所見とする．

【診断のポイント】

- 生後まもなくから数カ月までの間に多くは発症し，急速に進行する著しい全身の筋力低下と筋緊張低下，舌の筋線維束性攣縮，手指に細かい振戦，呼吸障害（シーソー呼吸），嚥下障害，構音障害などを認める．
- 背臥位でカエル肢位を呈するが，知能は正常であると考えられている．
- 筋電図，筋生検では神経原性所見を認め，遺伝子検査が有用なことがある．

【治療のポイント】

- 根本療法はなく対症療法にとどまるが，生命予後の点から，とくに呼吸器感染症の対策は重要である．
- 授乳や嚥下が困難になったときは経管栄養を始める．
- 関節拘縮防止のためリハビリテーションを早期から開始する．
- 発症が早いほど予後不良で早期に人工換気療法を要する．

9 筋疾患

a. 進行性筋ジストロフィー　progressive muscular dystrophy

　1）デュシェンヌ型筋ジストロフィー　Duchenne muscular dystrophy と
　　ベッカー型筋ジストロフィー　Becker muscular dystrophy

- X染色体に遺伝子座をもつ伴性劣性遺伝で，ジストロフィン遺伝子の異常によって発症する進行性筋萎縮症である．
- デュシェンヌ型はジストロフィン蛋白の完全欠損，ベッカー型は不完全欠損を認める．

【診断のポイント】
- 筋ジストロフィーの中で最も頻度が高いデュシェンヌ型では，歩行開始遅延，転びやすい，立ち上がりにくい，かけ足ができないなどの症状が3～5歳頃までに出現する．
- 登攀性起立（ガワーズ Gowers 徴候），下腿筋の仮性肥大，血清クレアチニンキナーゼ（CK）の著しい高値，筋電図，筋生検における筋原性所見より確定診断に至るが，遺伝子検査が有用なことがある．
- 8～12歳の間に歩行不能，16～18歳の間に臥床状態となる．成人期には呼吸不全を呈し，鼻マスク式人工呼吸療法あるいは気管切開による人工呼吸療法を必要とする．
- ベッカー型は一般的にデュシェンヌ型に比較して臨床症状はゆるやかに出現し，思春期後半以降で歩行不能になることが多い．

【治療のポイント】
- 根本的治療法はない．進行を少しでも遅らせ，現機能保持を目的としたリハビリテーションなどの対症療法が中心となる．特に患児，家族の"生活の質 quality of life"の向上のための援助が重要である．
- 関節可動域と運動機能保持のためにリハビリテーションは重要であり，移動のために（電動）車椅子の処方も必要である．
- 臥床位生活以降は呼吸器感染症と心不全対策が生命予後にとって重要である．

2) 福山型先天性筋ジストロフィー Fukuyama type congenital muscular dystrophy

- 染色体9番に遺伝子座をもつ常染色体劣性遺伝で，遺伝子異常は日本人のみに確認されている．

【診断のポイント】
- 乳児期早期に筋緊張低下と筋力低下，乳児期後半に関節拘縮，ミオパチー様顔貌（頬のふくらみ），下腿筋の仮性肥大を認めるが，通常，座位保持といざり移動までは獲得できる．
- 知能障害，痙攣，頭部 MRI・CT の異常所見，CK の著しい高値，筋電図，筋生検での筋原性所見より確定診断に至る．

【治療のポイント】
- 治療は他の進行性筋ジストロフィーと同様，リハビリテーション，装具処方，あるいは呼吸器感染症や心不全などの対処療法である．

b. ミトコンドリア病　mitochondoria disease
- ミトコンドリア内のエネルギー代謝障害を病態とする疾患の総称である．
- 中枢神経・骨格筋症候を主徴とする病型がほとんどのため，ミトコンドリア脳筋症あるいはミトコンドリア筋症ともよばれる．
- 代表的な病型は小児期に最も頻度が高く，脳卒中様発作を反復するメラス MELAS や，進行性ミオクローヌスてんかんの経過を示すマーフ MERRF，頭部 MRI・CT にて大脳基底核に対称性病変を認めるリー Leigh 脳症などがある．

【診断のポイント】
- 全臓器にわたる多彩な症状を認めることが多いが，とくに神経・筋症候と低身長は重要である．
- 血中および髄液中の乳酸，ピルビン酸の上昇，筋生検にて赤色ぼろ線維 rag red fiber を認める．
- 遺伝子検査にてミトコンドリア DNA の変異を認めることがある．

【治療のポイント】
- 根本療法はないが代謝活性の目的で，水溶性ビタミン類やカルニチンなどが試みられている．
- 対症療法は各臓器症状に応じて行われる．

10 発達障害

a. 学習障害　learning disorders
基本的に全般的知能には大きな支障は認めないが，「聞く・話す・読む・書く・計算する・推論する」の1領域以上が障害されている．原因として中枢神経の何らかの機能障害が推測されている．

【診断のポイント】
- 各種神経心理学的検査が必要である．
- 注意欠陥・多動障害，チック障害等の合併も多くみられる．

- 周囲との関係で情緒精神面における問題（二次性障害）が生じ，症状がより複雑となることもあり注意が必要である．

【治療のポイント】
- その子どもの得意な学習方法を用いることでアプローチしていくのが基本である．
- 注意欠陥・多動障害，チック障害などの合併，あるいは二次性障害に対して塩酸メチルフェニデート（リタリン）を投与することもある．

b. 注意欠陥・多動障害　attention deficit hyperactivity disorder（ADHD）

症状は7歳以前から存在する．知的な遅れを認めず，また環境要因でもないと思われるにもかかわらず多動・衝動性があり，注意を集中できない状態をさしている．男児に多く，その発症には遺伝的素因が大きく関与している．

【診断のポイント】
- 注意障害とは細かなことに注意を向けられない，勉強や遊びへの集中持続が困難，物を紛失することが多い，周囲の刺激で容易に気が散るなどをさす．
- 多動性とは静かに遊べない，手足を終始そわそわと動かす，よくしゃべるなどをさす．
- 衝動性とは順番を待てない，他人の邪魔をすることなどをさす．

c. 自閉症　autism

男児に圧倒的に多く，女児の3～4倍で発生する．"言葉を話さない，オウム返しなどの言語障害がある"，"常同行動，固執，同一性保持など，強度にパターン化した強迫行動がある"，"行動が周囲の人々や状況から遊離し，孤立しているなどの対人関係障害がある"などの3つを3歳以前から認める場合を自閉症とよんでいる．また米国精神医学会の診断基準DSM-IVでは，広汎性発達障害の中に位置づけられている．

1）原因不明（80～90％）

現在の医学水準レベルではその原因は確定できないが，遺伝的要因が関与していると推測されている．

2）原疾患があるグループ（10〜20％）

遺伝性疾患として結節性硬化症，脆弱X染色体などがある．代謝性疾患，脳奇形，先天性感染症なども原因となる．

【診断のポイント】
- 言語発達障害
- 強くパターン化した行動
- 対人関係障害
- 高機能自閉症とは知能指数が70以上あり，知的障害がない自閉症をさす．
- 同様な症状を示す疾患がいくつかあることから，鑑別診断が重要である．鑑別すべきものとして，1）知的障害，2）聴覚障害，3）レット Rett 症候群，などがある．
- 思春期にてんかんを合併することが多いので注意が必要である．

11 精神医学的疾患

a. 夜尿症　nocturnal enuresis

- 夜尿は夜間睡眠中に不随意的に排尿する状態をいい，5歳前後以上の児にみられる場合を夜尿症という．
- 夜尿は一般的に3歳頃に自立して消失する．

【診断のポイント】
- 泌尿器・内分泌・中枢神経疾患等を除外する．
- 本態は遺伝的要因に基づく排尿機能発達の個人差である．

【治療のポイント】
- 治療としてはまず夜尿の記録ノートを作成させる．
- 幼児期までは生活指導（夜間水分制限，排尿抑制訓練等）のみによる経過観察とする．
- 学童期以降は，宿泊学習，修学旅行，合宿，大会遠征など自宅以外での睡眠の場合に限り，前述の生活指導のほかに三環系抗うつ薬や抗利尿ホルモン点鼻薬の投与を行う．
- 心理療法として，患児に治ることを保証し，親にはきびしく叱らないように指導する．

b. チック　tic disorders
- 突然不規則的に，まばたき，首振り，顔しかめ，咳，咳払い，鼻ならしなどが出現して反復する状態をさす．

【診断のポイント】
- 意識的に抑えることは可能で，また睡眠時には消失する．
- ストレスや不安，疲労などで悪化するが，楽しいときには軽快する．

【治療のポイント】
- 両親，関係者に対してはチックをとがめたり非難しないことを含めた環境調整を行い，患児に対しては受容・支持を中心とした面接や遊戯療法，行動療法，自律訓練法を行う．
- 患児の不安が強い場合には抗不安薬を使用することもあるが，惰性的長期投与を避けるため，その効果判定を怠ってはいけない．

c. 摂食障害　eating disorders
- 神経性食思不振症と神経性過食症に大別されるが，両疾患とも病因は確立されておらず，病態の本質が同一かどうかについては不明である．

1）神経性食思不振症　anorexia nervosa
- 思春期から若年にかけての女性に，強いやせ願望を基盤として，競争意識，人間関係など多様な心理社会的要因をきっかけに，この時期特有の精神的身体的不安定状況の内因も加わり，極端にやせた状態を主徴とする病態をいう．
- 摂食障害は近年増加傾向にあり，そのうちの神経性食思不振症は低年齢化傾向にあるともいわれている．

【診断のポイント】
- 著しい体重減少，食事の拒否，体重への過度のこだわり，肥満への恐怖，無月経，隠れ食い，過食と自己嘔吐などを認める．
- 病識はなく一度，高度の飢餓状態に入ると拒食の進行，不安定心理状態の増悪，内分泌系の異常所見が目立ってくる．
- 強迫的性格が背景にあったり，強迫症状が出現した場合には治療に抵抗することが多い．

【治療のポイント】
- 治療の基本は心理的治療と身体的治療で，著しい体重減少や生命が危険な場合は，身体的治療を優先させながら心理的治療を並行させる．
- 心理的治療法としては面接療法，認知行動療法，家族療法などがあり，年齢，社会的状況を考慮して行う．
- 患児とは秘密厳守のもとに，真剣な態度で接し早期に信頼関係を確立する必要がある．
- 人としての生活リズム（睡眠と覚醒，学業・労働と休息，食事）の確立や，家庭，学校，社会環境の中での自我機能の確立を目ざし，それに向け家族を支援する．
- 薬物療法として，食欲増進薬，抗不安薬は小児科で処方してよいが，うつ状態，強迫症状等の精神状態に対し，抗精神病薬を使用する場合には精神科医に相談する．

2）神経性過食症　bulimia nervosa
- 拒食への反動が契機となって過食するが，過食後に自己誘発嘔吐をしたり，下剤，利尿薬，浣腸を乱用して体重増加防止を図り結局，過食と拒食を反復する．
- 体重は標準あるいはやや低体重となる．
- 治療は神経性食思不振症と同様である．

d. 不登校（登校拒否　school refusal）
- 不登校は原因を問わず単に登校しない状態の呼称である．
- 原因が明らかな身体疾患や精神疾患を除けば，神経症的に悩んで登校できない登校拒否児，「勉強が嫌い」「学校がつまらない」という理由で登校しない怠学児に大別される．

【診断のポイント】
- 登校の勧めには強い拒否を示す．登校に無関係な状況になると元気になる．
- 低年齢の患児では腹痛，頭痛，微熱，下痢などの身体症状が発症しやすい傾向にある．

【治療のポイント】
- 治療の基本は心理的治療と家族治療および環境調整である．

- 患児に対しては真剣な態度と受容的・献身的態度で臨み，臨床心理士や精神科医への協力依頼や紹介する時期が必要なことを理解しておく．
- 画一的な登校刺激と登校停止はよくないので，登校を促すか休ませるかは，そのときの状況によって判断する．
- 身体症状が全面に現れた際には，投薬を必要とすることもある．

e. 児童虐待　child abuse

- 身体的虐待，ネグレクト（放置，保護の怠慢），心理的虐待，性的虐待に大別される．

【診断のポイント】

- 診断は虐待を疑うことが最も重要で，最も頻度が高い症状は打撲痕と皮下出血である．
- 身体面については，多くの新旧の外傷・熱傷，反復する外傷，多発骨折，原因不明の硬膜下血腫・眼底出血，原因不明の成長障害などを認める．
- 親の訴えと臨床所見が一致しない．
- 児の親に対する恐怖を認める一方，親には状況説明に一貫性がない，あるいは情報提供に抵抗するなどを認める．

【治療のポイント】

- 虐待を疑ったときから児童相談所を中心としたネットワークに参加している関係機関の活用を図り，対応している医師だけで問題の解決を図ってはいけない．
- 虐待が確定されないままでフォローアップしなければならない場合も，ネットワークを活用して虐待の発見，予防に努める．

<仲田行克，大城　聡>

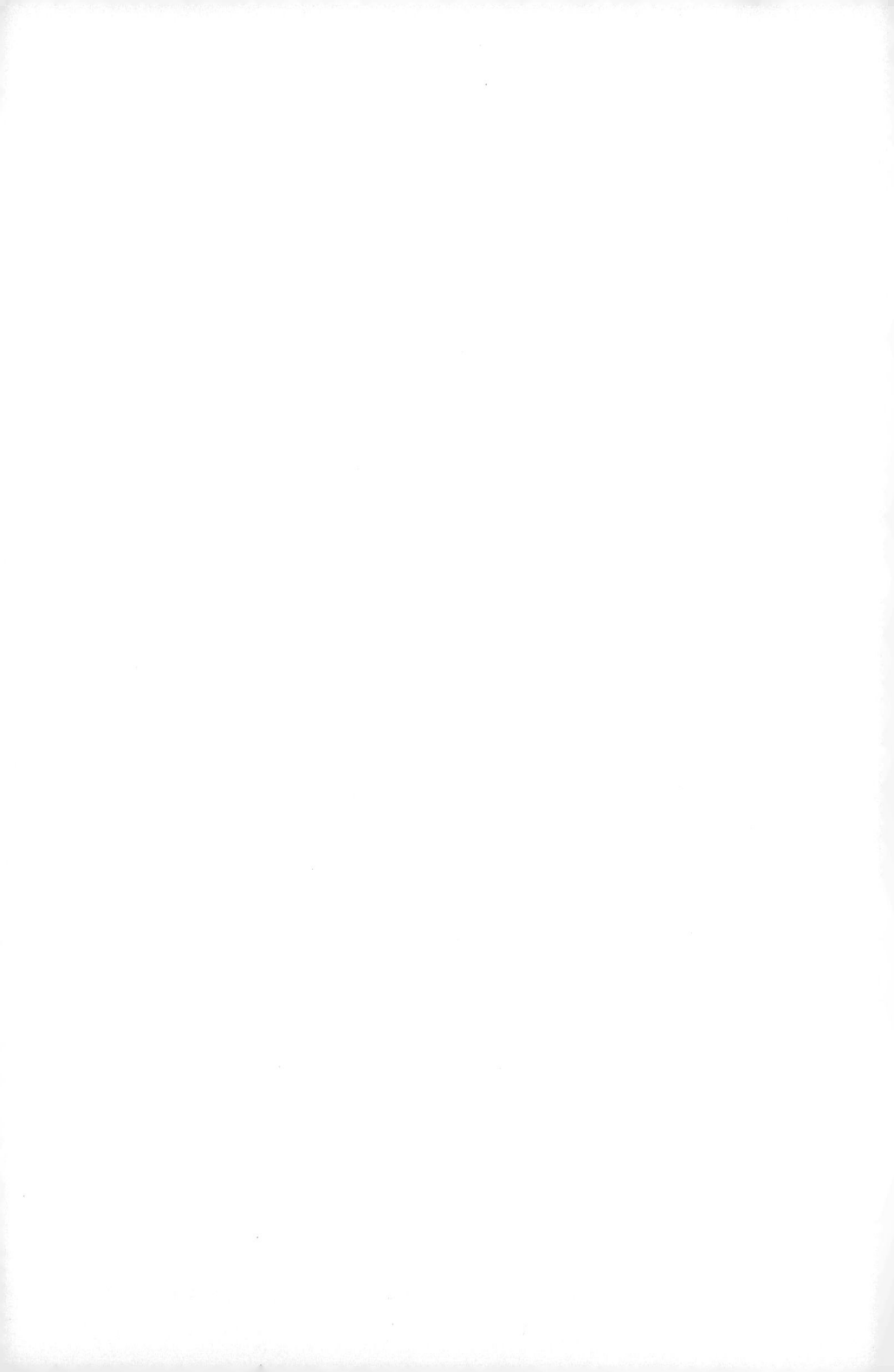

索 引

あ

アイゼンメンゲル化	148, 151
アカラシア	185
アクチノマイシン D	241
アシクロビル	309
アシドーシス	93
アジソン病	120
アスピリン	170
アセトン血性嘔吐症	1
アデノイド	136
アデノウイルス感染症	285
アトピー性皮膚炎	270
アナフィラキシー	265, 272
アニオンギャップ	94
アミノ酸代謝異常	48
アミノ酸転送異常	217
アルカリホスファターゼ	250
アルカローシス	93
アルキル化剤	241
アルポート症候群	216
アレルギー	265
アレルギー疾患	255
アレルギー性紫斑病	264
アレルギー性鼻炎	268
アンキリン	230
アントラサイクリン系	241
亜鉛欠乏症	103
悪性リンパ腫	238

い

イホスファミド	241
インターフェロン	260
インターフェロン α	246
インフルエンザ	284
インフルエンザ関連脳症	308
医療対策	36

胃軸捻転	187
胃十二指腸潰瘍	186
胃食道逆流症	185
胃腸炎	187
異所性心房頻拍症	175
移植片対宿主病	241
遺伝性球状赤血球症	228
遺伝相談	44
遺尿	199
苺舌	184
一過性多呼吸	71
咽頭扁桃	136
院内感染	275
陰嚢水腫	191, 225

う

ウィスコット-アルドリッチ症候群	259
ウイルス感染症	280
ウイルス性胃腸炎	188
ウイルス性肺炎	139
ウィルソン病	51, 104
ウィルソン-ミキティ症候群	72
ウィルムス腫瘍	238, 248
ウエスト症候群	298
ウェルドニッヒ-ホフマン病	310
右脚ブロック	149
右軸偏位	149
右室肥大	149
運動機能	12

え

エイズ	285
エコーウイルス感染症	285
エステラーゼ	244
エトポシド	241
エネルギー所要量	84

エプスタイン奇形	164
エリスロポエチン	227
壊死性腸炎	78
栄養失調症	20
栄養所要量	15
栄養状態の評価	19
栄養代謝	84
栄養/代謝性疾患	84
塩酸メチルフェニデート	313

お

オールトランスレチノイン酸	245
オリゴクローナル IgG バンド	306
黄疸	60, 179
横隔神経麻痺	69
横隔膜ヘルニア	72
横紋筋肉腫	238, 251
嘔吐	179
温式抗体	233

か

カウプ指数	6, 19
カエル肢位	310
カテーテル治療	147
カテーテル閉塞	151
カラードップラー	152
カルシウム拮抗薬	175
カルニチン	312
カルボプラチン	241
カンジダ症	290
ガラクトース血症	48
ガワーズ徴候	311
がん抑制遺伝子	253
下垂体前葉機能低下症	108
化骨レベル	7

仮死	302	感染性疾患	273	共通房室弁	155
仮性肥大	311	感染性心内膜炎	154, 171	胸囲	4
家族性高脂血症	50	顔面神経麻痺	69	強直間代発作	299, 300
家族療法	316			強直発作	299, 300
過期産児	58	**き**		凝固因子	234
顆粒球刺激因子	227	ギラン-バレー症候群	306	凝固第 VIII 因子欠損	235
鵞口瘡	183	ぎょう虫症	292	凝固第 IX 因子欠損	235
回虫症	292	木靴のような心陰影	153	極小未熟児	58
潰瘍性大腸炎	190	気管支炎	138	筋解離術	302
壊血病	102	気管支拡張症	139	筋原性所見	311
咳嗽	130	気管支喘息	267	筋弛緩薬	302
拡張型心筋症	173	気管支肺異形成	72	筋生検	295
核黄疸	62, 232	気管内異物	138	筋線維束性攣縮	310
喀痰吸引	134	気胸	72, 141		
学校保健	36	奇形	55	**く**	
学習障害	313	奇形腫	238, 253	クッシング症候群	121
学童期	2	起座呼吸	268	クボステック徴候	115
栄養	26	起立性調節障害	1	クラインフェルター症候群	54
脚気	100	寄生虫疾患	273	クラミジア感染症	289
滑脳症	304	基礎代謝	84	クラムケの麻痺	69
鎌状赤血球症	231	基盤の整備	36	クリーゼ	307
川崎病	170	偽性副甲状腺機能低下症	116	クループ症候群	137
肝芽腫	238, 249	吸啜反射	293	クレアチニンクリアランス	201
肝硬変	192	吸入療法	134	クレチン症	112
肝腫瘍	238	急性炎症性脱髄性ニューロ		グルコース6リン酸脱水素	
肝臓	227	パチー	306	酵素欠損症	232
肝脾腫	231	急性灰白髄炎	284	グロビン蛋白	227
冠動脈瘤	171	急性骨髄性白血病	244	くる病	104
陥没呼吸	63	急性散在性脳脊髄炎	305	空気嚥下	64
間質性腎炎	219	急性小脳性失調症	306		
間接クームス試験	233	急性腎炎症候群	208	**け**	
間代発作	299	急性腎不全	205	ケトアシドーシス	126
寒冷凝集素症	233	急性膵炎	195	ケトン性低血糖症	96
感音性難聴	216	急性虫垂炎	188	下血	180
感覚,知覚の発達	11	急性脳症	308	下痢	179
感染経路	274	急性白血病	242	経静脈栄養	182
感染指数	276	急性副腎不全	120	経腸栄養	182
感染症	273	急性扁桃炎	135	痙直型両麻痺	302
感染症サーベイランス	279	急性リンパ性白血病	243	欠神発作	299, 300
感染症発生動向調査	279	急速進行性腎炎症候群	209	血液・造血器疾患	227
感染症法	278	巨赤芽球	229	血液ガス分析検査	134
感染症予防	30	巨赤芽球性貧血	228	血液型不適合	61

血液凝固	234	口内炎	183	**さ**		
血液透析	205	甲状腺腫	115			
血管外溶血	230	広汎性発達障害	313	サーファクタント	59, 70	
血管拡張性失調症	243, 244	光線療法	61	サイトメガロウイルス	74	
血管拡張薬	174	好中球減少	233	サイトメガロウイルス感染症		
血管内溶血	230	行動療法	315		285	
血小板減少（症）	233, 235	交連切開術	155	サラセミア	231	
血漿交換療法	296, 307	抗アセチルコリン抗体	307	サリドマイド奇形	55	
血清カルシウム	87	抗 SS-A 抗体	176	左軸偏位	156	
血清クレアチニン	200	抗 SS-B 抗体	176	左室肥大	150	
血清クレアチニンキナーゼ	311	抗がん剤	241	左心低形成症候群	163	
血清神経特異エノラーゼ	239	抗がん抗生物質	241	作業療法	297	
血清鉄	229	抗凝固因子	234	砂糖水試験	230	
血清トランスフェリン	229	抗血小板療法	309	鎖肛	191	
血尿	197	抗コリンエステラーゼ薬	307	鎖骨骨折	68	
血友病（A, B）	235	後天性一過性赤芽球癆	228	再興感染症	276	
血友病性関節症	235	後天性再生不良性貧血	234	再生不良性貧血	230	
結核症	288	後天性心疾患	170	細気管支炎	138	
結核予防法	279	高カリウム血症	91	細菌性胃腸炎	188	
結節性硬化症	304, 314	高カルシウム血症	93	細菌性肺炎	140	
腱延長術	302	高ガラクトース血症	61	細菌性膀胱炎	221	
顕微鏡的血尿	197	高機能自閉症	314	催奇形因子	42	
原始反射	10	高血圧	198	臍ヘルニア	191	
原発性肺高血圧症	174	診断基準	199	臍帯ヘルニア	78	
減感作療法	267	高脂血症	212	在宅酸素療法	174	
こ		高チロシン血症	61	三尖弁閉鎖	162	
		高ナトリウム血症	90	産瘤	68	
コクサッキーウイルス感染症		高ビリルビン血症	302	酸塩基平衡	86	
	285	硬性浮腫	170	酸塩基平衡異常	93	
コルネリアデランゲ症候群	57	鉱物質	18	**し**		
股関節脱臼	302	酵素異常	119			
呼吸器疾患	129	膠原病	260	シーソー呼吸	310	
呼吸窮迫症候群	70	合計特殊出生率	33	シクロホスファミド	241	
呼吸困難	131	骨腫瘍	238	シスチン尿症	217	
呼吸性アシドーシス	93	骨髄	227	シスプラチン	241	
呼吸性アルカローシス	93	骨髄抑制	244	シトシンアラビノシド	241	
姑息的手術	153	骨粗鬆症	106, 121	ジアゼパム坐剤	301	
固定性分裂	149	骨代謝異常症	104	ジゴキシン	175	
口蓋裂	184	骨年齢	7	ジストロフィン	311	
口角炎	183	混合栄養	23	ジフテリア	287	
口唇炎	183			ジャテネ手術	160	
口唇裂	184			子宮内発育遅延	66	

四肢麻痺	302	出席停止期間	38	神経性過食症	315, 316
糸球体濾過率	196	純型肺動脈閉鎖症	167	神経性食思不振症	315
思春期	3	循環器疾患	144	神経節腫	238
栄養	27	除去試験	266	神経線維腫症	243, 244
思春期早発症	123	小児がん	237	神経皮膚症候群	304
思春期遅発症	124	外科的治療	240	真性思春期早発症	111
脂質	18	晩期障害	240	進行性筋ジストロフィー	310
脂質代謝異常	50	放射線治療	240	新興感染症	276
脂質蓄積症	50	小児期の分類	2	新生児	58
視床下部下垂体疾患	108	小児の変化	34	新生児仮死	67
紫斑病性腎炎	214	小児保健	29	新生児肝炎	193
自家造血細胞移植	242	小泉門	4, 5	新生児期	2
自己免疫機序	306	小腸閉鎖	76	新生児呼吸窮迫症候群	142
自己免疫性疾患	307	小舞踏病	261	新生児死亡率	32
自己免疫性溶血性貧血	232	消化器疾患	177	新生児循環	145
自閉症	313	衝動性	313	新生児生理的貧血	228
自律訓練法	315	上衣腫	252	新生児マススクリーニング	
児童虐待	317	上気道炎	135	テスト	46, 112
児童虐待防止法	35	常染色体異常	53	新生児メレナ	79
児童の死亡率	32	食道閉鎖	76	人工栄養	22
児童福祉法	35	食物アレルギー	269	人工弁置換術	155
疾患の変化	34	植物アルカロイド	241	人口構成	33
疾病予防	29	心筋炎	172	腎移植	205
1次予防	29	心室中隔欠損	147	腎盂炎	221
2次予防, 3次予防	30	心身管理	37	腎盂腎炎	221
嶋田分類	248	心臓移植	147, 174	腎疾患	196
社会の変化	34	心内膜炎	261	腎腫瘍	238
若年性関節リウマチ	262	心内膜床欠損症	155	腎生検	202, 203
腫瘍崩壊症候群	244	完全型, 不完全型	155	腎性低尿酸血症	219
腫瘍マーカー	239	心不全	146	腎性糖尿	217
受動免疫	9, 275	心房中隔欠損	148	腎性尿崩症	219
周産期死亡率	32	心房中隔裂開術	163	腎不全	198
修正大血管転換	168	心理的虐待	317	蕁麻疹	269
終生免疫	280	呻吟	63	絨毛がん	253
18トリソミー症候群	54	身体の虐待	317	静脈管	146
十二指腸閉鎖	76	身体的成長	3		
重症筋無力症	307	身長	3	**す**	
縦隔腫大	243	神経・筋疾患	293	スタージ-ウェーバー症候群	305
宿主の感受性	274	神経芽細胞移動障害	304	ステロイド	173, 228, 307
出血性膀胱炎	222	神経芽腫	238, 247	ステロイド抵抗性ネフローゼ	
出生前診断	45	神経系の発達	10	症候群	213
出生率	33	神経原性所見	310	ステロイド療法	296

スピロヘーター感染症	289	摂食障害	315	総肺静脈還流異常	160
スペクトリン	230	舌（小帯）短縮症	184	造血器腫瘍	237
頭蓋内出血	70	先天異常	40	造血細胞移植	228, 240
頭血腫	61, 68	先天性角化不全症	234	蹲踞	152
水腎症	224	先天性巨大結腸症	190		
水痘	282	先天性凝固因子欠損症	235	**た**	
水頭症	303	先天性甲状腺機能低下症	112	ターナー症候群	54, 124
水分	18	先天性サイトメガロウイルス		ダイアモンド-ブラックファン	
水平感染	274	感染症	309	貧血	228
垂直感染	74, 274	先天性食道閉鎖症	184	ダウン症候群	53, 156, 243, 244
髄芽腫	252	先天性赤芽球癆	228	ダカルバジン	241
髄膜炎	75	先天性喘鳴	138	ダブルスイッチ手術	169
髄膜脊髄瘤	303	先天性代謝異常症	45	多因子遺伝病	41
髄膜瘤	303	先天性胆道拡張症	192	多呼吸	63
		先天性胆道閉鎖症	61, 192	多小脳回症	304
せ		先天性腸閉鎖，狭窄	190	多動性	313
セニング手術	160	先天性トキソプラズマ感染症	56	多尿	199
正期産児	58	先天性汎血球減少症	234	代謝拮抗剤	241
正常心臓	144	先天性風疹症候群	55	代謝性アシドーシス	82, 93, 218
正常発達	293	先天性副腎過形成	118	代謝性アルカローシス	93
生歯	5	染色体異常	41, 52	体外循環式膜型人工肺	73
生理機能の発達	7	線維素溶解	234	体重	3
生理的黄疸	60	遷延性黄疸	61	体重減少	98
生理的体重減少	3, 60	潜伏期間	275	怠学児	317
成長	1	全身性エリテマトーデス		胎児循環	8, 145
性染色体異常	54		214, 263	胎児診断	45
性的虐待	317	全身放射線照射	240	胎児水腫	228
星状細胞腫	252	前期破水	75	胎児性アルコール症候群	55
精神医学的疾患	293	前弯負荷テスト	214	胎児性がん	253
精神機能	11	喘息	141	胎児性腫瘍	237
精神発達	293	喘鳴	131	胎児性水俣病	55
脆弱X症候群	54			胎児赤芽球症	232
脆弱X染色体	314	**そ**		胎盤胎児間輸血	80
赤芽球	228	ソトス症候群	56	胎便	60
赤血球酵素	232	組織適合抗原	241	胎便吸引症候群	71
赤血球破壊	229	粗大運動発達	293	大泉門	4, 5
赤血球膜	230	鼠径ヘルニア	191	大動脈騎乗	152
赤色ぼろ線維	312	双胎間輸血	80	大動脈弓離断	158
赤痢	287	早期産児	58	大動脈縮窄	157
脊髄性筋萎縮症	310	巣状糸球体硬化症	212	大動脈弁狭窄症	154
脊髄瘤	303	装具の処方	302	脱水症	85, 88
接触性皮膚炎	271	総動脈幹遺残	166	脱力発作	299, 300

単一遺伝子病	40
単純性肥満	97
単純部分発作	299, 300
単純ヘルペスウイルス	74
胆嚢結石	230
蛋白合成阻害剤	241
蛋白細胞解離	307
蛋白質	18
蛋白尿	196, 212

ち

チアノーゼ	62, 131, 152
チアノーゼ発作	154
チック	315
地図状舌	184
知能検査	14, 295
中枢神経奇形	303
中枢神経白血病	243, 245
中胚葉	227
注意欠陥・多動障害	313
注意障害	313
腸回転異常	191
腸重積	189

て

ディジョージ症候群	116, 257
デキサメタゾン	241
デスモプレッシン	235
デニス-ドラッシュ症候群	248
デュシェンヌ型筋ジストロフィー	310
てんかん	297
てんかん症候群分類	298
てんかん発作分類	299
テンシロンテスト	307
低カリウム血症	90
低カルシウム血症	81, 92
低γグロブリン血症	257
低形成腎	223
低血糖	81
低血糖症	95
低酸素性虚血性脳症	302

低出生体重	302
低出生体重児	58, 64
低身長	109
低蛋白血症	95, 212
低張尿	110
低ナトリウム血症	89
低リン血症性ビタミンD抵抗性くる病	217
停留睾丸	225
鉄欠乏性貧血	80, 229
鉄分	229
天然痘	286
転化	246
伝染性紅斑	284
伝染性単核症	285
伝染病	38
電解質異常	89

と

トキソプラズマ	74
トキソプラズマ症	291
トランスフェリン飽和度	229
トロンボポエチン	227
吐血	180
登攀性起立	311
登校拒否	316
登校拒否児	317
痘瘡	286
糖原病	48
糖質	17
糖質代謝異常	48
糖尿病	125
頭囲	3
同種造血細胞移植	242
動脈管	59, 146
動脈管開存	150
動脈管開存症	73
銅欠乏症	103
特発性再生不良性貧血	234
突発性発疹	283

な

泣き入りひきつけ	301
内分泌疾患	107

に

ニコチン酸欠乏症	102
ニューモシスチスカリニ肺炎	140
二次性全般発作	299
二次発がん	240
二分脊椎	303
日本脳炎	284
肉眼的血尿	197
肉腫	237
乳酸	312
乳児期	2
乳児死亡率	32
乳児脊髄性進行性筋萎縮症	310
乳児突然死症候群	83, 143
尿細管性アシドーシス	218
尿崩症	110
尿路感染症	220
尿路結石症	222
認知行動療法	316

ぬ

ヌーナン症候群	57

ね

ネグレクト	317
ネコ鳴き症候群	54
ネフローゼ症候群	212
熱性痙攣	300
熱量	17

の

ノーウッド手術	164
能動免疫	10, 275
脳圧降下剤	296
脳炎	308
脳血管障害	309

脳室周囲白質軟化症	302	発達テスト	13	非ホジキンリンパ腫	246, 247
脳室腹腔短絡術	303	発達の評価	13	脾臓	230
脳腫瘍	237, 238, 252	発達検査	13, 295	微細運動発達	293
脳性麻痺	302	発熱時間欠投与法	301	微小変化群	212
脳低体温療法	296	半陰陽	122	微量元素	19, 103
脳膿瘍	154	伴性劣性遺伝	310	欠乏症	20
脳波検査	295	晩期障害	242	鼻汁	130
膿胸	141			鼻閉	130
嚢胞腎	223	**ひ**		鼻マスク式人工呼吸療法	311
嚢胞性線維症	195	ヒト白血球抗原	241	鼻翼呼吸	63
		ヒプスアリスミア	299	必須アミノ酸	85
は		ヒルシュスプルング病		百日咳	287
			61, 77, 190	病原体	274
ハイドロキシウレア	246	ビタミン	19	貧血	227
ハイリスク新生児	64	ビタミン B_6 依存症	101	頻尿	199
バセドウ病	113	ビタミン B_{12}	228		
バビンスキー反射	10	ビタミン D	87	**ふ**	
ハプトグロビン	215, 230	ビタミン過剰症	20	ファロー四徴症	152
ハム試験	230	A	99	ファンコニ症候群	218
パルボウイルス B19	228	D	100	ファンコニ貧血	234, 243, 244
把握反射	293	ビタミン欠乏症	20	フィッシュバーグ濃縮試験	201
破傷風	287	A	99	フィラデルフィア染色体	246
肺機能検査	133	B_1	100	フェニルケトン尿症	48
肺結核	142	B_2	101	フェリチン	229
肺高血圧	148	B_6	101	フォンヴィレブランド病	235
肺高血圧症	73	B_{12}	102	フォンタン型手術	
肺サーファクタント	129	C	102		163, 164, 168, 170
肺/体血流比	149	K	79	フロッピーインファント	310
肺転移	250	ビリルビン	230	ブスルファン	241
肺動脈狭窄	151	ビンクリスチン	241	ブラロック手術	153
肺動脈絞扼手術	167	ビンブラスチン	241	ブラロック-タウジッヒ手術	
胚細胞性腫瘍	253	ピルビン酸	312		163
配偶子病	52	ピルビン酸キナーゼ欠損症	232	ブルーム症候群	243, 244
排尿困難	199	日和見感染	275	ブレオマイシン	241
排尿痛	200	皮下結節	171	プラダ-ウィリー症候群	56
敗血症	75	皮膚筋炎	264	プレドニゾロン	241
白金製剤	241	肥厚性幽門狭窄症	186	プロカルバジン	241
白血球塞栓	245	肥大型心筋症	173	プロスタグランジン製剤	
白血球尿	197	肥満	97		158, 164, 168
白血病	238	肥満度	7, 97	プロスタサイクリン製剤	174
白色瞳孔	253	泌尿器疾患	196	不顕性感染	275
橋本病	114	非定型欠神発作	299, 300	不整脈	175
発達	1				

索引　325

不登校	316
浮腫	198, 212
舞踏病	171
風疹	282
風疹ウイルス	74
副甲状腺機能亢進症	117
副甲状腺機能低下症	115
副甲状腺ホルモン	115
副腎性器症候群	118
副腎皮質ホルモン	241
福山型先天性筋ジストロフィー	312
腹痛	178
腹部膨満	59, 179
腹膜透析	204
複雑部分発作	299, 300
噴水状の嘔吐	77
憤怒痙攣	301
分化誘導療法	245

へ

ヘム蛋白	227
ヘモグロビン	227
ヘモグロビンA	227
ヘモグロビンA1c	127
ヘモグロビンF	227
ヘモグロビン尿	230
ヘモジデローシス	231
ヘリオトロープ疹	264
ヘルペス脳炎	308
ベッカー型筋ジストロフィー	310
ベックウィズ-ビーデマン症候群	248
ペースメーカー治療	176
ペラグラ	102
片麻痺	302
扁桃肥大	136
便秘	180

ほ

ホジキン細胞	247
ホジキンリンパ腫	238, 246
ホモシスチン尿症	49
ホルネル症候群	248
ポートワイン様血管腫	305
ポリオ	284
保健対策	36
発作性上室性頻拍症	175
発作性舞踏アテトーゼ	302
発作性夜間血色素尿症	230
母子保健法	35
母乳育児	22
母乳栄養	21
包茎	225
乏尿	198
房室回帰性頻拍症	175
房室結節リエントリー頻拍症	175
房室弁閉鎖不全	155
帽状腱膜下血腫	68
膀胱炎	220
膀胱尿管逆流	224

ま

マーフ	312
マイコプラズマ肺炎	140, 289
マススクリーニング	118
マスタード手術	160
マラリア	231, 291
麻疹	281
膜性腎症	211
膜性増殖性糸球体腎炎	211
膜様落屑	170
末梢神経上皮腫	250
慢性甲状腺炎	113
慢性骨髄性白血病	242, 245
慢性糸球体腎炎症候群	210
慢性腎不全	206
慢性肉芽腫症	260

み

ミエリン塩基性蛋白	306
ミエロペルオキシダーゼ	243
ミオクロニー発作	299, 300
ミオパチー様顔貌	311
ミトコンドリアDNA	312
ミトコンドリア脳筋症	312
ミトコンドリア病	312
未熟児網膜症	83
未分化胚細胞腫	253
右腕頭動脈	159
水代謝異常	88
脈絡叢	303

む

無形成腎	223
無呼吸	63
無症候性血尿症候群	213

め

メープルシロップ尿症	49
メッケル憩室	191
メトトレキサート	241
メラス	312
メルファラン	241
免疫学的表面マーカー	243
免疫吸着療法	307
免疫グロブリン製剤	170, 173
免疫グロブリン大量静注療法	307
免疫グロブリン療法	296
免疫疾患	255
免疫性血小板減少性紫斑病	235
免疫不全症	257
免疫抑制剤	234, 240
面接療法	297, 315, 316

も

もやもや血管	309
もやもや病	309
モロー反射	10, 293
毛細血管拡張性（運動）失調症	259
網状赤血球	228
網膜芽腫	238, 253

網膜色素変性症	216

や

やせ	98
夜驚症	301
夜尿症	314
薬剤アレルギー	271

ゆ

ユーイング肉腫	238, 250
輸血	228
有機酸代謝異常	51
疣贅	172
幽門狭窄症	77
遊戯療法	315
遊走腎	224
誘発試験	266

よ

予防接種	30
幼児期	2
栄養	25
羊水過多症	76
羊水混濁	71
葉酸	228
葉酸欠乏症	102
溶血性尿毒症症候群	215, 233
溶血性貧血	229
溶連菌感染後急性糸球体腎炎	208
溶連菌症	288

ら

ライ症候群	308
ランゲルハンス細胞組織球症	238
落陽現象	303
卵円孔	146
卵円孔開存	148
卵黄嚢	227
卵黄嚢がん	253

り

リード-スタンバーグ細胞	247
リー脳症	312
リウマチ性弁膜症	171
リウマチ熱	171, 261
リウマトイド疹	262
リエントリー	175
リケッチア症	289
リタリン	313
リハビリテーション療法	297
リン	87
理学（運動）療法	297
離脱症候群	120
離乳	23
離乳食	24
流行性耳下腺炎	283
良性家族性血尿	216
輪状紅斑	171

る

ループス腎炎	214
ルンペル-レーデ現象	265

れ

レイノー現象	263
レッシュ-ナイハン症候群	51
レット症候群	314
レンノックス-ガストー症候群	299
冷式抗体	233
裂脳症	304
連続性雑音	150

ろ

ロイシン過敏性低血糖症	97
ローレル指数	6, 19
ロス手術	155
ロタウイルス	188

わ

ワルダイエルのリンパ輪	136

腕神経叢麻痺	69

A

αサラセミア	231
α-フェトプロテイン	239, 253
A 型肝炎	193
abdominal distension	179
abdominal pain	178
achalasia	185
ACTH 療法	299
acute appendicitis	188
acute cerebellar ataxia	306
acute pancreatitis	195
acute tonsillitis	135
ADA 欠損症	258
Addison 病	120
ADEM（acute disseminated encephalomyelitis）	305
ADHD（attention deficit hyperactivity disorder）	313
AFD（appropriate-for-date）	58
AIDS（acquired immunodeficiency syndrome）	285
Alport 症候群	216
anal atresia	191
ankyloglossia	184
anorexia nervosa	315
Apt 試験	79
AS（aortic stenosis）	154
ascariasis	292
ASD（atrial septal defect）	148
asthma	141
ATP	175
ATRA	245
autism	313

B

β-ヒト絨毛性ゴナドトロピン	239, 253
βサラセミア	231

β遮断薬	153, 175	
B型肝炎	194	
B細胞	243	
Babinski反射	10	
Basedow病	113	
bcr-abl	246	
BE（base excess）	87	
Becker muscular dystrophy	310	
Beckwith-Wiedeman症候群	248	
Blalock手術	153	
Blalock-Taussig手術	163	
Bloom症候群	243, 244	
breath-holding spells	301	
bronchiectasis	139	
bronchiolitis	138	
bronchitis	138	
bulimia nervosa	316	

C

C型肝炎	194
candidiasis	290
cat cry syndrome	54
cerebral palsy	302
child abuse	317
chromosomal aberrations	41
CK	311
cleft lip	184
cleft palate	184
CoA（coarctation of the aorta）	157
congenital biliary atresia	192
congenital cytomegalovirus infection	309
congenital dilatation of the bile duct	192
congenital esophageal atresia	184
congenital intestinal atresia, stenosis	190
congenital rubella syndrome	55
congenital toxoplasmosis	56
constipation	180

Cornelia de Lange syndrome	57
corrected TGA	168
cough	130
CT	295
Cushing症候群	121
cyanosis	131
cystic fibrosis	195
cytomegalic inclusion disease	285

D

Denys-Drash症候群	248
Di George症候群	257
Diamond-Blackfan貧血	228
diarrhea	179
Digeorge症候群	116
diphtheria	287
double-switch手術	169
Down syndrome	53, 156, 243, 244
DSM-IV	313
Duchenne muscular dystrophy	310
dumb-bell型神経芽腫	248
dysentery	287
dyspnea	131

E

eating disorders	315
Ebstein's anomaly	164
ECD（endocardial cushion defect）	155
ECMO	73
Eisenmenger化	148
encephalitis	308
*ENS-FLi 1*融合遺伝子	250
enterobiasis	292
epilepsy	297
erythema infectiosum	284
Ewing肉腫	238, 250
exanthem subitum	283

F

familial hyperlipidemia	50
Fanconi貧血	234
febrile convulsion	300
fetal alcohol syndrome	55
fetal Minamata disease	55
FGS	212
FISH法	53
Fontan型手術	163, 164
fragile X syndrome	54
Fukuyama type congenital muscular dystrophy	311

G

G6PD欠損症	232
galactosemia	48
gastroduodenal ulcer	186
gastroenteritis	187
geographic tongue	184
GER（gastroesophageal reflux）	185
GFR	196
glycogen storage disease	48
goose-neck sign	156
Gowers徴候	311
Guillain-Barré syndrome	306
GVHD	241

H

HbS	231
hematemesis	180
herpes encephalitis	308
Hirschsprung病	61, 77, 190
HLA	241
Hodgkinリンパ腫	238, 246
homocystinuria	49
Horner症候群	248
HVA（homovanillic acid）	239
hydrocephalus	303
hypertrophic pyloric stenosis	186

hypoplastic left heart syndrome	163	measles	281	progressive muscular dystrophy	310
		Meckel's diverticulum	191	PROM	75
I		MELAS	312	PS（pulmonary stenosis）	151
icterus	179	melena	180	PTH	116
IgA 腎症	210	MERRF	312	pulmonary atresia with intact	
IgG 抗体	233	mitochondoria disease	312	ventricular septum	167
IgM 抗体	233	Moro 反射	10, 293	pulmonary tuberculosis	142
imatinib mesylate	246	moyamoya disease	309		
in vitro 試験	266	6-MP	241	**R**	
infectious mononucleosis	285	MRI	295	rag red fiber	312
influenza	284	multifactorial disorders	41	Raynaud 現象	263
interrupted aortic arch	158	mumps	283	RB 遺伝子	253
intussusception	189	Mustard 手術	160	RDS（respiratory distress	
IUGR	66	mysthenia gravis	307	syndrome）	70
				Reed-Sternberg 細胞	247
J		**N**		Rett 症候群	314
Japanese encephalitis	284	N-myc	247	Reye 症候群	308
Jatene 手術	160	neonatal hepatitis	193	Rohrer index	6
jaundice	179	night terrors	301	Ross 手術	155
		nocturnal enuresis	314	rubella	282
K		Noonan syndrome	57	Rumpel-Leede 現象	265
Kaup index	6	Norwood 手術	164		
Klinefelter syndrome	54			**S**	
Klumpke の麻痺	69	**O**		Scammon の発育曲線	5
		omphalocele	191	school refusal	316
L				Senning 手術	160
L-アスパラギナーゼ	241	**P**		SFD（small-for-date）	58
Langerhans 細胞組織球症	238	paroxysmal chorea-athetose	302	SIADH	111
learning disorders	313	PAS	243	SIDS（sudden infant death	
Leigh 脳症	312	PDA（patent ductus		syndrome）	143
Lennox-Gastaut 症候群	299	arteriosus）	73, 150	single gene disorders	40
Lesch-Nyhan syndrome	51	persistent truncus arteriosus	166	SLE	214
lipidosis	50	pertussis	287	Sotos syndrome	56
liver cirrhosis	192	PET	295	SPECT	295
		Ph	246	spina bifida	303
M		phenylketonuria	48	stomatitis	183
malaria	291	PK 欠損症	232	strawberry tongue	184
malrotation of intestine	191	PLEDS（periodic lateralized		streptococcosis	288
maple syrup urine disease	49	epileptic discharges）	308	Sturge-Weber 症候群	305
MAS（meconium aspiration		pneumothorax	141		
syndrome）	71	poliomyelitis	284		
		Prader-Willi syndrome	56		

T

T 細胞	243
Tanner の分類	122
TAPVC（total anomalous pulmonary venous connection）	160
tetanus	287
TGA（transposition of the great arteries）	159
thalidomide anomaly	55
thrush	183
tic disorders	315
TOF（tetralogy of Fallot）	152
TORCH complex	61, 74
toxoplasmosis	291
tricuspid atresia	162
trisomy 18 syndrome	54
TRK-A 遺伝子	247
TS（tuberous sclerosis）	304
TSH 単独欠損症	110
tuberculosis	288
Turner syndrome	54

U

ulcerative colitis	190
upper respiratory infection	135

V

varicella	282
VMA（vanillylmandelic acid）	239
vomiting	179
von Willebrand 病	235
VSD（ventricular septal defect）	147
VUR（vesicoureteral reflex）	224

W

WAGR 症候群	248
Waldeyer のリンパ輪	136
Werdnig-Hoffmann 病	310
West 症候群	298
wheezing	131
Wilms 腫瘍	248
Wilson-Mikity 症候群	72
Wilson 病	51, 104
Wiskott-Aldrich 症候群	259
withdrawal syndrome	120
WPW 症候群	165

編者略歴

外間登美子(ほかまとみこ)

1972年　岡山大学医学部卒業
1974年　琉球大学保健学部附属病院小児科助手
1978年　琉球大学保健学部附属病院小児科講師
1980年　琉球大学医学部保健学科講師（母子保健学）
1984年　琉球大学医学部保健学科助教授（母子保健学）
1997年　琉球大学医学部保健学科教授（現職）

コメディカルのための専門基礎分野(せんもんきそぶんや)テキスト

小児科学(しょうにかがく)　ⓒ

発　行	2005年9月15日　初版1刷
編　者	外間登美子
発行者	株式会社　中外医学社
	代表取締役　青　木　　　滋

〒162-0805　東京都新宿区矢来町62
電　話　(03) 3268-2701 (代)
振替口座　00190-1-98814番

印刷・製本／三和印刷(株)　　＜KO・TM＞
Printed in Japan

JCLS ＜(株)日本著作出版権管理システム委託出版物＞

コメディカルのための
専門基礎分野テキスト

シリーズ監修
北村　諭　自治医科大学名誉教授
北川定謙　埼玉県立大学前学長
開原成允　国際医療福祉大学大学院長

解剖学	五味敏昭・岸　清	編集
生理学	黒澤美枝子・長谷川　薫	著
運動学	丸山仁司	編集
人間発達学	福田恵美子	編集
病理学	神山隆一	編集
臨床心理学	名嘉幸一	編集
内科学	北村　諭	編集
整形外科学	茂原重雄	編集
神経内科学	細川　武・厚東篤生・斎藤豊和	編集
精神医学	永峰　勲・大蔵雅夫・谷岡哲也	編集
小児科学	外間登美子	編集
老年医学	松本和則・嶋田裕之	編集
公衆衛生学	柳川　洋・萱場一則	編集
診断学概論	北村　諭	編集
医学概論	北村　諭	著